*Wie Sie Ihren Arzt davon
abhalten, Sie umzubringen*

1. Auflage März 2005
2. Auflage Juni 2005

Copyright © 1996, 2003 by Vernon Coleman
Copyright © 2005 für die deutschsprachige Ausgabe bei
Jochen Kopp Verlag, Graf-Wolfegg-Str. 71, D-72108 Rottenburg
Titel der englischen Originalausgabe: *How To Stop Your Doctor Killing You*
Aus dem Englischen von
Übersetzungsbüro Aldea Köln/Hans Friedrich & Gerd Leetz

Alle Rechte vorbehalten

Lektorat: Dr. Renate Oettinger
Umschlaggestaltung: Peter Hofstätter, Angewandte Grafik, München
Satz und Layout: Agentur Pegasus, Zella-Mehlis
Druck und Bindung: GGP Media GmbH, Pößneck

ISBN 3-930219-99-9

Gerne senden wir Ihnen unser Verlagsverzeichnis
Kopp Verlag
Graf-Wolfegg-Str. 71
D-72108 Rottenburg
E-Mail: info@kopp-verlag.de
Tel.: (0 74 72) 98 06-0
Fax: (0 74 72) 98 06-11

Unser Buchprogramm finden Sie auch im Internet unter:
http://www.kopp-verlag.de

Vernon Coleman

Wie Sie Ihren Arzt davon abhalten, Sie umzubringen

JOCHEN KOPP VERLAG

INHALT

Vorwort 9

Einleitung zur ersten Ausgabe 43

KAPITEL 1 –
Lassen Sie sich nicht von Ihrem Arzt einschüchtern . . 50

KAPITEL 2
Tests und Untersuchungen – Wie sicher sind sie? . . . 62

KAPITEL 3
Wie wird das Medikament auf Sie wirken? 64

KAPITEL 4
Probiert Ihr Arzt ein neues Mittel an Ihnen aus? . . . 65

KAPITEL 5
Die wirkliche Ursache von Krebs ... und die Antwort . 67

KAPITEL 6
Nehmen Sie zu viele Antibiotika? 95

KAPITEL 7
Wie sicher sind wiederholte Verschreibungen? 100

KAPITEL 8
Fragen, die Sie stellen sollten, bevor Sie ein rezeptpflichtiges Medikament nehmen 103

Kapitel 9
Lassen Sie sich nicht von Ihrem Arzt abstempeln . . . 104

KAPITEL 10
So überleben Sie im Krankenhaus 108

KAPITEL 11
Achten Sie auf die Nebenwirkungen 111

KAPITEL 12
Sollten Sie eine zweite Meinung einholen? 120

KAPITEL 13
Lassen Sie sich nicht von Ihrem Arzt einschüchtern . . 123

KAPITEL 14
Lassen Sie sich von Ihrem Arzt nicht zum Tode
verurteilen 124

KAPITEL 15
Warum sich eine Psychotherapie nicht immer lohnt . . 126

KAPITEL 16
So schützen Sie sich vor ansteckenden Krankheiten . . 134

KAPITEL 17
Besiegen Sie Herzkrankheiten ohne Tabletten und
Operationen 139

KAPITEL 18
Lernen Sie, auf Ihren Körper zu hören 146

KAPITEL 19
Lernen Sie den Schmerz ohne Ihren Arzt zu beherrschen 149

KAPITEL 20
Seien Sie vorsichtig, wenn Sie sich eigenmächtig
Medikamente kaufen 154

KAPITEL 21
So machen Sie das beste aus einem Arztbesuch 156

KAPITEL 22
Wann ist die Alternativmedizin sinnvoll? 158

KAPITEL 23
Verbessern Sie Ihre Gesundheit durch eine
Ernährungsumstellung 163

KAPITEL 24
Verringern Sie Ihr Krebsrisiko um 80 Prozent 167

KAPITEL 25
Verzichten Sie auf eine zweite Portion und bleiben
Sie Ihr Leben lang schlank und gesund 168

KAPITEL 26
Bleiben Sie gesund durch Umarmen, Küssen und
Kuscheln 170

KAPITEL 27
Bei neun von zehn Erkrankungen heilt sich der
Körper selbst 172

KAPITEL 28
So werden Sie 100 Jahre alt 175

KAPITEL 29
Einfache Tips, die Ihnen helfen, Ihren Arzt zu
manipulieren 183

KAPITEL 30
Erheben Sie Ihre Stimme, und Sie werden sich besser
fühlen 185

KAPITEL 31
Lassen Sie sich nicht von Ihrem Arzt einschüchtern . . 191

KAPITEL 32
Ritalin – Kindesmißbrauch auf Rezept? 193

KAPITEL 33
Wasser, überall Wasser – und doch kein Tropfen, den
man trinken kann! 204

Kapitel 34
Das würde ich tun, wenn mir Ärzte sagten, ich hätte
Krebs. 215

Kapitel 35
So verstehen Sie Ihren Arzt 244

Kapitel 36
Lassen Sie sich nicht dazu überlisten, Pillen zu
schlucken, die Sie nicht wollen 245

Kapitel 37
Die Gefahr des zu häufigen Röntgens 247

Kapitel 38
Benzodiazepine – Beruhigungsmittel und Fakten,
die jeder Patient wissen sollte 252

Kapitel 39
Den Cholesterinspiegel senken 262

Kapitel 40
Zehn gute Gründe, weshalb Sie Ihrem Arzt nicht
vertrauen sollten 267

Kapitel 41
Die Brustkrebs-Skandale 269

Kapitel 42
Fragen, die Sie Ihrem Chirurgen stellen sollten 272

Kapitel 43
So lesen Sie Ihr Rezept 275

Kapitel 44
So holen Sie das beste aus Ihrem Arzt heraus 276

Nachwort 285

Vorwort

Warum, wie und wann Ärzte mehr schaden als nutzen

Das medizinische Establishment hat sich über die Jahre den Ruf erworben, nützliche Entdeckungen zu ignorieren – die der menschlichen Gesundheit zu einem entscheidenden Fortschritt verhelfen würden –, und statt dessen mit nutzlosen Praktiken fortzufahren, die schon lange abgeschafft sein sollten (und mehr schaden als nutzen). Die medizinische Profession, oder das »medizinische Establishment«, wie ich es vielleicht nennen sollte, war immer schon sehr langsam, wenn es darum ging, neue Ideen zu akzeptieren und anzunehmen.

Lange habe ich geglaubt, das wesentliche Problem der heutigen medizinischen Ausbildung sei ihr Beharren auf sturem Auswendiglernen und dem Eliminieren jedes eigenen Gedankens. Erst kürzlich wurde mir klar, daß dieses beabsichtigt ist, denn das Ziel der orthodoxen modernen Medizinausbildung ist es, den derzeitigen Zustand (und damit die Position der Pharmaindustrie) zu konservieren. Von Anfang an müssen junge Medizinstudenten endlose Listen mit Informationen auswendig lernen. Sie lernen die Namen der Knochen, der Arterien, der Nerven und Venen des Körpers. Sie lernen die Bezeichnungen der Muskeln und die Histologie der Organe. Dann büffeln sie Listen mit Symptomen und Anzeichen für Krankheiten. Schließlich studieren sie Listen mit den Namen von Medikamenten. Zu keiner Zeit werden sie jedoch zu selbständigem Denken ermutigt.

Das Ergebnis überrascht nicht. Nach Abschluß des Studiums arbeiten die meisten Ärzte genau so weiter, wie es ihnen beigebracht wurde. Der Durchschnittsarzt ist auf sonderbare Weise eines kritischen Gedankens unfähig. Bedenkt man, welcher Indoktrination die Studenten ausgesetzt sind, dann überrascht es kaum, daß Ärzte bereitwillig alles akzeptieren, was ihnen von der Pharmaindustrie (die mehr oder weniger die Weiterbildung der Ärzte leitet) vorgegeben wird. Mit der gleichen Bereitschaft lehnen sie später die alternative Medizin ab, die in ihren Lehrplänen nie vorkam und deshalb – versteht sich – keinen Nutzen haben kann.

(Ebenfalls erst vor kurzem wurde mir klar, daß die Dauer des Medizinstudiums ganz bewußt in die Länge gezogen wird, um zu erreichen, daß die überwiegende Mehrheit der Ärzte am Ende des Studiums zu allem Ja und Amen sagt.)

Indem man Ärzte schafft, die kaum noch zu schöpferischen Gedanken fähig und unwillig sind, den Status quo in Frage zu stellen, können unsere Krankenhäuser nicht gerade dafür berühmt werden, neue Ideen hervorzubringen. Es führt natürlich auch dazu, daß die meisten Allgemeinärzte durch ihre Laufbahn trotten und einfach nur tun, was die Pharmaindustrie von ihnen verlangt. Das wäre nicht allzu schlimm, wenn die nicht kreativ denkenden Ärzte wenigstens den Ideen der wirklich Kreativen gegenüber aufgeschlossen wären. Dazu sind sie aber nicht bereit.

Das ist nichts Neues. Die großen Denker, die letztendlich Großes für die Medizin und die menschliche Gesundheit geleistet haben, wurden vom medizinischen Establishment verachtet bzw. ignoriert (oder bevorzugterweise beides zugleich). Das System hat die Wahrheit stets manipuliert, um sie ihren eigenen politischen, religiösen oder wirtschaftlichen Interessen dienstbar zu machen. Einfache, aber unbequeme Wahrheiten wurden immer unterdrückt. So war es in der Vergangenheit, so wird es in Zukunft sein … und so ist es heute.

Die Art und Weise, wie das medizinische Establishment arbeitet, läßt sich kaum besser darstellen als an der Geschichte, wie Skorbut entdeckt und die Behandlung dieser Krankheit jahrhundertelang ignoriert wurde.

1535 segelte der Franzose Jaques Cartier mit einer Besatzung von 110 Mann nach Neufundland. Sechs Wochen später litten 100 seiner Männer an Skorbut. Glücklicherweise gab ein Eingeborener Cartier und seiner Besatzung den Rat, den Saft der

Früchte dort wachsender Bäume zu trinken. Die Männer erholten sich innerhalb von Tagen. Seitdem sorgen kluge Kapitäne dafür, daß ihre Besatzungen regelmäßig Orangen- oder Zitronensaft erhalten. In seinem 1636 erschienenen Buch *The Surgeons Mate* rät John Woodall, diese Säfte als Vorbeugung gegen Skorbut zu nutzen. Jedoch tat sich das medizinische Establishment sehr schwer damit, diesen vernünftigen Ratschlag zu akzeptieren. Im Jahre 1747 griff James Lind diese Idee noch einmal auf; mit einem exakt durchgeführten klinischen Versuch konnte er nachweisen, daß Skorbut durch richtige Ernährung verhindert wird. Linds Arbeit war es auch, die es Kapitän Cook (der damals Leutnant war) ermöglichte, die Welt zu umsegeln, ohne daß ein einziger Fall von Skorbut unter seiner Besatzung auftrat.

All das wurde von der Admiralität und der etablierten Medizin jedoch weiterhin ignoriert. Im Siebenjährigen Krieg, der von 1756 bis 1763 dauerte, starb etwa die Hälfte der 185 000 eingesetzten Seeleute. 1779 hatte die Englische Kanalflotte nach einem nur zehnwöchigen Einsatz auf See bereits 2400 Fälle von Skorbut zu verzeichnen.

1795 beugte sich das medizinische Establishment (und die Marine) schließlich dem gesunden Menschenverstand; Zitronensaft wurde per Erlaß Teil der täglichen Nahrungsration der Seeleute. (So kamen die englischen Seeleute auch zu ihrem Spitznamen »limey« – Zitrone.) Es dauerte also zwei Jahrhunderte, bis die ursprüngliche medizinische Erkenntnis akzeptiert wurde.

Es gibt keinen Zweifel, daß Paracelsus (oder Aureolus Theophrastus Bombastus von Hohenheim, wie er von seinen Freunden genannt wurde) der Vater der modernen Medizin ist. Mit dem Eifer eines Missionars brach er in die Grundsätze der etablierten Medizin ein. Er revolutionierte das medizinische Denken ganz Europas und schockierte das medizinische Establishment, indem er behauptete, er habe von Hexen und Hebammen mehr gelernt als durch das Studium der alten und respektierten medizinischen Texte. Keine Theorie war zu abwegig oder bizarr, um nicht von ihm geprüft und in Erwägung gezogen zu werden, und kein Glaubensgrundsatz, keine Methode oder Vorstellung war ihm zu heilig, um nicht trotzdem abgelehnt werden zu können. Er stellte als erster eine Verbindung zwischen Lungenkrankheiten und Bergbau her und setzte als erster Quecksilber zur Behandlung von Syphilis ein. Er plädierte dafür, die Wundflüssigkeit abfließen zu lassen, statt eine Wunde mit Schichten getrockneten Dungs zu ersticken. Außerdem vertrat er den Standpunkt, einige Nahrungsmittel enthielten für den menschlichen Organismus schädliche Gifte. Der Medizinerstand empörte sich über die Aussage; es sei ihm wichtiger, von seinen Patienten akzeptiert zu werden als von seinen Berufskollegen. Deshalb ist es nicht überraschend, daß Paracelsus wegen seiner Ansichten vom medizinischen Establishment abgelehnt und hartnäckig verfolgt wurde. Erst Jahre nach seinem Tode wurden seine Lehren anerkannt. (Noch heute wird er von vielen Vertretern der Ärzteschaft als ein Abtrünniger und gefährlicher Einzelgänger angesehen.)

Im 16. Jahrhundert erwarb sich Andreas Vesalius mit seinem Werk *De Humanis Corporis Fabrica*, dem ersten Lehrbuch der menschlichen Anatomie, Berühmtheit unter seinen Zeitgenossen, aber auch ewigen Ruhm. Vor Vesalius nutzten Studenten die Schriften von Galen. Da Galen für seine Studien jedoch Schweine statt menschlicher Leichen benutzte, waren seine anatomischen Notizen, um es vorsichtig auszudrücken, etwas irreführend.

Vesalius' offene Ablehnung der anatomischen Behauptungen Galens trugen ihm beträchtliches Mißfallen ein. Die Schulmedizin glaubte immer noch fest daran, Galen könne nicht irren. Unbedeutendes und Oberflächliches wie »Beweise« ließ sie unberührt.

Wie so viele große Denker vor und nach ihm, konnte Vesalius mit dieser Kritik nicht umgehen. Er verbrannte seine übriggebliebenen Manuskripte, gab seine Anatomiestudien auf und nahm eine Stelle als Leibarzt am Hofe Karls V. in Madrid an.

(Vesalius war nicht der einzige Anatom, dessen Schriften abgelehnt wurden. Im 17. Jahrhundert studierte der englische Arzt William Harvey acht Jahre lang den menschlichen Blutkreislauf – und entdeckte die Wahrheit. Seine Geduld wurde damit belohnt, daß er lächerlich gemacht wurde. Er erntete nichts als Beleidigungen und verlor viele seiner Freunde und Patienten.)

Als Ambrose Paré, der große französische Chirurg, seine Laufbahn als Militärarzt begann, war es üblich, Blutungen zu stoppen, indem man die Wunde mit einem rotglühenden Eisen verschloß. Amputationen wurden mit einem rotglühenden Messer ausgeführt und die Stümpfe danach mit siedendem Öl versiegelt. Eines Tages ging sein Vorrat an Öl zur Neige und er verwendete eine milde Lotion für die Wunden der Männer, die er behandelte. Er lag danach die ganze Nacht wach und fragte sich, ob er einen Fehler begangen habe. Am nächsten Tag jedoch stellte er fest, daß es den solcherart behandelten Patienten nicht nur besser ging, sondern daß sie auch weniger Schmerzen litten als diejenigen, die auf herkömmliche Weise mit siedendem Öl behandelt worden waren. Paré war klug genug, um daraus die richtigen Schlüsse zu ziehen. Fortan behandelte er Wunden mit einer Lotion statt mit siedendem Öl. Außerdem führte er Verbände, Prothesen für amputierte Gliedmaßen und viele chirurgische Instrumente ein. Unausweichlich traf ihn das Schicksal, von dem Neuerer und Reformer üblicherweise heimgesucht werden (es trifft sie in der Welt der Medizin härter als in irgendeinem anderen Beruf): Andere Chirurgen brandmarkten ihn als gefährlich und unprofessionell. Ältere Chirurgen verbündeten sich gegen ihn. In ihren Versuchen, ihn zu diskreditieren, griffen sie ihn wegen aller möglichen Dinge an, unter anderem weil er weder Griechisch noch Latein verstand. Paré setzte sich schließlich durch, weil ihm die Soldaten, die er behandelte, vertrauten und von ihm behandelt werden wollten. Die Ansichten der französischen Schulmedizin interessierten sie wenig.

Als 1796 Zar Paul in Rußland an die Macht kam, war er über den Zustand des Moskauer Krankenhauses so entsetzt, daß er den Befehl gab, es neu zu errichten. Im Frankfurt des 18. Jahrhunderts sahen Ärzte eine Versetzung ins Krankenhaus als Todesurteil an. Im Jahre 1788 veröffentlichte Jacobus-Rene Tenon einen Bericht über den Zustand der Pariser Krankenhäuser, der die

Oberen der Stadt erschütterte. In diesem Bericht beschrieb er das Hotel Dieu (das beeindruckend aussehende Krankenhaus neben Notre Dame), in dem sich 1200 Betten, aber bis zu 7000 Patienten befanden, wobei bis zu sechs Patienten in ein Bett gepfercht wurden. Der Gestank in dem Gebäude war so unerträglich, daß Besucher sich einen mit Essig getränkten Schwamm vor die Nase hielten. Nur sehr wenige Patienten verließen dieses Krankenhaus lebend. Als der Reformer John Howard Europa bereiste und Krankenhäuser besuchte, berichtete er über deren Standard. So gab es keine frische Luft, kein Sonnenlicht, Stroh als Bettzeug, kein Verbandsmaterial; die Nahrung bestand aus Wasser und Milch sowie einer dünnen Suppe als Beilage. Die Berichte von Tenon und Howard wurden jedoch vom Ärztestand jahrelang ignoriert und abgewiesen; es vergingen Jahrzehnte, bis es endlich spürbare Verbesserungen gab.

Im 18. Jahrhundert war die Behandlung geistig Kranker erbärmlich. Daniel Defoe, berühmt als Autor der Abenteuer des Robinson Crusoe, verfaßte eine schneidende Kritik an den Zuständen in Nervenheilanstalten. »Reicht es nicht, jemanden erst in den Wahnsinn zu treiben«, so fragte er, »um ihn dann plötzlich zu ergreifen, auszuziehen, zu schlagen, schlecht zu ernähren und noch Schlimmeres mit ihm anzustellen? Ohne daß es einen Grund für diese Behandlung gibt, kein begangenes Verbrechen und keinen ihm in die Augen schauenden Ankläger? Und noch schlimmer ist: keine Menschenseele, an die man sich wenden könnte, sondern allein gnadenlose Kreaturen, deren Antwort Gelächter, Mißmut, Widersprüche und allzu oft Hiebe sind?« Diesem Artikel wurde keine große Aufmerksamkeit geschenkt, und Ärzte behandelten psychisch Kranke weiterhin ohne Respekt und Mitgefühl.

Im *Bethlehem Royal Hospital* wurden Patienten halbnackt und in Ketten gehalten. Die Ärzte ließen ihre Patienten einmal im Jahr zur Ader, und lästige Patienten wurden zur »Beruhigung« an ein Rad gefesselt. Bis 1770 durften Besucher für einen Penny Eintritt den »Spaß« in Bedlam beobachten. John Wesley, Gründer der *Wesleyan Church*, sah sich selbst als Wohltäter der psychisch Kranken. Er empfahl, die Köpfe der Kranken mit kaltem

Wasser zu übergießen und sie zu zwingen, einen Monat lang nur Äpfel zu essen. Wesley war einer der ersten, der Elektrizität als Behandlungsversuch bei psychisch Kranken anwandte. Trotz der Proteste von Reformern wie Phillippe Pinel (der das Ärztewesen im späten 18. Jahrhundert mit der Aussage schockierte, geistige Störungen seien eine Krankheit und müßten auch so behandelt werden), waren Nervenheilanstalten bis weit ins 19. Jahrhundert hinein ausgesprochen ungeeignet für Personen, die eine medizinische Behandlung benötigten.

Jahrhundertelang war der Aderlaß eine beliebte Therapiemaßnahme, obwohl es nie einen Beweis für den Nutzen dieser Behandlung gab. Allein die Tatsache, daß der Blutverlust den Patienten zwangsläufig ruhiger werden ließ, genügte als Nachweis für den Nutzen des Aderlasses. (Diese Erklärung ist nicht weniger blöd als die Begründung für viele moderne Behandlungsmethoden.) Ein Aderlaß war etwas, das man tun konnte, und er war leicht durchzuführen. Ärzte verspürten schon immer den Drang, etwas mit ihren Patienten anzustellen. (Wahrscheinlich weil es sonst schwierig wäre, eine dicke Rechnung zu rechtfertigen, wenn man nur einen guten Rat erteilt.) Die Anwendung von Blutegeln war im 19. Jahrhundert immens verbreitet. 1824 importierte Frankreich zwei Millionen Blutegel. Bis zum Jahre 1832 erhöhte sich diese Zahl auf 57 Millionen pro Jahr.

1843 hielt der amerikanische Dichter, Schriftsteller und Anatom Oliver Wendell Holmes vor der *Boston Society for Medical Improvement* einen Vortrag mit dem Titel *On The Contagiousness of Puerperal Fever* (Ansteckungsgefahr bei Kindbettfieber). Er behauptete, daß die Krankheit durch Ärzte von einer Patientin auf die andere übertragen werden könne, und regte deshalb an, daß Chirurgen sich die Hände waschen und ihre Kleidung wechseln, nachdem sie eine Patientin mit Kindbettfieber behandelt hatten. Seine medizinischen Kollegen waren über den Vortrag verärgert und ignorierten geflissentlich seine Anregungen. Ähnlich erging es Ignaz Philipp Semmelweis, der 1846, im Alter von 28 Jahren, Assistenzarzt auf einer Entbindungsstation im Allgemeinen Krankenhaus von Wien wurde. Semmelweis bemerkte, daß auf seiner Station mehr Frauen starben als auf anderen. Dies war unschwer festzustellen. Frauen baten oft unter Tränen darum, nicht auf die Station von Semmelweis verlegt zu werden. Da er sich eigentlich für einen ganz ordentlichen Arzt hielt, suchte er nach einer anderen Erklärung. Schließlich fand er den Unterschied zwischen seiner Station und den anderen: Bei ihm wurden die Patientinnen von Medizinstudenten betreut, auf den anderen Stationen jedoch von Hebammen. Weiterhin stellte er fest, daß die Medizinstudenten direkt aus dem Sektionsraum kamen, ehe sie ihren Dienst auf der Entbindungsstation antraten. Im Sektionsraum hatten sie auch die Leichen von Frauen obduziert, die an Kindbettfieber gestorben waren. Die Hebammen allerdings kamen niemals auch nur in die Nähe dieser Räume. Semmelweis erteilte den Studenten die Anweisung, sich die Hände mit einer Kaliumchloridlösung zu waschen, sobald sie den Sektionsraum verließen. Durch diese Maßnahme gingen die Sterbefälle auf seiner Station drastisch zurück.

Wie nicht anders zu erwarten, zeigte sich der Ärztestand wenig erfreut – trotz der klaren Beweise, die Semmelweis geliefert hatte. Der glücklose junge Arzt konnte diese Zurücksetzung nicht verwinden. Er wurde zu einem Geächteten und starb einige Jahre später in einer Nervenheilanstalt. Das medizinische Establishment hatte einen weiteren hohlen Sieg errungen. Wieder einmal waren die Patienten die Verlierer.

Eigentlich müßte man annehmen, der Ärzteschaft wäre die Entdeckung der Anästhesie willkommen gewesen. Bevor ihnen Narkosemittel zur Verfügung standen, mußten Ärzte ihre Patienten durch Alkohol oder einen Schlag auf den Kopf bewußtlos machen. Oft wurde der Patient auch von vier starken Männern niedergehalten, während der Arzt operierte. Die erste Operation unter Narkose wurde 1846 am *Massachusetts General Hospital* durchgeführt. Aber das Establishment wollte sich »diesem neuen Unfug« nicht einfach unterwerfen. Der Haupteinwand lautete, daß Narkosemittel bei Geburten eingesetzt wurden. Das sei jedoch, so die Traditionalisten, völlig inakzeptabel. Es sei unnatürlich und ungesund, so die weisen Männer, wenn Frauen ihre Kinder ohne Schmerzen zur Welt bringen. Sagt doch die Bibel: »... mit Schmerzen sollst Du Kinder gebären.« Die religiösen Streiter wurden allerdings von Dr. James Simpson mit einem anderen Bibelzitat übertrumpft: »Da ließ Gott, der Herr, einen tiefen Schlaf auf den Menschen fallen, sodaß er einschlief, nahm eine seiner Rippen und verschloß ihre Stelle mit Fleisch.« Die Gegner der Anästhesie wurden zum Schweigen gebracht, als Queen Victoria ihren Sohn Prinz Leopold gebar und bei der Geburt unter dem Einfluß von Chloroform stand.

1867 veröffentlichte Joseph Lister in der Zeitschrift *The Lancet* einen Aufsatz mit dem Titel *On the Antiseptic Principle in the Practice of Medicine*. Lister hatte eine Lösung für das uralte Problem der postoperativen Infektion gefunden. Doch das medizinische Kartell mag keine Veränderungen, selbst wenn dadurch das Leben von Patienten gerettet werden kann. Lister wurde von Ärzten angegriffen, welche die Beweise ignorierten und seine neuen Verfahren nur deshalb ablehnten, weil diese neu waren. Es sollten noch Jahre vergehen, bis das »antiseptische Prinzip« anerkannt wurde. (Infektionen in Krankenhäusern sind heute deshalb wieder so alltäglich, weil viele Ärzte und Schwestern zu glauben scheinen, Antibiotika seien ein Ersatz für das Waschen der Hände. Inkompetenz, Nachlässigkeit und Ignoranz führten dazu, daß die Sauberkeit eines durchschnittlichen Krankenhauses von heute nur wenig besser ist als die eines Krankenhauses im Mittelalter.)

Bis in die 80er Jahre des 20. Jahrhunderts hinein war es allgemein üblich, Babys ohne Narkose zu operieren, denn es wurde angenommen, Babys könnten keinen Schmerz verspüren. Es gab jedoch keine Beweise für diese Behauptung (die jede Mutter sicher sehr leicht mit glaubhaften, wenn auch anekdotischen Beweisen wiederlegen könnte). Anästhesisten wurde jedoch beigebracht, das Nervensystem der Säuglinge sei noch derart unterentwickelt, daß sie keine schmerzstillenden Mittel benötigten.

Die Medizinerzunft stand neuartigen Ideen stets feindlich gegenüber und verteidigte die althergebrachten Methoden – ungeachtet der Auswirkung auf die Patienten. Mein Buch *The Story of Medicine* ist voller Beispiele, wie das medizinische Establishment im Interesse des eigenen Berufsstandes, aber gegen die Interessen der Patienten handelte. In diesem Buch werden Sie Beispiele finden, wann, warum und wie einfallsreichen, nachdenklichen und erfinderischen Forschern das Leben schwer gemacht wurde.

Die eigentliche Tragödie besteht darin, daß sich überhaupt nichts verändert hat. Die Medizinerschaft ist noch immer dafür verantwortlich, daß medizinische Verfahren geschützt werden, die nicht funktionieren und niemals funktioniert haben (und die zudem Patienten großen Risiken aussetzen), während gleichzeitig Behandlungsmethoden angegriffen und unterbunden werden, die funktionieren und deren Nutzen nachgewiesen wurde. Wer immer es wagt, Warnungen auszusprechen, die sich nicht mit den besonderen Bedürfnissen der medizinischen Zunft vertragen, dem wird die Behandlung zuteil, die auch Semmelweis erfahren mußte.

Ich habe zum Beispiel in den vergangenen dreißig Jahren viele Warnungen veröffentlicht, die meisten davon verbunden mit wirtschaftlichen Nachteilen, oftmals bezogen auf bestimmte pharmazeutische Produkte oder die Pharmaindustrie insgesamt. Das medizinische Establishment reagierte stets mit Hohn und Verachtung und tat sein Bestes, um meine Warnungen lächerlich zu machen, zu unterdrücken und dafür zu sorgen, daß sie auch von anderen ignoriert wurden. Am Anfang wurde ich von Ärztevertretern verlacht. Heute ziehen sie es vor, mich totzuschweigen in der Hoffnung, daß niemand von meinen Warnungen Notiz nimmt. Ich hege den Verdacht, sie sind meines Nachspürens müde geworden und ahnen, daß die Geschichte eher auf meiner Seite ist als auf der ihren.

Es folgt eine Liste, in der nur einige Warnungen aufgeführt sind, die ich seit 1970 geäußert habe. Zum Beispiel habe ich bereits in den siebziger Jahren, vor allen anderen, vor den Gefahren der Genmanipulation gewarnt. In jedem einzelnen Fall wurden meine Warnungen von Ärzten, Politikern und Journalisten als ungenau, irrelevant oder unwichtig abgetan. Ich frage mich, wie viele Menschen sterben mußten, weil das Medizinertum es vorzog, die Interessen von industriellen Konglomeraten zu schützen, statt um die Interessen des einzelnen Patienten bemüht zu sein.

Obwohl ich wegen dieser Warnungen von Regierungen, Ärzten und weiten Teilen der Medien scharf angegriffen wurde, wird die Richtigkeit meiner Vorhersagen, Enthüllungen und Warnungen, die Sie auf der Liste finden, heute weitgehend von der medizinischen Zunft und den Medien anerkannt.

1. Benzodiazepine Beruhigungsmittel wie Valium und Ativan können süchtig machen.
2. Passivrauchen verursacht Krebs.
3. Mobiltelefone (und ihre Masten) sowie Starkstromleitungen können Krebs verursachen.
4. Leitungswasser enthält schädliche chemische Rückstände.
5. Nebenwirkungen von Medikamenten sind eine Hauptursache von Krankheiten und Tod.
6. Genmanipulation (in welcher Form auch immer) kann eine Bedrohung für die menschliche Gesundheit sein.
7. Viele Patienten können ihren Bluthochdruck auch ohne Medikamente kontrollieren.
8. Viele radiologische Untersuchungen sind für die Ärzte profitabel, helfen den Patienten aber nur wenig.
9. Die Qualität des staatlichen britischen Gesundheitswesens (NHS) weist von Region zu Region starke Schwankungen auf. Wartelisten dieses Systems werden von Ärzten, die aus finanziellen Gründen lieber Privatpatienten behandeln, künstlich in die Länge gezogen.
10. »Rinderwahnsinn« kann durchaus auf Menschen übertragen werden. (Die Erreger wurden auch in Schafen gefunden.)
11. Die AIDS-Gefahr für Heterosexuelle wurde immens übertrieben. Viel zu viel Geld wurde für AIDS vergeudet ... wobei es sich dabei möglicherweise gar nicht um eine spezifische Krankheit handelt.
12. Die Gefahr der Tuberkulose kehrt zurück.
13. Der übermäßige Einsatz von Antibiotika läßt Superbakterien entstehen und führt zur Resistenz von Krankheitserregern gegenüber Medikamenten.

14. Thrombosen in Venen sind eine ernste Gefahr für Flugpassagiere.
15. Klimaanlagen können Krankheitserreger verbreiten.
16. Ärzte behandeln gleiche Krankheiten oft ganz unterschiedlich.
17. Streß verursacht (oder verschlimmert) 90 Prozent aller Krankheiten.
18. Es ist gefährlich, zu viel Sport zu treiben.
19. Hochtechnologie in der Medizin schadet oft mehr, als sie nutzt.
20. Xenotransplantationen (bei denen tierische Organe in Menschen verpflanzt werden) können extrem riskant sein.
21. Der menschliche Körper hat außerordentlich starke Selbstheilungskräfte.
22. Die Macht des Geistes über den Körper wird häufig stark unterschätzt.
23. Antibiotika werden zu massiv eingesetzt (sowohl von Ärzten wie in der Landwirtschaft), was zu einem starken Anstieg der Infektionskrankheiten führt.
24. Die Behauptung, wir würden länger leben als unsere Vorfahren, ist eine Legende.
25. Einer von sechs stationär behandelten Patienten wurde von seinem Arzt krank gemacht.
26. Impfungen können eine Ursache für Krankheiten sein. Impfungen sind gefährlich und können viele Gesundheitsprobleme hervorrufen, einschließlich Autismus. (Ich warne seit 25 Jahren davor.)
27. Deodorants können für Frauen ein gesundheitliches Risiko sein.
28. Medizinische Tests und Untersuchungen sind häufig unzuverlässig, unnötig und schädlich.
29. In meinem Buch *Paper Doctors* (1976) erläuterte ich, warum ein großer Teil der modernen medizinischen Forschung (besonders die Krebsforschung) nutzlos ist.
30. TENS-Geräte eignen sich hervorragend, um Schmerz zu bekämpfen.

31. Röntgenuntersuchungen werden zu oft durchgeführt ... und verursachen Krankheiten.
32. Patienten können davon profitieren, wenn sie lernen, auf ihren Körper zu achten.
33. Klimaanlagen können gefährlich sein.
34. 1988 warnte ich vor den Gefahren einer alternden Bevölkerung.
35. Mikrowellen können ein Gesundheitsrisiko sein.
36. Fleisch verursacht Krebs. (Schon vor Jahren lieferte ich überzeugende Beweise – die jedoch unterdrückt wurden –, daß Fleisch Krebs verursacht. Fleisch ist nach Tabak der zweitgrößte Krebserreger.)
37. Ärzte verlassen sich zu sehr auf Tierversuche und verursachen dadurch viele Krankheiten.
38. Personen mit geschädigtem Immunsystem sind anfälliger für Krebs.
39. Ärzte, die von der Pharmaindustrie abhängig sind, diagnostizieren zu oft Asthma und Depressionen, um noch mehr Medikamente verschreiben zu können.
40. Frauen, die sich fettreich ernähren, haben ein höheres Brustkrebsrisiko.
41. Personen mit Übergewicht sind anfälliger für Krebs.
42. Frauen, die eine Hormonersatztherapie bekommen, haben ein erhöhtes Risiko, an Brustkrebs zu erkranken.

Das sind nur einige der vielen Warnungen und Vorhersagen, die ich schon vor einem, zwei oder sogar drei Jahrzehnten gemacht habe. Damals reagierte das medizinische Establishment (und die meisten Journalisten) mit Hohn und Gelächter auf meine Warnungen. Wenn Sie sich die Liste anschauen, werden Sie feststellen, daß viele dieser Warnungen sich bereits als richtig erwiesen haben. In einigen Fällen reagierte die Regierung doch und handelte gemäß meinen Vorschlägen. Als die Konservative Regierung die Regelungen zur Verschreibung von Beruhigungsmitteln änderte, räumte der zuständige Minister im Unterhaus ein, man habe das aufgrund meiner Kolumnen und Beiträge getan. Es waren allerdings fünfzehn Jahre Arbeit notwendig, um diese Veränderungen zu bewirken.

Klinische Ärzte setzen heute zwar modernste Technik ein, aber in der Weise, wie sie mit ihren Patienten umgehen, sind sie noch immer Kurpfuscher und Scharlatane, die unbewiesenen, aber profitablen Vorstellungen und Ideen anhaften, neuen Methoden und Techniken, die sich bereits als wirksam erwiesen haben, jedoch ablehnend gegenüber stehen. Tatsächlich wurden die meisten medizinischen Verfahren nie richtig getestet.

Nur weil ein Arzt wissenschaftliche Geräte einsetzt, ist er noch lange kein Wissenschaftler – genauso wenig wie eine Sekretärin, die mit einem Wortprogramm arbeitet, eine Computerexpertin ist. Die technischen Geräte, die Ärzten zur Verfügung stehen, mögen ausgezeichnet sein ... die Anwendung dieser Technik jedoch ist roh, ungetestet und unwissenschaftlich. Aberglaube und Vorurteile sind in der heutigen Medizin immer noch alltäglich. Es ist nicht schwer, Beispiele für die Wirkungslosigkeit der modernen Medizin zu finden.

Würden Ärzte bei der Behandlung ihrer Patienten wirklich wissenschaftlich vorgehen, dann würden sie jedwede Behandlungsmethode wählen, die ihren Patienten die besten Heilungschancen bietet. Außerdem würden sie wissenschaftliche Methoden anwenden, um die Wirksamkeit schulmedizinischer Methoden (wie Operationen, Medikamente und Bestrahlungen) mit der Wirksamkeit alternativer Methoden (wie zum Beispiel eine Ernährungsumstellung) zu vergleichen.

Das aber tun Ärzte nicht.

Werden Patienten durch eine schulmedizinische Behandlung – für gewöhnlich eine oder mehrere des Triumvirates Operation, Chemotherapie oder Bestrahlung – von Krebs geheilt, dann behaupten die Ärzte unausweichlich, dies sei der angewandten Therapie zuzuschreiben. Jeder Patient, der die nächsten fünf Jahre überlebt, gilt selbstverständlich als geheilt. Ärzte sind immer schnell dabei, den Ruhm für sich zu beanspruchen.

Sehr viel skeptischer sind Ärzte jedoch, wenn Patienten nach einer »alternativen« oder »unorthodoxen« Behandlung geheilt wurden. Wird ein Patient durch eine alternative Therapie (zum Beispiel eine bestimmte Ernährung) von Krebs geheilt, dann wird behauptet, dies sei »trotz« dieser Therapie geschehen. Von Patienten, denen es nach einer alternativen Behandlung besser geht, wird behauptet, sie hätten ursprünglich eine falsche Diagnose erhalten oder es würde sich um eine »unerklärliche Spontanheilung« handeln. (Aber: Es gibt nicht einen einzigen Fall, bei dem es bei einem Patienten nach einer schulmedizinischen Behandlung zu einer »unerklärlichen Spontanheilung« gekommen wäre). Von Patienten, die fünf Jahre nach Ende einer alternativen Behandlung noch am Leben sind, wird gesagt, sie befänden sich allenfalls in der Rekonvaleszenz, und es müsse jederzeit mit einem Rückschlag gerechnet werden.

Obwohl Schulmediziner unvermeidlich mit Häme reagieren, wenn ein Alternativmediziner über einzelne Patienten schreibt oder Einzelfälle darstellt, dann tut letzterer eigentlich nichts anderes als die Schulmediziner selbst. Es ist keineswegs ungewöhnlich, daß in medizinischen Fachzeitschriften Artikel und Briefe veröffentlicht werden, die sich auf Erfahrungen mit einem oder zwei Patienten beziehen. (Ich räume gern ein, daß diese Erfahrungen wertvoll sein können. Was mir jedoch mißfällt, ist die Heuchelei der Ärzte, indem sie ähnliche anekdotenhafte Einzelfallbeispiele von Alternativmedizinern verunglimpfen.)

Das medizinische Establishment tendiert dazu, alle Neuerungen abzulehnen, die den Status quo in Frage stellen. Diese Arroganz und Ablehnung, über etwas Neues nachzudenken, grenzt an Betrug und professionelle Rücksichtslosigkeit, insbesondere wenn es dabei um so ernste und schlecht behandelte Krankheiten wie Krebs geht. Es spricht viel dafür, daß ich mit einer Klage gegen das medizinische Establishment wegen Totschlags durch fortgesetzte Weigerung, alternative Heilmethoden (Methoden, die keine Medikamente, Operationen oder Bestrahlungen benötigen) anzuerkennen oder auch nur zu prüfen, Erfolg hätte. Die von den Ärzten angebotenen Behandlungsmethoden sind oft die einzigen, von denen die Patienten je gehört haben. Aus einfachem Grund: Andere, weniger konventionelle Behandlungsansätze wurden entweder total unterdrückt oder so erfolgreich verspottet und lächerlich gemacht, daß sie niemand mehr für glaubwürdig hält.

Am überzeugendsten ist jedoch die Tatsache, daß die Behandlungsmethoden praktischer Ärzte und Chirurgen auf ihren eigenen (und gewöhnlich völlig unwissenschaftlichen) Ansichten darüber basieren, was tatsächlich gut für den Patienten sei.

Ungeachtet dessen, daß die Wirksamkeit von Diäten, Streßbekämpfung und leichter sportlicher Betätigung bei der Behandlung (sowie bei der Vorbeugung) von Herz- und Kreislauf-Erkrankungen klar belegbar ist, bestehen die meisten Ärzte darauf, ihre Herzpatienten entweder zu operieren oder medikamentös zu behandeln. Und obwohl es andere, weitaus logischere Optionen gibt, beharren viele Ärzte auf ihrem Standpunkt, Krebs lasse sich nur von außen bekämpfen – statt dem Körper dabei zu helfen, sich selbst zu heilen und zu schützen.

Wäre die Schulmedizin wirklich wissenschaftlich, dann würden Patienten mit den gleichen Symptomen immer auf die gleiche Weise behandelt. Das ist jedoch gerade nicht der Fall. Es gibt fast so viele Behandlungsmethoden, wie es Ärzte gibt. Sucht ein Patient, bei dem eine bestimmte Krebsart festgestellt wurde, drei verschiedene Ärzte auf, dann kann man fast darauf wetten, daß ihm auch drei verschiedene Behandlungsmethoden angeboten werden. Viele von der Schulmedizin »offiziell« anerkannte Methoden können aus gutem Grund als unsinnig und unlogisch bezeichnet werden. Das Überleben eines Patienten scheint manchmal mehr Glückssache als eine Frage der Wissenschaft zu sein. Ärzte können einfach nicht verstehen, wieso von zwei Patienten, welche die gleiche Behandlung erhalten haben, einer stirbt und der andere überlebt. Es kommt ihnen gar nicht in den Sinn, daß es da noch andere Faktoren geben könnte und daß das Überleben des einen und der Tod des anderen Patienten nur sehr wenig mit der angewandten Behandlung zu tun haben.

Die vernünftige, wissenschaftliche Methode, ein Problem anzugehen, ist stets, die Ursache und nicht die Wirkung zu bekämpfen. Ist der Kühlerschlauch an Ihrem Wagen undicht, ist es doch wesentlich sinnvoller, den undichten Schlauch zu ersetzen, statt ständig Wasser nachzufüllen. Wenn das Dach Ihres Hauses undicht ist, ist es sinnvoller, das Dach zu reparieren, statt einen Eimer aufzustellen, um das durchgesickerte Wasser aufzufangen. Gute Ärzte handeln manchmal nach dieser Logik.

Aber leider gibt es mehr schlechte als gute Ärzte. Behandelt ein schlechter Arzt einen Patienten mit einer Magenverstimmung, wird er ihm ein Mittel gegen Magensäure verschreiben – wissend, daß es ihm vorübergehend Erleichterung bringen wird – und ihn heimschicken.

Im Gegensatz dazu wird ein guter Arzt, der einen Patienten wegen Magenverstimmung behandelt, herausfinden wollen, was diese Magenverstimmung verursacht hat. Auf der Suche nach der Ursache wird er die Ernährungs- und Lebensgewohnheiten des Patienten studieren. Er wird sich also mit der Ursache befassen statt mit den Symptomen.

Da ich die Fakten darlege, werde ich unausweichlich als »umstritten« bezeichnet (jeder, der die Wahrheit sagt, kann erwarten, als »umstritten« bezeichnet zu werden). Durch Zahlen wird jedoch unbestreitbar bewiesen, daß Ärzte heute ein ernstes Gesundheitsrisiko darstellen. Laut einer Studie aus den USA sterben jährlich mehr als 100 000 Menschen an rezeptpflichtigen Medikamenten, während weitere zwei Millionen so schwere Nebenwirkungen erleiden, daß sie dauerhaft behindert sind oder stationär im Krankenhaus behandelt werden müssen. In dieser Zahl sind die Todesfälle aufgrund von Fehldiagnosen, chirurgische Fehler (wie das Entfernen von falschen Organen oder die Amputation der falschen Gliedmaßen) sowie Probleme, hervorgerufen durch unleserliche Handschriften auf Rezepten, noch gar nicht enthalten.

Ebensowenig enthalten ist die große Zahl an Behandlungsfehlern, die vertuscht werden. Wie viele Millionen von Patienten leiden an den Folgen ihrer Behandlung! Aber von ihren Ärzten hören sie die Ausrede, dies sei natürlich der ursprünglichen Krankheit zuzuschreiben. Und wie vielen der Millionen trauernden Verwandten wurde ehrlich gesagt, daß ihre Lieben eigentlich an der Behandlung gestorben sind?

Zwei irische Ärzte berichteten im *British Medical Journal*, daß

20 Prozent aller britischen Patienten, die wegen leicht erhöhten Blutdrucks behandelt werden, Medikamente bekommen, die gar nicht notwendig wären. Eine Arbeitsgruppe des Verbandes Britischer Radiologen berichtete, daß mindestens ein Fünftel aller radiologischen Untersuchungen an Krankenhäusern des staatlichen Gesundheitswesens NHS überflüssig seien. Das *Institute of Economic Affairs* behauptet, in den Notaufnahmestellen Großbritanniens würden jedes Jahr 1000 Menschen durch die Unerfahrenheit von Ärzten sterben.

Heutzutage sind Ärzte für eine größere Anzahl an ernsten Erkrankungen verantwortlich, als es Krebs oder Herz-Kreislauf-Erkrankungen gibt. Einer von sechs stationär behandelten Patienten liegt nur deshalb im Krankenhaus, weil er durch seine Ärzte krank gemacht wurde. (Falls Sie Beweise für diese unglaubliche, aber dennoch richtige Behauptung suchen, dann werden Sie diese in meinem Buch *Betrayal of Trust* finden.)

In Amerika berichtete die *Public Citizen Health Group*, daß »jedes Jahr mehr als 100 000 Menschen durch Nachlässigkeit im Gesundheitswesen sterben oder schwer geschädigt werden«. Die exakte Zahl liegt wahrscheinlich weit höher, und es kann nur wenig daran gezweifelt werden, daß viele der Verletzungen und Todesfälle auf klare, offensichtliche Inkompetenz zurückzuführen sind statt auf Pech oder unvorhersehbare Komplikationen.

Viele Patienten wären zweifellos sehr überrascht (und erschrocken), wenn sie erführen, wie viele chirurgische Verfahren niemals richtig getestet wurden und daß deren Sicherheit und Wirksamkeit deshalb niemals erwiesen wurde.

Ich glaube, den größten Schaden verursachen Ärzte durch das Verschreiben von Medikamenten sowie durch Impfungen.

Dem *Journal of the American Medical Association* zufolge liegt die Rate von negativen Reaktionen auf Medikamente unter stationär behandelten Patienten bei 6,7 Prozent und die Rate der tödlichen Reaktionen bei 0,32 Prozent. *JAMA* schätzt, daß es allein im Jahre 1994 bei 2 216 000 in den USA stationär behandelten Patienten zu ernsten Reaktionen auf Medikamente gekommen ist und 106 000 Todesfälle von Nebenwirkungen verursacht wurden. Laut *JAMA* bedeuten diese Zahlen, daß negative Reaktionen auf Medikamente die viert- bis sechsthäufigste Todesursache in den USA sind. Bei der Zusammenstellung dieser Daten berücksichtigte das *JAMA* noch nicht einmal Fehler bei der Verabreichung von Medikamenten, Überdosierung, Medikamentenmißbrauch sowie Fälle von »möglicher« Medikamentenunverträglichkeit. Ernste Reaktionen auf Medikamente wurden als Fälle definiert, in denen ein Krankenhausaufenthalt notwendig wurde oder die zu einer schweren Behinderung oder zum Tod führten.

Würde man Medikamente vernünftig verschreiben und wäre die Wahrscheinlichkeit groß, daß diese potentiell lebensbedrohende Krankheiten hemmen, so wären die mit ihrer Nutzung verbundenen Risiken durchaus vertretbar. Alles scheint jedoch darauf hinzudeuten, daß Ärzten die Risiken nicht bewußt sind, die mit einer exzessiven und unangebracht häufigen Verschreibung von Medikamenten verbunden sind. Viele der mit Medikamenten in Verbindung gebrachten Todesfälle wären zu verhindern gewesen, weil deren Verschreibung eigentlich gar nicht nötig gewesen wäre.

Es ist heute weitgehend anerkannt, daß mindestens 40 Prozent aller Menschen, denen Medikamente verschrieben werden, unangenehme, gefährliche oder potentiell gar tödliche Nebenwirkungen davontragen. Ich sage *mindestens*, denn die überwiegende Mehrheit der Ärzte würde aus einer Reihe von Gründen niemals zugeben, daß ihre Patienten überhaupt irgendwelche Nebenwirkungen erleiden. In Großbritannien haben zum Beispiel fünf von sechs Ärzten noch nie das Auftreten von Nebenwirkungen an die Behörden gemeldet – Behörden, die einräumen, daß sie nicht mehr als zehn bis 15 Prozent der gravierendsten Reaktionen von Patienten auf Medikamente mitgeteilt bekommen. Anders ausgedrückt: Sie geben zu, daß sie von mindestens 85 bis 90 Prozent aller gefährlichen Reaktionen auf Medikamente gar nichts erfahren!

Erstaunlicherweise geht man sogar davon aus, daß einige Ärzte Berichte über ernste Reaktionen auf Medikamente zurückhalten und alle Zweifel für sich behalten in der Hoffnung, späteren

Ruhm zu ernten, indem sie ihre Entdeckungen in einer Fachzeitschrift veröffentlichen oder in einer Zeitung oder einem Nachrichtenmagazin enthüllen.

Da die wirklichen Zahlen über die Gefahren von Medikamenten nicht an die Öffentlichkeit gelangen, gehen die meisten Patienten davon aus, daß alle verschriebenen Medikamente sicher sind, eine vorhersehbare, positive Wirkung aufweisen und von anerkannter Qualität und hohem Standard sind. Keine dieser Annahmen ist korrekt. Patienten, die Medikamente einnehmen, gehen ein Risiko ein; oft sind sie Teil eines großen Experimentes, und nach Einnahme des Medikamentes geht es ihnen möglicherweise schlechter, als wenn sie es gar nicht genommen hätten. Die Situation wird dadurch verschlimmert, daß niemand exakt das Risiko bei der Einnahme eines bestimmten Medikamentes einschätzen kann. Medikamente sind potentielle Gifte, die heilen können – oder töten.

Der Ärztestand, die Pharmaindustrie und die Aufsichtsbehörden sind alle der Meinung, daß die Risiken eines Medikamentes erst dann deutlich werden, wenn es von einer großen Anzahl Menschen über einen langen Zeitraum genommen wurde.

Verblüffenderweise werden Medikamente trotz der Gefahren, die mit ihrer Nutzung verbunden sind, in ihrer Entwicklung, Herstellung, Werbung, Verkauf und Lagerhaltung nachlässiger kontrolliert als fast jeder andere Gegenstand, der einem in den Sinn kommt – mit Ausnahme von Nahrungsmitteln.

In einem Land der westlichen Welt wird in einem durchschnittlichen Jahr mindestens eine von 250 Personen wegen einer Überdosis Medikamente ins Krankenhaus eingeliefert. Eine von 50 wird daran sterben. Das ist schlimm. Besorgniserregender ist die Tatsache, daß jeden Tag Tausende ins Krankenhaus eingeliefert werden ... jedoch nicht wegen falscher Dosierung, sondern weil ein in genau der vorgeschriebenen Menge eingenommenes Medikament zu ernsten und möglicherweise lebensbedrohenden Symptomen geführt hat.

Einer der Hauptgründe für das katastrophal häufige Auftreten von Problemen in Verbindung mit Medikamenten ist, daß anfangs durchgeführte klinische Testreihen – also bevor das Medikament den Ärzten zur Verfügung gestellt wird – selten mehr als etliche 1000 Patienten umfassen. Einige Anfangserprobungen mögen mit weniger als einem halben Dutzend Patienten durchgeführt worden sein.

Allerdings ist heute bekannt, daß ernste Probleme oft erst dann auftreten, wenn mindestens 50 000 Patienten das Medikament genommen oder bis Patienten das Medikament monate- oder sogar jahrelang genutzt haben. Deshalb kann sich über die Jahre eine hohe Zahl an Todesfällen aufhäufen. Die Aufsichtsbehörden geben zu, daß niemand so richtig weiß, was passieren kann oder welche Nebenwirkungen zu erwarten sind, wenn ein neues Medikament auf den Markt kommt.

Es scheint so, als ob Ärzte und Pharmaunternehmen die Öffentlichkeit für einen ständigen fortlaufenden Massenversuch benutzen. Die schreckliche Wahrheit ist, daß sehr viel mehr Menschen durch rezeptpflichtige Medikamente getötet werden als durch Heroin oder Kokain.

Die Behandlungsmethoden vieler häufig auftretender Krankheiten wie Arthritis, Rückenschmerzen und Allergiearten, etwa Heuschnupfen und Ekzeme, führen häufig nur zu unzureichenden Erleichterungen, rufen aber oft negative Reaktionen hervor, die viel schlimmer sein können als die ursprünglichen Beschwerden.

Obwohl man den Pharmaunternehmen vorwerfen muß, daß sie vor der Vermarktung eines Medikamentes keine ausreichenden Testreihen durchführen, trifft die Ärzte ganz allein der Vorwurf, Medikamente in zu großen Mengen und oberflächlich zu verschreiben.

Ärzte sind inzwischen eine öffentliche Bedrohung von phänomenalem Ausmaß. Eine australische Untersuchung zeigte, daß jährlich 470 000 Männer, Frauen und Kinder in Krankenhäuser eingeliefert werden, die von ihren Ärzten krank gemacht wurden. Die Zahlen belegen ebenfalls, daß jedes Jahr 280 000 in Krankenhäuser eingelieferte Patienten als Ergebnis einer medizinischen Behandlung unter einer zeitweiligen Behinderung leiden. Von diesen tragen 50 000 bleibende Behinderungen davon. Eine unglaubliche Zahl von 18 000 Australiern stirbt jedes Jahr an den

Folgen von medizinischen und chirurgischen Fehlern, Medikamentenvergiftungen oder allgemeinem medizinischen Mißmanagement. Welch schreckliche Anklage gegen den Ärztestand! In Amerika bewegt sich die jährliche Todesrate durch »ärztliche Mißgeschicke« um die 200 000. Die Zahlen für Europa sehen nicht besser aus: Durch Ärzte sterben mehr, sehr viel mehr Menschen als an Brustkrebs oder, genaugenommen, den meisten Krebsarten überhaupt. Als ich in einer Rundfunksendung erwähnte, daß sich einer von sechs stationär behandelten Patienten nur deshalb im Krankenhaus befindet, weil er von seinen Ärzten krank gemacht wurde, versuchte ein Vertreter des Ärztestandes nicht einmal, darüber zu streiten. Statt dessen stellte er nicht ohne Stolz, aber offensichtlich ohne Sinn für die Absurdität seines Argumentes fest, diese Zahl bedeute ja zugleich, daß wenigstens fünf von sechs Patienten im Krankenhaus waren, die *nicht* von ihrem Arzt krank gemacht worden waren. (Ich konnte es kaum glauben und hörte mir danach einen Tonbandmitschnitt des Programms an: Das waren exakt seine Worte.)

Nicht einmal Mitglieder des medizinischen Establishments können bestreiten, daß Ärzte eine Hauptursache für Krankheit und Tod sind – in größerem Umfang als alle Unfälle zusammengenommen und gleichauf mit Krebs und Herz-Kreislauf-Erkrankungen.

Versucht man zu ergründen, warum Ärzte heute so viel Schaden anrichten, weiß man kaum, wo man beginnen (oder aufhören) soll.
Es gibt einige grundlegende Schwächen. Die meisten Ärzte hören ihren Patienten einfach nicht zu. Sie erfahren von einem Symptom, greifen nach dem Rezeptblock und kritzeln eine pharmakologische Lösung darauf. Ein Medikament zu verschreiben ist zu einem Reflex geworden. Nehmen Sie einem Arzt den Rezeptblock weg, ist er hilflos. Viele Ärzte sind auch nicht in der Lage, die richtigen Fragen zu stellen. Sie benehmen sich wie Vertreter der pharmazeutischen Industrie; sie kritzeln ihr ganzes Leben hinweg – und das ihrer Patienten! – und sorgen so dafür, daß die das medizinische Establishment dominierende Industrie weiterhin blüht und enorme Gewinne einstreicht.

Rät ein Arzt im Falle einer Erkrankung zu einer anerkannten Behandlung, so werden die meisten Patienten voraussetzen, diese Behandlung sei ausprobiert und untersucht und habe sich bewährt. Das ist keineswegs der Fall. Vor einigen Jahren berichtete das *British Medical Journal*, daß es »weltweit annähernd 30 000 medizinische Fachzeitschriften gibt und daß ihre Zahl seit dem 17. Jahrhundert stetig um sieben Prozent pro Jahr gestiegen ist«. Im gleichen Leitartikel konnte man lesen, daß »nur etwa 15 Prozent der medizinischen Eingriffe durch solide wissenschaftliche Erkenntnisse abgesichert sind« und »nur ein Prozent der Beiträge in medizinischen Fachzeitschriften auf wissenschaftlich fundierter Grundlage stehen«.

Welche Art von Wissenschaft soll das sein? Wie können Ärzte ernsthaft behaupten, eine praktizierende Wissenschaft zu betreiben, wenn sechs von sieben Behandlungsformen wissenschaftlich nicht abgesichert sind und 99 Prozent aller Artikel, auf denen klinische Entscheidungen basieren, wissenschaftlich nicht fundiert sind?

Der größte Teil der medizinischen Forschung wird von der Pharmaindustrie organisiert, bezahlt, in Auftrag gegeben oder unterstützt. Einfach gesagt: Diese Art von Forschung hat den Zweck, Beweise zu finden, daß ein neues Produkt kommerziell verwertbar ist. Die Unternehmen, die solche Forschungen in Auftrag geben, machen sich nicht viel aus Beweisen; sie suchen Schlußfolgerungen, die es ihnen ermöglichen, ihre Produkte zu verkaufen. Von der Pharmaindustrie gesponserte Forschung dient eher dem Erlangen positiver Kritiken als der Wahrheitsfindung.

Eine andere Art von Forschung wird von Ärzten oder Wissenschaftlern betrieben, die auf der Karriereleiter nach oben kommen wollen. Jeder junge Arzt oder medizinische Wissenschafter, der innerhalb des medizinischen Establishments Karriere machen möchte, muß so viele wissenschaftliche Arbeiten wie möglich veröffentlichen.

Der wirkliche, ungenannte Grund für die unzähligen medizinischen Thesen und Papiere liegt darin, daß die Einstellungskommissionen etwas zur Beurteilung brauchen. Aber ist dieses Kriterium wirklich geeignet, sich der Öffentlichkeit zu empfehlen, die für deren Dienste zahlt? Würden Sie Ihre Behandlung nur deshalb von einem bestimmten Arzt überwachen lassen, der 15 statt nur 14 wissenschaftliche Arbeiten veröffentlicht hat?

So zitierte eine praktische Ärztin einen Berufskollegen: »Versuche irgend etwas zu finden, was du messen kannst. Miß so lange weiter, bis du sechs Werte in eine Tabelle eintragen kannst. Dann beginne damit, Zusammenfassungen vorzulegen, denn bald wirst du dich um eine gehobene Stelle bewerben. Du wirst mindestens zehn veröffentlichte Arbeiten brauchen, um in die engere Wahl zu kommen.« Die Ärztin behauptet, dieser Arzt, der in einem Krankenhaus arbeitete, habe weiter gesagt: »Paß auf, ich werde dir ein bißchen helfen. Ich werde alles, was ich über meine Arbeit in diesem Labor veröffentliche, unter deinem Namen herausbringen, und du veröffentlichst deine Arbeiten alle unter meinem Namen.«

Nun könnten die Wissenschaftler, die noch immer schöpferische und nicht gesponserte Forschung betreiben, behaupten, ihre Arbeit sei potentiell wertvoll. Die Beweise widerlegen jedoch diese Behauptung.

Wesentlich beunruhigender ist die folgende Tatsache: Heute gibt es eine beträchtliche Anzahl an Beweisen dafür, daß viele der modernen sogenannten Wissenschaftler bereit sind, die Ergebnisse ihrer Experimente zu »ändern«, falls diese nicht wie gewünscht ausfallen. (Diese unbekümmerte Einstellung zu wissenschaftlichen Experimenten haben sie möglicherweise von den Pharmaunternehmen in aller Welt übernommen, die sich den Ruf erworben haben, unbefriedigende Ergebnisse abzuändern oder zu unterdrücken.)

Deshalb mag es nicht überraschen, daß verläßlichen Schätzungen zufolge derzeit mindestens zwölf Prozent aller Forschungsergebnisse gefälscht sind.

Auf Tests und Untersuchungen, die Ärzte bei der Diagnose nutzen, kann man sich ebenfalls nicht verlassen. Die Wahrscheinlichkeit, daß ein Arzt das Ergebnis einer Krankheit richtig einschätzt, liegt oft nur bei 50 Prozent.

Zwei Pathologen, die 400 Obduktionen durchgeführt hatten,

fanden heraus, daß bei der Hälfte der Patienten eine falsche Diagnose gestellt worden war. Das bedeutet vermutlich auch, daß die Hälfte der Patienten die falsche Behandlung erhalten hatte. Und da es sich nicht leugnen läßt, daß die moderne Medizin starke Auswirkungen hat, kann man davon ausgehen, daß ein großer Teil dieser Patienten nicht an ihren Krankheiten, sondern an den Folgen der Behandlung gestorben ist. Die beiden Pathologen berichteten, daß bei einem von sieben Patienten eine behandlungsfähige Krankheit übersehen wurde. Sie entdeckten, daß in 65 von 134 Fällen eine Lungenentzündung nicht erkannt worden war, während von 51 Patienten, die einen Herzinfarkt erlitten hatten, nur 18 richtig diagnostiziert worden waren.

Die traurige Wahrheit ist, daß der moderne klinische Arzt seine Behandlungsmethoden nicht überprüfen läßt und auch nicht überprüfen lassen will. Wird der Vorschlag gemacht, seine Behandlungsmethoden einer echten, wissenschaftlichen Analyse zu unterziehen, wird er dieses Ansinnen entsetzt zurückweisen mit der Begründung, eine Prüfung seiner Behandlungsmethoden sei unethisch, denn sie könnte seine Patienten der Hilfe berauben. Er wird außerdem vorbringen, eine Überprüfung sei überflüssig, weil er die Nützlichkeit bezeugen könne. Das heutige Medizinstudium basiert mehr auf Erklärungen und Meinungen als auf Untersuchungen und wissenschaftlichen Erfahrungen. An den Ausbildungsstätten überhäuft man Studenten mit Informationen, gewährt ihnen aber keine Zeit oder Gelegenheit, die ex-cathedra verkündeten Lehrsätze in Frage zu stellen, die aus einer archaischen medizinischen Kultur stammen. Die eingesetzten Medikamente und Geräte mögen zwar mit Hilfe wissenschaftlicher Technik konstruiert worden sein, doch die Art, wie sie angewandt werden, ist gewiß nicht wissenschaftlich.

Wäre die Medizin eine Wissenschaft, so erhielte ein Patient von seinem Arzt die beste und bewährteste Behandlung für seine Beschwerden, eine Behandlung, die exakt auf diese Erkrankung zugeschnitten ist. Behandlungen spezieller Symptome wären voraussagbar, und diagnostische Fähigkeiten wären, weil sie auf wissenschaftlichen Methoden basieren würden, innerhalb bestimmter anerkannter Grenzen verläßlich. Genau dies aber ist nicht der

Fall. Auf manchen Gebieten handeln medizinische Spezialisten in einer Weise, die man als eine Ansammlung von Pseudowissenschaften bezeichnen könnte, wenn die Ärzte nicht zufällig Zeugnisse vorweisen könnten, die vom medizinischen Establishment anerkannt werden.

Hier einige spezifische Fehler, die moderne Ärzte begehen. Dies sind die modernen Gegenstücke zu den Fehlern der Vergangenheit, als man psychisch Kranke zur Beruhigung an ein Rad fesselte oder die Kranken und Ruhelosen zur Ader ließ, um ihre Symptome zu verbergen und ihre Beschwerden zu ersticken.

1. Ärzte verlassen sich bei der Diagnose zu sehr auf hochentwickelte technische Geräte. Dabei vergessen sie, daß hochgerüstete Untersuchungs- und Diagnosetechnik häufig fehlbar ist und der gesunde Menschenverstand als Teil der »diagnostischen Ausrüstung« des Arztes grob unterschätzt wird. Allzu oft wird das Untersuchungsergebnis behandelt, nicht der Patient.
2. Heutige Ärzte sind dem Verschreiben von Medikamenten verfallen. Sie vergessen dabei (sollten sie es je gewußt haben), daß die Grundbedürfnisse des menschlichen Körpers frische Luft, sauberes Trinkwasser, gute Nahrung, regelmäßige körperliche Betätigung, viel Sonnenlicht, gelegentlich etwas Ruhe und Frieden und eine angenehme Temperatur sind. Statt dessen verlassen sich Ärzte (fast ausschließlich) auf Präparate, die oft unwirksam und häufig gefährlich sind. Ärzte glauben gern (angestiftet von der Pharmaindustrie), ihnen wäre die Verbesserung unserer Lebensqualität zuzuschreiben – und unser gestiegenes Lebensalter. Sie irren. Sauberes Trinkwasser, ein funktionierendes Abwassersystem, das Telefon und die Zentralheizung haben mehr zu unserer Gesundheit beigetragen als die gesamte etablierte Ständeschaft. Die zwei bedeutendsten und bahnbrechendsten Entdeckungen aller Zeiten, Penizillin und Röntgenstrahlen, wurden zufällig gemacht. Keine davon stammt von Ärzten.
3. Das medizinische Establishment behauptet, Impfungen seien nützlich. Und so stechen und stechen die Ärzte, ermutigt

durch die Tatsache, daß sie für jede Impfung gut bezahlt werden und sie eine Art Vertragsstrafe entrichten müssen (zumindest in Großbritannien), wenn sie versäumen, ausreichend Patienten zu impfen. (Ich frage mich, wie viele Patienten dies wissen: Wenn ihnen ihr Arzt eine Impfung empfiehlt, vermag er damit sein Jahreseinkommen zu erhöhen.)
4. Ärzte prüfen fast niemals neue Techniken oder Medikamente, bevor sie diese großflächig einsetzen. Neue chirurgische Verfahren werden oft angewandt, ohne daß es Belege für deren Sicherheit und Wirksamkeit gibt. Viele Arzneimittel werden auf den Markt gebracht und Millionen von Menschen zur Verfügung gestellt, bevor sie sich als sicher und wirksam erwiesen haben. Es ist immer wieder verblüffend zu sehen, wie wenig Forschung für grundlegende medizinische Verfahren aufgewendet wird. Beispielsweise versuchte ich neulich – vergeblich – Beweise dafür zu finden, daß die Benutzung von Zahnseide sicher und wirksam ist. Ärzte wie Dentisten empfehlen Zahnseide, aber niemand, so scheint es, hat sich je die Mühe gemacht herauszufinden, ob Zahnfleisch durch Zahnseide geschädigt wird (indem sie Blutungen verursacht und somit Bakterien in die kleinen Schnitte eindringen können) oder ob dadurch nur Nahrungsreste entfernt werden und somit das Zahnfleisch gesund bleibt.
5. Da das medizinische Establishment von der Pharmaindustrie beherrscht wird, weigern sich Ärzte standhaft, alternative Heilmethoden anzuerkennen, die oft sicherer und wirksamer sind als schulmedizinische Behandlungen.
6. Ärzte bleiben beklagenswert ignorant, wenn es um die Prinzipien gesunder Ernährung geht. Viele Ärzte geben nur wenige oder gar keine Empfehlung zur Ernährung. Geben sie dennoch einen Rat, ist dieser oft grauenhaft. Beispielsweise sind sich viele Ärzte noch immer nicht im klaren darüber, daß Fleisch und fettreiche Ernährung eine wesentliche Ursache für Krebs darstellen. (Hält man sich vor Augen, daß den meisten vor einigen Jahren befragten Ärzten nicht bewußt war, daß Tabak eine der größten Ursachen für Krebs ist, so überrascht das jetzt nicht.)

7. Die Bedeutung des Geistes bei der Erlangung und Erhaltung eines gesunden Körpers wird weitgehend ignoriert und stark unterschätzt. Die meisten Ärzte lernen nur sehr wenig über geistige Gesundheit und wissen wenig oder gar nichts über Streßfaktoren. Sie verstehen nicht, wie und warum Patienten in der Lage sein können, mit Gesundheitsproblemen wie zum Beispiel Bluthochdruck umzugehen, indem sie lernen, sich zu entspannen.
8. Ärzte operieren noch immer viel zu oft – obwohl erwiesen ist, daß Operationen häufig überflüssig sind. Dazu zählen etwa Gebärmutterentfernungen. Die Mandeln werden ebenfalls ohne Not entfernt. Zu den lukrativsten Behandlungen gehören heute Herzoperationen. Jedoch sind diese Operationen eben nicht die beste Behandlungsmethode für ernste Herzerkrankungen. Außerdem begehen viele Ärzte den Fehler, Operationen zur falschen Zeit durchzuführen. Es gibt unstrittige Beweise dafür, daß die erwünschte positive Reaktion einer Frau auf eine Operation stark davon abhängt, in welcher Phase ihres Menstruationszyklus' die Operation durchgeführt wird.
9. Ärzte verlassen sich allzu sehr auf die Ergebnisse von Tierversuchen. Sie werden deshalb durch ungenaue Informationen irregeführt und beraten und behandeln ihre Patienten folgerichtig schlecht. Die Beweise zeigen ganz unmißverständlich, daß Tierversuche wertlos und für die menschliche Gesundheit riskant sind.
10. Der Ärztestand ignoriert weiterhin die präventive Medizin. Es wird weitgehend akzeptiert, daß 80 Prozent aller Krebserkrankungen vermeidbar wären. Die Zahl der Krebstoten bleibt hoch, da Ärzte diese erwiesene Tatsache nicht akzeptieren. Wie viele Ärzte gibt es, die vor den Gefahren von Mikrowellenherden, Mobiltelefonen, Fernsehgeräten, Krankenhausessen, Gentechnik und vollgestopften Flugzeugen mit schlechten Klimaanlagen warnen?

Die unausweichliche Schlußfolgerung lautet: Ärzte und Krankenschwestern sollten ein Schild mit der Aufschrift »Gesundheitsrisiko« auf der Stirn tragen. Ebenso sollte über dem Eingang eines jeden Krankenhauses diese eben erwähnte Warnung hängen.

Unsere Politiker aber – aus Angst vor einer Auseinandersetzung mit der Pharmaindustrie – haben nichts unternommen, um die den Patienten zuteil werdende Fürsorge zu verbessern. Statt dessen haben sie sich geradezu verbogen, um die Pharmaindustrie bei Laune zu halten. Regierungen tun nichts, um Patienten zu schützen.

Die Häufigkeit der von Ärzten verursachten Krankheiten hat in der westlichen Welt wahrhaft epidemische Ausmaße angenommen. Ein Großteil der stationär behandelten Patienten befindet sich aufgrund von Medikamentennebenwirkungen im Krankenhaus. Das ganze Ausmaß des Problems läßt sich nur ungenau beziffern, da sich die überwiegende Mehrzahl der Ärzte keine Mühe macht, Nebenwirkungen zu melden (und das, obwohl belegt ist, daß 40 Prozent aller Patienten unter Nebenwirkungen von Medikamenten leiden). Zweifellos sind die von Medizinern verursachten Leiden eine der häufigsten (wenn nicht die häufigste) Krankheitsursachen in unserer sogenannten »entwickelten« Welt. Über eine Million Menschen werden in Großbritannien jedes Jahr ins Krankenhaus eingeliefert, weil sie von ihren Ärzten krank gemacht wurden.

Die Patienten sollten dem medizinischen Establishment nicht trauen, sondern außerhalb dieses Systems nach der besten, sichersten und wirksamsten Therapie suchen.

Sie sollten Ihrem Arzt gegenüber äußerst wachsam sein. Denken Sie daran, daß seine Motive (finanzieller Gewinn und berufliches Ansehen) andere Motive sein könnten als die Ihren (ein schmerzfreies Dasein).

Viele Patienten sind sich der Schäden, die Ärzte anrichten können, bewußt, glauben aber, *ihr* Arzt wäre eine ehrenwerte Ausnahme. Das ist ganz und gar verständlich. Schließlich gefällt uns der Gedanke, eine ganz besondere Beziehung zu unserem Arzt zu unterhalten und daß wir jemanden gewählt haben, der sich kenntnisreich und zuverlässig um uns kümmert. Es gefällt uns, in unserem Arzt einen persönlichen Freund, einen Freund der Familie zu sehen. Wir alle müssen ein wenig Vertrauen in die Mediziner setzen, auf die wir bei einer Krankheit angewiesen sind.

Anzunehmen, *Ihr* Arzt wäre vollkommen sicher, vernünftig, kenntnisreich, kompetent und fehlerfrei, ist so, als würden Sie ohne jede Vorsichtsmaßnahme Auto fahren ... mit der fadenscheinigen Begründung, daß Verkehrsunfälle stets nur anderen passieren.

Wahrscheinlich sorgen Sie dafür, daß alle Reifen an Ihrem Fahrzeug genügend Profil aufweisen, die Bremsen gut funktionieren, der Sicherheitsgurt angelegt ist und so weiter. Jedermann weiß, daß es im Straßenverkehr tödliche Unfälle geben kann, deshalb schützen sich vernünftige Menschen so gut sie können.

Dennoch sterben jedes Jahr viermal mehr Menschen durch »medizinische« Unfälle als durch Verkehrsunfälle. Mit anderen Worten: Sie haben ein viermal höheres Risiko, von ihrem Arzt getötet zu werden, als durch ein Auto. In den vergangenen Jahrzehnten sind in Krankenhäusern rund um die Welt mehr Menschen getötet worden als durch Adolf Hitler.

Selbst gute, nette und aufmerksame Ärzte, die ehrlich und ehrenhaft sind, sich bemühen und das beste für ihre Patienten tun ... sie können dennoch Menschen krank machen oder gar töten.

Viele von den Ärzten verursachten Probleme sind ein Ergebnis der Verschreibung von Medikamenten auf Rezept. Verschreibt der Arzt ein Medikament, so muß er sich dabei auf die Ehrlichkeit und Integrität des Unternehmens verlassen, welches das Medikament herstellt. Da die meisten Pharmahersteller aber nicht ehrlich arbeiten, ist dieses Vertrauen fundamental falsch und kann zu vielen Problemen führen. Sie leiden dann unter dem Vertrauen Ihres Arztes in die Pharmaindustrie.

Hinzu kommt, daß Patienten unterschiedlich sind. Ein Medikament, daß sich bei 99 oder 999 Patienten als wirksam und sicher erwiesen hat, kann dennoch für den 100. oder 1000. Patienten gefährlich und gar tödlich sein. Jeder Mensch, der ein Medikament nimmt (selbst wenn es ausreichend getestet wurde), ist Teil eines Experimentes. Die meisten Ärzte sind sich dessen nicht bewußt oder vergessen es unter dem Druck ihrer täglichen Arbeit.

Wie gut Ihr Arzt auch immer sein mag und wie sehr Sie ihm auch vertrauen ... im Kern geht es darum, daß Sie einen Teil der Verantwortung für Ihre Gesundheit selbst tragen müssen. Es liegt an Ihnen, mit Ihrem Arzt zu sprechen, wenn Sie glauben, daß eine bestimmte Behandlung zu Problemen führen könnte.

Es ist nichts Neues, daß Ärzte Menschen mit ihrer Behandlung töten können. Mediziner haben schon immer Fehler begangen, und es gab immer Fälle von Patienten, die durch medizinische Ignoranz oder Inkompetenz ums Leben kamen.

Da wir heutzutage mehr Geld für die Gesundheitsfürsorge ausgeben als je zuvor und die Ärzte scheinbar wissenschaftlicher arbeiten und besser ausgestattet sind, steckt eine geradezu brutale Ironie in der Tatsache, daß sowohl wohlmeinende Allgemeinmediziner als auch aufwendig ausgebildete und technisch bestens ausgestattete Spezialisten der Krankenhäuser insgesamt gesehen eher schaden denn nutzen. Die Epidemie der durch ärztliche Einwirkung entstandenen Krankheiten (die schon immer einen Schatten auf die Medizin warf) verschlimmerte sich stetig, und den meisten von uns würde es heute die überwiegende Zeit besser gehen ohne den Ärztestand.

Die Länder der westlichen Welt geben derzeit durchschnittlich rund acht Prozent ihres Bruttosozialproduktes für die Gesundheitsfürsorge aus (Amerikaner sogar noch mehr, etwa zwölf bis 14 Prozent), aber durch eine Mischung aus Ignoranz, Unfähigkeit, Vorurteilen, Unehrlichkeit, Faulheit, Bevormundung und falsch verstandenem Vertrauen töten Ärzte mehr Menschen, als sie retten, und verursachen mehr Krankheiten und Unannehmlichkeiten, als sie lindern.

Für rezeptpflichtige Medikamente wenden die Bürger der meisten Länder der westlichen Welt derzeit ungefähr ein Prozent eines Jahreseinkommens auf. Ärzte verfügen über mehr Wissen und einen besseren Zugang zu starken Behandlungsmethoden denn je. Dennoch hat es in der Geschichte wohl keine Zeitspanne gegeben, in der Ärzte mehr schadeten als heute. Ich bezweifle, daß irgend jemand abschätzen kann, welche Schäden dem menschlichen Immunsystem allein durch die massive Verordnung von

Medikamenten und Impfungen (deren Nutzen oft umstritten ist) zugefügt werden. Meiner persönlichen Ansicht nach haben all diese rezeptpflichtigen Medikamente in der Vergangenheit und Gegenwart katastrophale Auswirkungen auf die menschliche Gesundheit gehabt und werden das wohl auch künftig haben.

Natürlich ist es richtig, daß Ärzte Tausende von Leben retten, indem sie zum Beispiel überlebensnotwendige Medikamente verabreichen oder bei Unfallopfern lebensrettende Operationen durchführen.

Wenn jedoch der Ärztestand gemeinsam mit der Pharmaindustrie behauptet, die steigende Lebenserwartung der letzten 100 Jahre sei dem Fortschritt der Medizin zu verdanken, so ist das einfach falsch.

Schulmediziner vermitteln gern den Eindruck, sie hätten mit Hilfe der Wissenschaft Krankheiten besiegt, jedoch verbleiben nach vorsichtigen Schätzungen noch ungefähr 18 000 Krankheiten, zu deren Bekämpfung es gegenwärtig keine wirksame Behandlung gibt – von einer Heilung ganz zu schweigen.

Zunehmend wird sich die Pharmaindustrie bewußt, daß die Heilung ernster Krankheiten jenseits ihrer Möglichkeiten liegt (und genaugenommen auch jenseits ihrer Absichten, denn weshalb sollte sie ein Interesse daran haben, Menschen zu heilen, wo sie doch mit Kranken ihr Geld verdient?). Also steigert sie ihr Bemühen, Medikamente zu entwickeln, die auf irgendeine Art die Lebensqualität oder die Leistungsfähigkeit erhöhen könnten.

Zweifellos hatte ein ehemaliger Generaldirektor der Weltgesundheitsorganisation recht, als er das medizinische Establishment mit der Bemerkung aufschreckte, »der größte und aufwendigste Teil des medizinischen Wissens heutzutage scheint eher zur Befriedigung des Gesundheitswesens als zum Nutzen der Verbraucher verwendet zu werden«.

Die Beweislage bestätigt diese erstaunliche und scheinbar ketzerische Ansicht. Profite, nicht Patienten, sind die Antriebskraft hinter den Motiven, den Zielen und dem Handeln der heutigen Medizin. Ärzten ist vieles gleichgültig geworden; der Medizin ist die Leidenschaft abhanden gekommen.

Meiner Meinung nach liegt der Hauptgrund dafür, daß so

viele Menschen durch die Medizin getötet werden oder Schaden erleiden, in der engen Verflechtung mit der Industrie.

Der Mythos, wir würden dank der Ärzte und der Pharmaindustrie lange und gesund leben, hat unsere Erwartungen erhöht. Wir gehen einfach nicht mehr davon aus, einmal krank werden zu können. Wenn es dennoch passiert, erwarten wir eine wundersame Lösung. Wir möchten nicht mit irgendwelchen Anstrengungen zum Erhalt unserer Gesundheit behelligt werden. Schließlich wurde in uns die Überzeugung genährt: Stößt uns etwas zu, wird uns der Medizinmann heilen.

Für die Mehrheit der Krankheiten sind Medikamente überflüssig. Die meisten Patienten eines Arztes erwarten oder wollen gar keine Medikamente. Doch mindestens acht von zehn Patienten, die einen Allgemeinarzt aufsuchen, drückt man ein Rezept in die Hand. (Es gibt jedoch eine wachsende Zahl von Patienten, die verordnete Medikamente gar nicht einnehmen.)

Wie ich bereits in zahlreichen früheren Büchern dargelegt habe (zum Beispiel in *How to Live Longer*), leben wir nicht länger als unsere Vorfahren und sind ganz sicher auch nicht leistungsfähiger als sie. Wir leben nicht gesünder als unsere Vorfahren. Ganz im Gegenteil, denn obwohl wir mehr Arzneimittel als je zuvor konsumieren, sind heute mehr Menschen krank als jemals zuvor. An jedem beliebigen Tag, in jedem beliebigen Land der westlichen Welt nimmt die Hälfte der Bevölkerung irgendein Medikament. Eine kürzliche Untersuchung von 9000 Briten brachte ans Licht, daß jeder Dritte von ihnen entweder an einer langfristigen Erkrankung oder an einer Behinderung leidet. Andere Untersuchungen zeigten, daß in einer beliebigen zweiwöchigen Zeitspanne 95 Prozent der Bevölkerung sich wenigstens während einiger Tage unwohl fühlten. Zu keiner Zeit in der Geschichte waren Krankheiten so alltäglich wie heute. Wir geben mehr Geld für das Gesundheitswesen aus als jemals zuvor, und doch kann niemand behaupten, in unserer Gesellschaft gebe es weniger Krankheit und Leid.

Wir leben in schwierigen, »interessanten« Zeiten. Ärzte, die wir bezahlen, damit sie sich um unsere Gesundheit kümmern, scheinen uns so schnell und so schmerzhaft wie möglich umbringen zu wollen. Und die Politiker, die wir bezahlen, um uns vor denen zu schützen, die uns Böses wollen, haben alles vergessen, was mit »Pflichterfüllung« und »Verantwortung« zu tun hat (selbst diese Begriffe erscheinen heute verstaubt und altmodisch); statt dessen konzentrieren sie ihre Anstrengungen auf Macht und Geld. Machen Sie sich keine Illusionen: Ihre Regierung möchte, daß Sie mit 65 sterben, denn danach sind Sie bloß ein Kostenfaktor. Sie wird deswegen nichts tun, um sie vor den Bösen zu schützen.

Sie können sich nicht länger darauf verlassen, qualifizierte und verläßliche medizinische Hilfe zu erhalten.

Die Antwort lautet: Lernen Sie, sich selbst zu schützen und zu verstehen, wann (und wann nicht) Sie den Ärzten Ihr Leben anvertrauen dürfen.

Vernon Coleman, 2003

Einleitung zur ersten Ausgabe

Niemand kann genau sagen, wie viele Menschen jedes Jahr durch Ärzte umgebracht werden. Es überrascht nicht, daß der Ärztestand keinen großen Wert darauf legt, Informationen darüber mit den Patienten zu teilen. Der Grund könnte auch daran liegen, daß die Ärzte ihre Patienten nicht verschrecken wollen. Schließlich befindet sich die Schulmedizin heute in starker Konkurrenz zu vielen Bereichen der Alternativmedizin, und viele Ärzte sind sich nur allzu bewußt, daß die Sicherheit ihrer Behandlungsmethoden im Vergleich zur Konkurrenz sehr schlecht abschneidet.

Aber diese Scheu ist zugleich das Ergebnis einer wahrscheinlich verständlichen Abneigung, Informationen breiter zu streuen, die dazu führen könnten, daß Ärzte noch mehr ihrer Zeit bei Gerichten zubringen müßten, als sie dies bisher schon tun.

Wie ich bereits in meinem Buch *Betrayal of Trust* dargelegt habe, ist jeder sechste stationär behandelte Patient nur deshalb im Krankenhaus, weil er von einem Arzt falsch behandelt wurde. Höchstwahrscheinlich ist das sogar eine allzu vorsichtige Schätzung. Wird ihnen die Chance dazu gegeben, tragen die meisten Ärzte lieber »Herzversagen« oder »Lungenentzündung« als Todesursache auf dem Totenschein ein, obwohl dort eigentlich »ärztliches Versagen« stehen müßte.

Die Mehrheit der Mediziner ignorierte geflissentlich die Enthüllungen des Buches *Betrayal of Trust* trotz der Bedeutung der vorgelegten Beweise und der von mir untermauerten Behauptung, daß Ärzte, insgesamt gesehen, heute mehr schaden als nutzen und eine ebenso häufige Krankheits- und Todesursache darstellen wie Herz-Kreislauf-Erkrankungen oder Krebs.

Ich kann mich nicht erinnern, daß jemals ein Arzt meine Behauptung bestritten hätte, einer von sechs stationär behandelten Patienten liege nur deshalb im Krankenhaus, weil er von seinem Arzt krank gemacht wurde. Was die Ärzte wirklich irritierte, war die Tatsache, daß ich es öffentlich sagte. Ein häufig gemachter Vorwurf lautete, ich würde durch meine Veröffentlichungen den Ärztestand in Mißkredit bringen. Die natürliche Folgerung wäre, ich würde der Welt einen besseren Dienst erweisen, wenn ich einfach den Mund halten, weggehen und das Feld denen überlassen würde, die es eigentlich am besten wissen müßten ... nämlich der Ärzteschaft.

Ärzte bringen Patienten nicht deshalb um (oder machen sie krank), weil sie besonders bösartig, niederträchtig oder psychopathisch sind. Die meisten Ärzte sind durchaus anständige Leute. Ihre Motive sind rechtschaffen; sie wollen gut verdienen durch eine nützliche Arbeit. Natürlich gibt es ebenfalls Ärzte, die tatsächlich bösartig, unredlich und psychopathisch sind. Jedoch kommt so etwas unter ihnen nicht häufiger vor als unter Buchhaltern, Rechtsanwälten oder Immobilienmaklern.

Es gibt zwei wesentliche Gründe, warum Ärzte Patienten umbringen (oder krankmachen). Der erste ist: Viele Mediziner sind (allgemein gesagt) im Grunde beruflich inkompetent.

Das Gespräch mit dem Patienten ist eigentlich das wichtigste Diagnosehilfsmittel, das dem Arzt zur Verfügung steht. Das heißt, wenn er überhaupt mit dem Patienten redet. Noch wichtiger, als mit ihm zu reden, ist es aber, darauf zu hören, was der Patient zu sagen hat – auch wenn man das kaum glauben mag, wenn man sich einen gewöhnlichen ambulanten Arztbesuch vor Augen hält. Aus diesem Gespräch erfahren die Ärzte mehr als durch alles andere.

Über die Jahre hat sich in den Arztpraxen immens viel technisches Gerät angesammelt. Doch statt hilfreich zu sein, trennen diese Geräte Arzt und Patient. Allzu oft verläßt sich der Arzt auf die medizinische Technik, im Vertrauen darauf, sie werde ihm schon die richtigen Antworten liefern. Nur zu häufig ist das Ergebnis eine schlecht passende Diagnose »von der Stange« statt einer besprochenen Diagnose, die zu einer passenden und wirksamen Behandlung führen könnte.

Als erstes schafften sich die Ärzte das Stethoskop an. Dieses inzwischen zum Symbol geratene Gerät wurde erfunden, damit

Ärzte den Herzschlag des Patienten hören konnten, ohne ihren Kopf auf seine Brust legen zu müssen. Es erhöhte die Würde des Arztes, stellte aber auch die erste mechanische Barriere zwischen Arzt und Patient dar. Seit René Laennec das Stethoskop einführte, ist die Arzt-Patient-Beziehung durch die Besessenheit von technischen Hilfsmitteln und der Unterlassung einer partnerschaftlichen Beziehung zwischen Arzt und Patient beschädigt und geschwächt worden.

Eine vor einigen Jahren in den USA erschienene Untersuchung behauptete, einer von zehn gestorbenen Patienten könnte noch leben, hätte sich der Arzt auf seinen Kopf statt auf seine Instrumente verlassen.

Ein Problem ist, daß diese Geräte persönliche Besonderheiten nicht berücksichtigen ... sowie die Tatsache, daß Ihr Körper sich etwas von meinem unterscheiden könnte.

Verschlimmert wird die Sache dadurch, daß diese Geräte oft den Dienst versagen und häufig schlecht gewartet werden. Waagen im Einzelhandel müssen regelmäßig geeicht werden, aber fragen Sie doch einmal Ihren Arzt, wann sein Blutdruckmeßgerät das letzte Mal geeicht wurde ... und beobachten Sie ihn, wie er errötet.

Können Sie mir nur einen Grund nennen, warum Tausende von Geräten, die an Krankenhäuser veräußert werden, wesentlich verläßlicher sein sollten als die Geräte, die Sie für Ihre Küche kaufen? Ich glaube, daß fast die Hälfte aller an Krankenhäuser gelieferten Untersuchungsgeräte möglicherweise defekt ist.

Wenn Sie das nicht besorgt, dann vielleicht die Tatsache, daß viele Ärzte, die mit diesen Geräten umgehen, gar nicht wissen, wie sie funktionieren, richtig eingestellt werden oder wie man feststellt, ob sie korrekt funktionieren.

Der zweite Grund, warum so viele Menschen durch Ärzte umgebracht werden, ist, daß Ärzte oft politisch naiv, wirtschaftlich unbeholfen und keineswegs so schlau und clever sind, wie sie die Welt gern glauben machen möchten.

Durch eine Mischung von Ignoranz und Dummheit realisieren sie nicht, daß ihr Berufsstand, dessen (mehrheitlich) stolze Mitglieder sie sind, durch das medizinische Establishment längst an die Pharmaindustrie veräußert worden ist. Schwer zu sagen, ob der medizinische Berufsstand sich nun deshalb an die Pharmaindustrie verkauft hat, weil er von habgierigen und skrupellosen Männern und Frauen bevölkert ist, oder weil er aus politisch naiven und wirtschaftlich unbeholfenen Individuen besteht. Mein Verdacht ist, daß Ärzte in aller Welt allzu sehr damit beschäftigt sind, sich selbst immens wichtig zu nehmen und dabei den Bezug zur Realität zu verlieren, daß sie gar nicht mehr zu erkennen vermögen, wie sie von der skrupellosesten Industrie der Welt zuerst gekauft und nun gelenkt werden.

Im Mittelalter gingen die Menschen nur widerwillig ins Krankenhaus. Sie wußten, daß sie es wahrscheinlich nicht lebend verlassen würden. Wer die inkompetente Fürsorge der Ärzte und Schwestern überlebte, erlag dann wahrscheinlich einer Infektion, die er sich erst dort zugezogen hatte.

So blieb es bis gut ins 20. Jahrhundert hinein, als die Entdeckung der Anästhesie, antiseptischer Mittel und Antibiotika den Patienten eine vernünftige Chance boten, von einem Krankenhausaufenthalt tatsächlich zu profitieren.

Jedoch sind diese guten Tage vorüber. Die moderne Medizin ist erneut zu einer großen Gefahr geworden ... und Ärzte zu einem der größten Verursacher von Tod und schlechter Gesundheit.

Zweifellos muß die Politik einen Teil der Verantwortung dafür übernehmen. Schließlich war sie es, die die Kontrolle unserer Krankenhäuser in die Hände einer immer größer werdenden und immer schlechter arbeitenden Bürokratie gelegt hat.

In vielen Ländern hat sowohl die Anzahl der Betten in den Krankenhäusern als auch die Zahl der Krankenschwestern seit Jahren stetig abgenommen. Gleichzeitig ist die Zahl der Verwaltungsangestellten gnadenlos gestiegen. Im staatlichen britischen Gesundheitssystem gibt es derzeit mehr Verwaltungsangestellte als Krankenhausbetten. Ganze Stationen werden geschlossen oder liegen brach, während die Verwaltung beträchtliche Summen für teure Auslegware, exotische Topfpflanzen und Wochenendkonferenzen an kostspieligen Orten verschleudert. Eine Glühbirne auszuwechseln kostet ein Vermögen an Verwaltungsgeldern, und es kann sehr lange dauern, bis man fünf Angestellte davon überzeugt hat, einen Elektriker zu rufen. Ich habe erlebt, wie Krankenschwestern Glühbirnen selbst mitbrachten und heimlich wechselten, weil das wesentlich schneller ging, als alle geforderten Formulare auszufüllen.

Dieser Verwaltung kann man den Vorwurf machen, die Krankenhäuser und das Gesundheitswesen nicht angemessen zu führen; wir müssen jedoch den Politikern vorhalten, daß sie dieser Verwaltung erst die Macht an die Hand gegeben haben, die diese nun mißbraucht.

Obwohl Politik und Verwaltung Geld und Ressourcen verschwendet und das Gesundheitswesen damit zweifellos geschwächt haben, tragen sie nicht die alleinige Schuld, daß Ärzte und Krankenhäuser inzwischen mehr schaden als nutzen. Die herkömmliche Medizin ist zu einer Bedrohung für die Patienten geworden, weil sich das medizinische Establishment – mit Haut und Haar – an die Pharmaindustrie verkauft hat.

Wenn Sie naiv und leichtgläubig sind, werden Sie wahrscheinlich annehmen, ein Arzt wählt ein Medikament für Sie aus, das sich nach sorgfältiger, unabhängiger Prüfung als das wirksamste für Ihre Beschwerden erwiesen hat.

Genau das aber tut er nicht. Die meisten Ärzte wüßten ohnehin nicht, was sie mit einer unabhängigen Forschung anfangen sollten. Wenn ein Arzt seinen Stift und den Rezeptblock hervorholt und ein Medikament verschreibt, dann weiß er darüber nur das, was ihm vom Pharmavertreter mitgeteilt wurde oder was er in einer Werbeanzeige des Herstellers gelesen hat.

Die brutale Wahrheit ist: Die Medizin ist kein Berufsstand mehr. Die heutigen Ärzte sind nichts anderes als der Vermarktungszweig der Pharmaindustrie. Die Ärzteschaft, einst eine verantwortungsbewußte und respektable Gruppe von Männern und Frauen, hat ihre Seele für eine endlose Kette kostenloser Mahlzeiten, kostenloser Kugelschreiber und kostenloser Golfbälle verkauft.

Sobald es um Ehrlichkeit und Zuverlässigkeit in der Werbung

geht, landet die Pharmaindustrie weit hinter den Gebrauchtwagenhändlern. Diese Pharmahersteller mit ihren exorbitant überbezahlten Managern, würden alles tun um des Profits willen. Diese Leute sind derart rücksichtslos, daß kolumbianische Drogenbarone dagegen wie Pfadfinder wirken. Vieles von dem, was Ärzte verschreiben, ist kompletter Müll. Die meisten Präparate mußten nie wirklich zeigen, daß sie sicher oder wirksam sind. Die Pharmahersteller testen das Zeug, das sie verkaufen, an Tieren (was erwiesenermaßen völlig wertlos ist, wenn es darum geht, Rückschlüsse auf die Wirkung bei Menschen zu ziehen). Dann setzen sie skrupellos die gleichen Verkaufstechniken ein, die normalerweise angewandt werden, um unbedarften und naiven Glücksspielern Shampoos, Zigaretten, Autos und Parfüm anzudrehen ... hier aber, um Ärzte in ihre Strategie zur Gewinnmaximierung einzubinden.

Und ein letzter Schlag für den Patienten: Wagen es Politiker anzudeuten, daß sie unglücklich seien über aufgeblähte Preise für medizinischen Ramsch, dann drohen die Unternehmen einfach damit, ihre Pillenfabriken mit den riesigen Gewinne in irgendein Land zu verlegen, in dem die Politiker noch wissen, wie man die Manager der Pharmaindustrie behandelt und ihren Wünschen nachkommt.

Politiker, Bürokraten und Ärzte haben die Medizin zurück ins Mittelalter gestoßen!

Die Absicht dieses Buches ist einfach: Sie zu ermutigen, Ihrem Arzt gegenüber skeptisch zu sein, Ihnen zu sagen, worauf Sie achten sollten (und wie Ihr Arzt Sie krank machen könnte), und Ihnen zu zeigen, wie Sie gesund bleiben können, damit Sie mit Vertretern des Gesundheitssystems gar nicht erst in Kontakt kommen.

Seit 20 Jahren bin ich ein leidenschaftlicher Verfechter der »Patientenbewegung«, und die folgenden Seiten sind gefüllt mit Ratschlägen und Tips für ein längeres, gesünderes Leben – und wie Sie sich vor einer zunehmend gefährlicher und inkompetenter werdenden Ärzteschaft schützen können.

Sie sollten sich der von Ihrem Arzt ausgehenden Bedrohung

für Ihre Gesundheit bewußt werden (wollen Sie gesund und am Leben bleiben, dann begegnen Sie allen Vertretern des Gesundheitswesens mit einer guten Portion Skepsis!). Und dann sollten Sie lernen, so weit wie möglich Ihr eigenes Leben zu meistern. Sie sollten lernen, unabhängig und kritisch zu sein. Sie sollten die richtigen Fragen stellen (in diesem Buch erfahren Sie, welche). Am wichtigsten ist jedoch, daß Sie grundsätzlich selbst die Verantwortung für Ihre Gesundheit übernehmen. Sie sollten wissen, worauf Sie achten müssen, wenn Sie Medikamente nehmen (das Buch will Ihnen zeigen, wie das geht), und Sie sollten lernen, ein unabhängiger, argwöhnischer Verbraucher zu werden. Und – für den Fall, daß es einmal notwendig ist – Sie sollten wissen, wie Sie das Optimum aus einem Arzt oder einem Krankenhausaufenthalt herausholen.

Vernon Coleman, 1996

Kapitel 1

Lassen Sie sich nicht von Ihrem Arzt einschüchtern

Ärzte genossen einst das Vertrauen und den Respekt ihrer Patienten. Leider ist das heute nicht mehr die Regel. Das Ansehen der Ärzte ist stetig gesunken. Ich glaube nicht, daß dies etwas mit den Behandlungen zu tun hat, welche die Ärzte anbieten – oder mit der Wirksamkeit ihrer Heilverfahren. Der Grund ist, glaube ich, viel einfacher: Ärzte sind heute unbeliebt, denn sie sind nachlässig, herablassend und verdammt ungehobelt. Sie behandeln ihre Patienten ohne Respekt und schüchtern sie ein bis zur Unterwürfigkeit.

Täglich erhalte ich Briefe von Patienten, die wie Dreck behandelt wurden, weil sie es gewagt hatten, Fragen zu stellen oder vorlaut zu sprechen.

Eine Leserin beschwerte sich: »Mir kamen die Tränen, als ich das Krankenhaus verließ. Der Facharzt hatte mich drei Stunden warten lassen, und dann redete er kaum mit mir. Als er damit fertig war, an mir herumzutasten und zu stochern, ging er einfach weg. Dann kam eine Krankenschwester und meinte, ich könnte jetzt gehen. Mein Mann, der draußen auf mich gewartet hatte, wollte gleich reingehen und ihm eine verpassen. Ich weiß bis heute nicht, was mir eigentlich fehlt.«

Manchmal schäme ich mich, Mitglied des Arztstandes zu sein.

Eine andere Patientin schrieb: »Ich wurde in einen kalten Untersuchungsraum gebracht und angewiesen, mich vollkommen auszuziehen und auf eine Liege zu legen. Dort wartete ich dann, nackt, fünfundzwanzig Minuten lang. Ich saß auf der Liege und umklammerte meine Knie, um warm zu bleiben, als plötzlich der Arzt, eine Krankenschwester und eine Gruppe Medizinstudenten in den Raum stürmten. Dann wurde ich vom Arzt innerlich untersucht, während alle hinstierten. Niemand beachtete mich oder sprach gar mit mir. Als sie fertig waren, gingen sie einfach weg.«

Es ist kaum überraschend, daß Millionen von Patienten Hilfe bei »alternativ« arbeitenden praktischen Ärzten suchen. Die Wahrheit ist, daß viele der Schulmedizin nicht deshalb den Rücken kehren, weil sie anderswo nach einer besseren Behandlung suchen. Sie fühlen sich von alternativen medizinischen Methoden angesprochen, weil sie dies als ihre einzige Chance sehen, mit einer gewissen Würde behandelt zu werden. Sehr oft haben sie damit Recht.

Auch Hausärzte müssen sich vorwerfen lassen, Patienten oft grob zu behandeln. Am schlimmsten sind jedoch die fachärztlichen Berater in Krankenhäusern. Viele benehmen sich wie kleine Götter. Das Pflegepersonal und Auszubildende werden von ihnen wie Sklaven behandelt, und Patienten begegnen sie mit unverhohlener Geringschätzung. Oft treten Ärzte in Krankenhäusern auf wie Aufseher in sibirischen Arbeitslagern und gehen mit Patienten um wie mit Strafgefangenen, die sich gegen den Staat auflehnten. Die Medizin ist ein Berufsstand, der mit Fürsorge und Hinwendung zu tun hat, und dennoch beschweren sich Woche für Woche tausende Patienten über Ärzte, die arrogant, grob und teilnahmslos waren.

Hier eine weitere Zuschrift einer Leserin:

»Als der Arzt mit mir fertig war, fühlte ich mich wie ein Stück Fleisch. So als wäre ich eine Kuh, die von einem Platz zum anderen getrieben wird. Als besäße ich keine Gefühle und keinen Verstand. Ich hatte keine Gelegenheit, Fragen zu stellen. Das hat mich so mitgenommen, daß ich danach nicht einmal den Bus nehmen konnte, sondern von einem Freund abgeholt werden mußte. Es war ein Alptraum!«

Mag sein, daß Ärzte Krankheit und Tod gegenüber abgestumpft sind ... für den Patienten jedoch, um den es geht, ist jede Konsultation eines Arztes ein bedeutendes und denkwürdiges Ereignis.

Viele Patienten beschweren sich, Krankenhausärzte würden sich oft vor Untergebenen und Krankenschwestern wichtig machen. (Die gleichen Ärzte sollen aber ihren Privatpatienten gegenüber freundlich oder regelrecht liebenswürdig sein.) Schlechte Manieren sind ansteckend – und werden gern von Schwestern, Nachwuchsärzten und anderen übernommen. Ich habe tausende Beschwerdebriefe erhalten über die Roheit von Krankenschwestern, Hilfskräften, Krankenträgern, Physiotherapeuten und Radiologen. Nachtschwestern scheinen in dieser Hinsicht die schlimmsten zu sein. Einige der in Krankenhäusern Beschäftigten scheinen es regelrecht zu genießen, Patienten zu entwürdigen und zu demütigen. Schwangere Frauen und alte Menschen werden dabei offenbar am unhöflichsten behandelt.

Weitere Auszüge aus Leserbriefen:

Herr A.: »Als ich meinem Arzt sagte, ich würde verrückt, wenn ich diese Beschwerden noch länger aushalten müßte, meinte er: ›Sind Sie wahrscheinlich schon, mein Lieber!‹ Er wollte sich damit offenbar in Szene setzen, denn sein Gefolge im Hörsaal lachte ihm zuliebe höflich.«

Frau B.: »Ein Arzt wollte wohl angeben, um seine jüngeren Kollegen zu beeindrucken. Als ich eine Beschwerde äußerte, erwiderte er: ›Es hat Sie ja niemand mit Gewalt von der Straße hier herein gezerrt, oder?‹«

Frau C.: »Der Arzt schrie herum, weil er mit der Kanüle meine Armvene nicht fand.«

Frau D.: »Ich suchte einen Facharzt auf, der mir unverblümt mitteilte, ich hätte Brustkrebs und müsse operiert werden, sobald sie einen Termin für mich frei hätten. Das war's. Das Gespräch dauerte nur drei Minuten, aber für mich war die Welt aus den Fugen geraten. Ich verließ das Krankenhaus, setzte mich ins Auto und fuhr in einem Schockzustand nach Hause. Als meine Kinder heimkamen, brach ich in Tränen aus.«

Herr E.: »Der Chirurg teilte mir mit, daß ich operiert werden müßte. Als ich ihn fragte, ob die Operation wirklich notwendig wäre, erwiderte er: ›Wenn Sie die Operation nicht wollen, dann ist mir das egal. Ich habe schon genug zu tun.‹«

Frau F.: »Die Person, die mir die Brust geröntgt hat, war sehr roh und rücksichtslos. Die Brust tat mir fünf Tage später immer noch weh.«

Frau G.: »Ich mußte mich einer intimen Untersuchung unterziehen. Eine Gruppe Ärzte hatte sich versammelt; sie lachten und kicherten die ganze Zeit und machten anzügliche Witze. Nie wieder werde ich eine solche Untersuchung machen lassen, eher sterbe ich.«

Frau H.: »Der fachärztliche Berater fragte mich, ob es mir besser gehen würde. Ich verneinte, weil ich noch immer Schmerzen hatte. Daraufhin herrschte er mich an – und ich brach in Tränen aus: ›Schauen Sie mich an, wenn ich mit Ihnen rede!‹ Aber ich konnte nicht, weil ich so stark weinte.«

Herr I.: »Meine Frau war in diesem Jahr schon dreimal im Krankenhaus, aber niemand hat uns gesagt, was ihr fehlt.«

Frau J.: »Ich war so nervös, daß mir die Hände zitterten und ich meinen BH nicht öffnen konnte. Der Arzt schimpfte, ich solle mich beeilen, Zeit sei schließlich Geld.«

Frau K.: »Mein Hausarzt machte mir einen Termin bei einem Facharzt für Privatpatienten, der mich eine Menge Geld kostete. Dieser Arzt meinte lakonisch, ich müßte einen anderen Spezialisten aufsuchen ... das hätte ich eigentlich selbst wissen sollen. Als ich daraufhin die Rechnung nicht zahlen wollte, rief mich sein Geschäftsführer an und erklärte, ich hätte einen Vertrag gebrochen. Er hat mich nun vor Gericht zitieren lassen.«

Frau L.: »Als mein Mann im Krankenhaus lag, wurde er von seinem zuständigen Arzt sehr schlecht behandelt. Vor zwei Wochen habe ich erfahren, daß dieser Arzt selbst auf der Station als Patient eingeliefert wurde, auf der mein Mann gelegen hatte. Ich bete zu Gott, daß er mir meine Hintergedanken vergibt.«

Frau M.: »Ich saß auf der Behandlungsliege und trug eines dieser komischen kurzen Hemdchen, die sie uns zum Anziehen geben. Plötzlich wurde der Vorhang beiseite gerissen, und ein Arzt platzte herein. Er riß das Hemdchen auf, so daß ich praktisch nackt vor ihm saß, betastete mich und ging so schnell wieder hinaus, wie er gekommen war. Er sprach kein Wort mit mir. Zehn Minuten später erschien eine Schwester und meinte, ich könne gehen.«

Frau N.: »Als ich den Arzt privat gesprochen habe, war er sehr nett. Als ich ihn jedoch in einer öffentlichen Klinik aufsuchen mußte, behandelte er mich wie ein Stück Dreck.«

Frau O.: »Ich mußte neun Monate auf einen Termin im Krankenhaus warten. Dann aber kümmerte sich überhaupt kein Arzt um mich. Ich wurde von einem jungen Studenten behandelt, der sehr arrogant war. Wäre das mein Enkel gewesen, hätte ich mich für ihn geschämt.«

Frau P.: »Ich ging für eine Sterilisation in die örtliche Klinik. Mir wurde gesagt, ich solle vor 7:00 Uhr dort sein. Ich war schon 6:30 Uhr da, wurde jedoch völlig ignoriert, so wie sieben oder acht andere Frauen auch, die wegen verschiedener Operationen dort warteten. Um 9:30 Uhr wurde mir mitgeteilt, es wären keine Betten frei, man würde den Eingriff aber trotzdem durchführen in der Hoffnung, daß in der Zwischenzeit jemand entlassen würde. Ich wurde in eine andere Etage geschickt, voller Angst, allein und gestreßt, wo ich von einem Arzt begrüßt wurde, den ich noch nie zuvor gesehen hatte. Ich wurde buchstäblich auf eine Liege gepackt und in den Operationssaal gerollt. Die Prämedikation wurde mir in die Hand gedrückt, ich sollte sie auf dem Weg schlucken. Mein Mann rief an, um zu erfahren, wie es mir geht, doch ihm wurde gesagt, man könne ihm keine Auskunft geben, da er kein echter Verwandter (kein Blutsverwandter!) sei. Nach der Operation wurde ich auf der Liege zurückgelassen, allein und mit dem Gefühl, sterben zu müssen. Ich spürte die Nachwirkungen der Anästhesie. Der Schlauch für das Narkosemittel hing noch in meiner Hand. Ich hatte ihnen gesagt, daß ich allergisch auf Pflaster reagiere, trotzdem klebten sie mir Pflaster auf den Bauch, die eine schwere, juckende Hautreizung verursachten. Dann versuchte ich allein, eine Toilette zu finden, stieß dabei gegen Wände und andere Tragen, da ich nur halb bei Bewußtsein war. Bis vier Uhr nachmittags lag ich dann auf der Trage in einem kleinen Nebenraum, kaum größer als ein Schrank, und litt unter starken Rückenschmerzen, bekam aber keine Schmerzmittel. Schließlich kam eine Krankenschwester, gab mir ein paar Tabletten und sagte, sie würden diese Station jetzt schließen, denn sie sei nur für Tagespatienten. Ich mußte mich selbst anziehen und meinen Mann anrufen, um mich aufzulesen (die passende Bezeichnung, da ich kaum laufen konnte). Mir wurde gesagt, eine Nachuntersuchung, um sicherzugehen, daß ich alles gut verkraftet hätte, sei nicht nötig. Als ich nach Hause gebracht wurde, hatte ich einen Puls von 130. Das einzige, das sie mir mitgaben, war ein Brief an meinen Hausarzt, in dem stand, ich sei sterilisiert worden, und ein paar maschinengeschriebene Zeilen mit dem Hinweis, ich dürfe die nächsten 24 Stunden nichts trinken oder Auto fahren. Wie ist es nur möglich, daß in unserem Gesundheitssystem Menschen derart behandelt werden?«

Man glaubt, Ärzte helfen Menschen, damit es ihnen besser geht. Aber immer und immer wieder geht es Menschen durch die Gedankenlosigkeit der Ärzte schlechter als vorher.

Ärzte versuchen ihre Rücksichtslosigkeit oft mit Überlastung zu entschuldigen. Aber das stimmt einfach nicht. In den letzten zehn Jahren ist die durchschnittliche Arbeitsbelastung eines Arztes drastisch gesunken. Laut eines Berichtes beträgt die wöchentliche Arbeitszeit eines Hausarztes derzeit 23 Stunden. Ein Arzt brüstete sich, er könne die Arbeit einer Woche in gerade einmal sieben Stunden erledigen.

Fachärzte an Krankenhäusern sind noch schlimmer. Viele sorgen dafür, daß ihre Wartelisten möglichst lang sind, damit sie eine größere Anzahl Privatpatienten in ihren Privatkliniken behandeln können. Viele erscheinen erst gar nicht zur Arbeit in der Klinik, sondern überlassen ihre Arbeit untergeordneten und mangelhaft ausgebildeten Ärzten. In der Zwischenzeit kümmern sie sich um ihre Privatpatienten. Die meisten Ärzte scheinen zu vergessen, daß Patienten aufgeregt sind. Sie erklären nichts und entmutigen Patienten, Fragen zu stellen. Die meisten schätzen ihre Zeit als so kostbar ein, daß sie ihren Mitarbeitern Anweisung geben, Patienten Stunden zu früh zu bestellen. Und viele vergessen auch, daß es Menschen peinlich sein könnte, nackt gesehen zu werden.

Immer häufiger beschweren sich Fachärzte an Krankenhäusern, daß ambulant behandelte Patienten nicht zum vereinbarten Termin erscheinen. Mich überrascht es keineswegs, daß das Nichterscheinen von Patienten geradezu eine Epidemie geworden ist.

Mich überrascht im Gegenteil, daß es überhaupt noch Patienten gibt, die einen Termin wahrnehmen.

Dies sind die häufigsten Beschwerden, die ich über Fachärzte und ambulante Behandlungen an Krankenhäusern erfahren habe:

1. »*Wir haben zwei Minuten Zeit*«
   Meine Untersuchungen zeigen, daß es sich dabei um eine leichte Übertreibung handelt. Die meisten ambulant behandelten Patienten können durchaus damit rechnen, drei oder sogar vier Minuten mit ihrem Arzt zu verbringen. Welch eine Beleidigung! Was für eine Zeitverschwendung!
2. »*Der Herr Doktor weiß auch nicht alles*«
   Die meisten Ambulanzen werden nicht von Fachärzten, sondern von Nachwuchskräften geleitet, die oft erst wenige Monate oder gar Wochen Erfahrung haben. Wahrscheinlich haben sie den Patienten vorher noch nie gesehen. Und werden ihn wohl auch nie wieder sehen.
3. »*Niemand sagt Dir irgend etwas*«
   Ich bin überzeugt, manche Krankenhausärzte sind bei Sicherheitsdiensten in die Lehre gegangen. Sie geben Patienten gegenüber niemals etwas preis.
4. »*Sie behandeln Dich wie ein Stück Dreck*«
   Allzu oft korrekt. Patienten werden zu Gruppen zusammengetrieben und wie ein paar geistig minderbemittelte Erdferkel behandelt. Krankenschwestern vermitteln oft den Eindruck, sie hätten ihre Ausbildung (im Konzentrationslager) in Belsen erhalten.
5. »*Sie lassen Dich stundenlang warten*«
   Und ob! Der Termin bei Ihrem Arzt mag zwar weniger als fünf Minuten dauern, Sie aber müssen dafür einen halben Tag opfern. Warum nehmen die in Krankenhäusern Beschäftigten immer an, sie seien die einzigen, die etwas wichtiges zu tun haben?
6. »*Sie sagen einem nicht rechtzeitig Bescheid*«
   Eine überraschend hohe Zahl von Patienten bekommt erst eine Woche vor Beginn einer Behandlung den Termin mitgeteilt – oft nachdem sie Wochen oder Monate gewartet haben. Dafür gibt es absolut keine Erklärung – außer Inkompetenz.

7. »*Es gibt keine Privatsphäre*«
   In vielen Krankenhäusern geht man offenbar davon aus, daß es sich bei Patienten um Exhibitionisten handelt. Falsch. Den meisten Patienten macht es keinen Spaß, ihre Geschlechtsorgane von Krankenpflegern, Pförtnern und Elektrikern betrachten zu lassen.
8. »*Der Arzt spricht nicht meine Sprache*«
   Die meisten Patienten scheren sich keinen Pfifferling darum, woher ein Arzt kommt, solange er sein Fach versteht. Aber alle Patienten wollen von Ärzten behandelt werden, die auch »ihre Sprache« sprechen.
9. »*Sie machen sich nie die Mühe, Dich zu informieren, daß ein Termin ausfällt*«
   »Ich habe fünf Monate auf einen Termin gewartet«, beschwerte sich ein Patient. »Als ich schließlich zum vereinbarten Termin erschien, wurde mir gesagt, der Herr Doktor sei vor einer Woche in Urlaub gefahren und es sei niemand da, der sich um mich kümmern könne.« Unentschuldbar! Kein Arzt tritt seinen Urlaub an, ohne mindestens einen Monat vorher Bescheid zu geben. Ein Brief oder ein Anruf ... und alle hätten eine Menge Zeit gespart.
10. »*Sie brauchten mich nur für ein Forschungsprojekt*«
    Jede Woche vergeuden tausende Patienten ihre Zeit (und ihr Geld) und suchen Krankenhäuser auf, wo Ärzte ein privates Forschungsprojekt durchführen. Viele Patienten fühlen sich also »benutzt«. Ich kann ihnen das nicht verübeln.

Ärzte in Krankenhäusern leisten zuweilen bedeutsame Arbeit. Das will ich keineswegs bestreiten. Aber es gibt zu viel Gedankenlosigkeit, zu viel Arroganz und zu wenig Rücksicht auf die Gefühle und Bedürfnisse der Patienten (die, und das sollte man nicht vergessen, schließlich die Gehälter aller Beteiligten bezahlen).

Häufig scheinen Ärzte nicht nachzudenken, bevor sie den Mund aufmachen.

Kurz vor einer Reise nach Paris mußte ich mich wegen einiger Untersuchungen ins Krankenhaus begeben. Nach einigen Tests teilte mir ein Facharzt mit, ich könnte Krebs haben.»Aber machen Sie sich 'mal keine Sorgen«, meinte er in bester Laune. »Fahren Sie ruhig nach Paris und genießen Sie die Reise. Nach der Rückkehr machen wir dann noch ein paar Untersuchungen.« Nun mußte ich ihm klarmachen, daß es für mich mit so einer Sorge schwierig sei, mich auf der Reise zu erholen. Innerhalb einiger Stunden waren die weiteren, zusätzlichen Tests durchgeführt und ich bekam »Entwarnung«. Hätte ich nicht darauf bestanden, daß mein Problem an Ort und Stelle geklärt wird, dann, so glaube ich, hätte mich diese zusätzliche und letztlich überflüssige Besorgnis tatsächlich krank machen können.

Würden die Ärzte sich vorstellen, daß jeder Patient, mit dem sie umgehen, ein naher Verwandter oder geliebter Mensch wäre, dann würden sie ihre Patienten sehr viel besser behandeln.

Ich war immer der Meinung, ein Arzt sollte mit seinen Patienten so umgehen, wie er sich dies für seine Familienangehörigen wünschen würde.

Daran gemessen, müßten viele Mediziner ihre Familien geradezu hassen.

Zu viele Ärzte scheinen sich für eine Art höhere Wesen zu halten, deren Autorität niemals in Frage gestellt werden darf und deren Zeit kostbarer ist als die aller anderen Menschen. Auch meinen sie, daß sie als einzige ein Recht darauf haben, respektvoll behandelt zu werden.

Ein Teil des Problems scheint in der Art begründet zu sein, wie Medizinstudenten ausgebildet werden. Obwohl ihnen eine Menge über Krankheiten beigebracht wird, erklärt man ihnen nicht viel über Patienten. Ihnen wird, wie ich vermute, zu wenig über Menschenrechte gelehrt und nicht genug über die Verantwortung eines Arztes. Außerdem, befürchte ich, wird ihnen auch nicht hinreichend klar gemacht, welche Wirkungen die Gefühle eines Patienten auf seine Gesundheit haben können.

Eine weitere Ursache liegt in der Tatsache begründet, daß Ärzte nur zu leicht vergessen, daß es die Patienten sind, die ihre dicken Einkommen finanzieren. Da in den Kliniken oder Behandlungszimmern kein Bargeld den Besitzer wechselt, übersehen Ärzte leicht, daß es sich bei den Patienten um Kunden handelt, die respektvoll behandelt werden wollen, und zwar nicht als eine Gunst des Arztes, sondern weil sie ein Recht darauf haben. (Noch besser wäre es, wenn Ärzte ihre Patienten so behandeln würden, weil ihnen ihre Patienten am Herzen liegen, aber das wäre wohl zu viel verlangt.) Wenn aber tatsächlich direkt bezahlt wird, werden Ärzte sehr viel freundlicher. Viele Fachärzte, die auch Privatpatienten behandeln, zeigen zwei Gesichter.

Eine Leserin erlebte das aus erster Hand.

Um Zeit zu sparen, wurde ihr empfohlen, sich außerhalb des Krankenhauses privat von einem Arzt behandeln zu lassen. Dieser war, wie sie sagte, überaus nett und zuvorkommend. Er erhob sich, als sie das Sprechzimmer betrat. Er war höflich, freundlich und aufmerksam. Die Behandlung zog sich jedoch über Wochen hin, und die Rechnungen wurden länger und länger. Schließlich konnte sich meine Leserin diese Privatbehandlung nicht mehr leisten. Also vereinbarte sie einen Termin mit dem gleichen Arzt, diesmal aber zu einer Sprechstunde für Kassenpatienten an der Klinik.

»Dort war er«, wie sie mir berichtete, »unfreundlich, unverschämt und arrogant. Er sah nicht einmal auf, als ich das Sprechzimmer betrat. Zwar untersuchte er mich, sprach mit mir aber nur über die Schwester. Sein Verhalten war schroff, kein Lächeln, kein Händedruck. Er war ein ganz anderer Mensch.«

Welch ein vernichtendes Urteil! Nicht nur die Verwaltung erweckt bisweilen den Eindruck, sie hätte lieber ein Krankenhaus ohne Patienten. Viele dort tätige Fachärzte vermitteln den gleichen Eindruck.

»Patienten können einem verdammt auf die Nerven gehen«, brüllte, wie mir berichtet wurde, ein egozentrischer Krankenhausarzt eine Patientin an, welche die Unverfrorenheit besessen hatte, etwas zu fragen. »Sie verstopfen die Gänge und bluten die Stationen voll. Wir würden zweimal soviel schaffen, wenn die sich alle nach Hause verziehen würden.« Daraufhin versammelte sich sein ergebenes, unterwürfiges Fußvolk aus Krankenschwestern und Assistenzärzten um ihn wie Enten auf einem See, die auf Brotstückchen warten, und alle lachten pflichtbewußt.

Meine Informantin mit der Kühnheit, dem Gott in Weiß eine Frage zu stellen, sagte mir, sie hätte sich danach am liebsten – zitternd vor Scham, Furcht und Verlegenheit – unter der Decke verkrochen und den Rest des Tages dort verbracht.

Die traurige Wahrheit ist: Tausende der weiß gekleideten Männer und Frauen besitzen so schlechte Manieren, daß sie sich besser für die Arbeit bei der Polizei oder in einem Inkassobüro eignen würden.

Solches Verhalten zeugt nicht nur von unverzeihlich schlechten Manieren, sondern auch von schlechter Behandlung. Seit Jahren gibt es genügend Beweise, daß Patienten schneller gesunden, wenn sie nett behandelt werden. Patienten, die gut informiert werden über ihre Krankheit und mit denen höflich und respektvoll umgegangen wird, brauchen weniger Medikamente und können früher entlassen werden als andere, die wie schmutzige Wäsche behandelt werden.

Berücksichtigt man all das, so wird immer deutlicher, daß es den Patienten wesentlich besser ginge, würde man alle Ärzte an Krankenhäusern – insbesondere die Chirurgen – durch Computer und Roboter ersetzen. Tatsächlich gibt es immer mehr Anhaltspunkte, daß Computer medizinische Leistungen an Krankenhäusern besser ausführen als Menschen:

Ein Versuch zeigte, daß Computer bei der Diagnose um zehn Prozent besser abschneiden als Ärzte.

Ein zweiter Versuch – unter Einbeziehung von 20 000 Patienten – bestätigte, daß Computer bei der Diagnose von Patienten mit starken Unterleibsschmerzen den meisten Ärzten weit überlegen sind.

In Amerika wurden Roboter entwickelt, die bei Hüftgelenksoperationen eingesetzt werden können.

In Frankreich werden computergesteuerte Roboter in der Gehirnchirurgie verwendet.

Wissenschaftler entwickeln Roboter, die Prostataoperationen durchführen können.

In Deutschland gibt es Pläne, Roboter bei der Behandlung von Hals-, Nasen- und Ohrenbeschwerden einzusetzen.

Computer und Roboter bieten eine Reihe von Vorteilen. Sie ermüden nicht. Sie arbeiten schnell und verläßlich. Sie unterliegen keinen Vorurteilen. Sie sind weit weniger empfänglich für Schmeicheleien und Bestechungsversuche der Pharmaindustrie. Und selbstverständlich sind sie nicht ungehobelt, herrschsüchtig oder arrogant. Genaugenommen kann man sie sogar so programmieren, daß sie Patienten höflich behandeln.

Ich frage mich, wie viele Patienten die Behandlung durch einen höflichen, gründlich arbeitenden Computer der durch einen unfreundlichen, inkompetenten Arzt vorziehen würden.

Hier sind zwei lebenswichtige Lektionen:

Erstens: Lassen Sie sich nicht so einschüchtern, verängstigen oder verärgern, daß Sie der Schulmedizin komplett den Rücken kehren. Die Alternativmedizin hat ihren Nutzen und ihren Platz, aber bei etlichen Krankheiten können Schulmediziner einen nützlicheren und wirksameren Dienst erweisen, wenn sie richtig eingesetzt werden.

Zweitens: Sie müssen für sich selbst eintreten, wenn Sie mit Ärzten umgehen. Tun Sie das nicht, ist die Wahrscheinlichkeit hoch, daß man Sie ohne Respekt behandelt. Machen Sie sich keine Sorgen darüber, daß Sie mit selbstbewußtem Auftreten Ihren Arzt verärgern oder die Behandlung gefährden könnten. Nach allem, was wir wissen, haben Patienten, die aggressiv und fordernd auftreten (und deshalb häufig bei Ärzten und Schwestern unbeliebt sind), die Fragen stellen und darauf bestehen, daß man ihnen sagt, was mit ihnen passiert – und weshalb! –, nicht nur wesentlich bessere Heilungschancen, sondern sie werden auch schneller gesund.

Kapitel 2

TESTS UND UNTERSUCHUNGEN – WIE SICHER SIND SIE?

Mindestens zwei Drittel aller Tests und Untersuchungen, die von Hausärzten und in Krankenhäusern angeordnet werden, sind überflüssig.

Eine Untersuchung zeigte, daß in nur einem Prozent der Fälle routinemäßig vorgenommene Blut- und Urinuntersuchungen den Ärzten bei der Diagnose helfen.

Eine weitere Studie zeigte: Werden auf Anordnung von Krankenhausärzten Patienten auf Krankheitserreger untersucht, schickt man die betreffenden Patienten oft heim, bevor die Untersuchungsergebnisse überhaupt vorliegen.

Unnötige Tests und Untersuchungen werden aus mehreren Gründen durchgeführt. Ärzte ordnen diese mitunter an, weil sie glauben, die Wahrscheinlichkeit, verklagt zu werden, sei dann geringer, wenn sie eine Vielzahl an Tests vorweisen können.

Jüngere Ärzte mögen aus Routine Tests anordnen, damit sie alle möglichen Antworten parat haben, wenn sie von vorgesetzten Ärzten befragt werden.

Nichts davon würde eine Rolle spielen, wären diese Tests billig und einfach ... und immer harmlos und verläßlich. Doch viele der unnötigen Untersuchungen, die Ärzte anordnen, sind kompliziert und kostspielig.

Noch schlimmer ist, daß viele dieser Untersuchungen zu falschen oder überflüssigen Behandlungen der Patienten führen, und tragischerweise sind sie keineswegs so zuverlässig, wie Ärzte und Patienten meinen.

Die meisten Laboruntersuchungen stimmen nur zu 95 Prozent – auch wenn die Einrichtungen des Labors perfekt funktionieren (was gewöhnlich einmal pro Woche der Fall ist). Das bedeutet: Wenn ein Patient 20 Labortests unterzogen wird, besteht die Gefahr, daß mindestens eine Abnormität festgestellt wird, selbst wenn dieser Patient kerngesund ist.

Eine kürzlich durchgeführte Studie zeigte, daß von 93 Kindern, bei denen ein Herzfehler festgestellt worden war und die als »Herzpatienten« gegolten hatten, nur 17 tatsächlich eine Herzkrankheit hatten. Die anderen mußten ohne jeden Grund strenge Einschränkungen in ihrer Lebensführung hinnehmen.

Hinzu kommt, daß viele Tests gefährlich sind – und sogar tödlich sein können.

Setzen sie nicht zu viel Vertrauen in solche Untersuchungen. Und lassen Sie Ihren Arzt nicht zu viele davon durchführen. Tests sind nicht so notwendig, nützlich oder sicher, wie viele glauben.

Kapitel 3

WIE WIRD DAS MEDIKAMENT AUF SIE WIRKEN?

Jedes Mal, wenn Ihr Arzt ein Rezept ausstellt, führt er ein Experiment durch. Denn er weiß nicht genau, was passieren wird, wenn Sie das von ihm verschriebene Medikament einnehmen. Weder die Pharmaindustrie noch die Ärzte machen sich die Mühe, diese Medikamente sorgfältig zu testen, bevor sie der breiten Öffentlichkeit zugänglich gemacht werden. Im Leitartikel eines internationalen Fachmagazins räumte der Kommentator ein, daß »nur ungefähr 15 Prozent der ›medikamentösen Eingriffe‹ durch solide wissenschaftliche Erkenntnisse abgesichert sind«. (Ja, Sie haben richtig gelesen ... »nur ungefähr 15 Prozent der ›medikamentösen Eingriffe‹ sind durch solide wissenschaftliche Erkenntnisse abgesichert«.)

Ein weiteres Problem liegt darin, daß wir alle verschieden sind. Schlucken Sie eine Pille, so bekommen Sie vielleicht Durchfall. Nimmt Ihre beste Freundin das gleiche Medikament, bekommt sie vielleicht Verstopfung. Und nimmt Ihr Onkel dieses Medikament, kommt es bei ihm möglicherweise zu einer Hautreizung. Die Tablette könnte ihre beabsichtigte Wirkung bei allen drei, zwei, einem oder gar keinem von ihnen hervorrufen.

Kapitel 4

PROBIERT IHR ARZT EIN NEUES MITTEL AN IHNEN AUS?

Jede Woche werden tausende Patienten – oft unwissentlich – für medizinische Experimente benutzt. Allgemeinmediziner sowie Fachärzte an Krankenhäusern verdienen sich hohe Prämien, indem sie für die Pharmaindustrie neue Medikamente ausprobieren. Dadurch werden Patienten oft einem unnötigen Risiko ausgesetzt.

Werden Sie hellhörig, wenn Ihr Arzt viel Aufhebens um Sie macht, ungewöhnlich freundlich zu Ihnen ist oder Sie bittet, in regelmäßigen Abständen zu Untersuchungen bei ihm zu erscheinen. Wenn er Ihnen statt eines Rezeptes eine Dose mit Tabletten gibt und dafür kein Geld verlangt, könnten diese Pillen eine neue Entwicklung und Sie Teil deren Erprobung sein. Seien Sie wachsam, wenn Ihr Arzt eine Menge Fragen stellt, die unwichtig zu sein scheinen. Führt er eine Erprobung im Auftrag der Pharmaindustrie durch, so ist es äußerst wahrscheinlich, daß er Ihnen alle möglichen Fragen über Nebenwirkungen stellt – Fragen, die er normalerweise nicht stellen würde. Seien Sie auf der Hut, wenn Ihr Arzt eine Blutprobe oder andere Dinge vorschlägt, Ihnen aber nicht erläutert, wofür diese Untersuchungen notwendig sind. Pharmaunternehmen, die für die Erprobung neuer Medikamente bezahlen, könnten Blutproben verlangen.

Gibt Ihr Arzt zu, daß er ein neues Medikament an Ihnen erproben will, so stellen Sie sicher, daß es dazu keine Alternative gibt. Neue Medikamente sollten nur dann an Patienten ausprobiert werden, wenn es keine wirksamen und sicheren Alternativen gibt.

Weshalb sollten Sie Ihre Gesundheit (und Ihr Leben) aufs Spiel setzen, um das Bankkonto Ihres Arztes und die Profite der Pharmaindustrie zu vergrößern?

Kapitel 5

DIE WIRKLICHE URSACHE VON KREBS ... UND DIE ANTWORT

Der repressivste, voreingenommenste und widerwärtig intoleranteste Zweig der internationalen Medizinindustrie ist zweifellos jener, der von sich behauptet, Krebs zu bekämpfen.

Der Grund hierfür ist einfach: Die etablierte Medizin und Wissenschaft setzt sich weitgehend aus Männern und Frauen zusammen, deren Fähigkeit zu eigenständigem Denken (falls es jemals vorhanden gewesen sein sollte) längst hinter ihnen liegt. Krebserkrankungen häufen sich, doch die Krebsindustrie wird niemals ein Heilmittel finden, denn sie sucht an den falschen Orten danach. Ich möchte in diesem Kapitel erklären, wodurch sich meiner Ansicht nach Krebs entwickelt – und wie Sie Ihr Risiko, an Krebs zu erkranken, minimieren könnten.

Aber seien Sie gewarnt: Die etablierte Medizin wird von dem, was Sie hier lesen werden, nichts wissen wollen und würde dem auch niemals beipflichten. Dabei handelt es sich, das möchte ich betonen, um die gleiche etablierte Fachschaft, die nicht wahrhaben will, daß Nebenwirkungen von Medikamenten ein Problem darstellen, daß benzodiazepine Beruhigungsmittel abhängig machen können und die Gesundheitsgefahren durch Fleisch, fettreiche Ernährung, Mobiltelefone, Röntgenstrahlen und Mikrowellen leugnet. Dabei verkauft sie sich selbst so vollkommen an die Pharma-, Chemie- und Nahrungsmittelindustrie, daß vier von zehn Patienten, die ein Medikament nehmen, an unangenehmen oder potentiell tödlichen Nebenwirkungen leiden und einer von sechs Patienten, die stationär im Krankenhaus behandelt werden, nur deshalb dort ist, weil er von seinem Arzt krank gemacht wurde. Es handelt sich also um dieselbe etablierte Medizin, die jahrelang den Zusammenhang von Ernährung und Krebs, und auch von Körpergewicht und Krebs, geleugnet hat.

Angehörige dieser Ständeschaft verteidigen entschlossen althergebrachte Theorien, teils, weil sie nicht den intellektuellen Horizont besitzen, um sich mit etwas Neuem auseinanderzusetzen, teils, weil persönliche oder berufliche Eifersüchteleien sie daran hindern, wirklich neue und kreative Ideen anzuerkennen, die dazu führen könnten, daß sich Wissenschaftler außerhalb dieser Gruppierung Ruhm und Ehre erwerben.

Diese Kleinmütigkeit wirkt sich dadurch noch viel unterdrückender aus, daß die Krebsindustrie mittlerweile immens aufgebläht ist und selbst schon gewaltige finanzielle Mittel verschlingt ... allein um sich selbst zu erhalten.

Da ein großer Anteil dieses Geldes von der Pharmaindustrie stammt (die, und wen überrascht das, nur an pharmazeutischen Lösungen interessiert ist), lassen sich die Ziele, Methoden und Motive der Krebsindustrie nicht mehr unterscheiden von den Zielen, Motiven und Methoden der Pharmaindustrie.

Neben der Tatsache, daß es sich bei ihr um die intoleranteste Industrie handelt, muß man die moderne Krebsindustrie auch als den mit Abstand erfolglosesten Bereich der medizinischen Wissenschaften ansehen, den es jemals gab.

Meiner Meinung nach ist es zugleich der korrupteste Bereich mit der ausgeprägtesten Selbstbedienungsmentalität. Sollte die Krebsindustrie jemals zufällig auf ein Heilverfahren für Krebs stoßen, so hege ich starke Zweifel, daß je irgend jemand etwas davon erfahren würde. Würde man ein Heilverfahren gegen Krebs entdecken und dies bekannt geben, wären die Beschäftigten in der Krebsindustrie schließlich arbeitslos.

Das Ansteigen der Erkrankungsrate bei Krebs in den letzten Jahrzehnten ist gut dokumentiert worden. In der Krebsindustrie wird viel davon geredet, daß man bei der Behandlung einiger seltener Krebsformen bei Kindern Fortschritte erzielt. Die Todesrate bei Krebserkrankungen ist im Laufe der letzten Jahrzehnte aber insgesamt stetig angestiegen. Bei den Krebsarten, an denen neun von zehn Erkrankten sterben, hilft die Chemotherapie einfach nicht, niemals. Ein Patient beschrieb die Chemotherapie so: »Es ist so, als wollten sie Schmuck mit schweren Klempnerwerkzeugen reparieren.« Bei vielen Patienten, die nach einer Chemotherapie als »geheilt« bezeichnet werden, bilden sich schon nach kurzer Zeit neue, andere Krebsgeschwüre.

Die etablierte Krebsmedizin hält weiterhin an Chemotherapie und Bestrahlungen fest, obwohl inzwischen ausreichend Beweise vorliegen, daß diese Behandlungsansätze nicht funktionieren. Dies geht so weit, daß sogar Patienten, die gar nichts wissen von alternativen Methoden, diese modernen Behandlungen ablehnen und es vorziehen, ruhig und in Frieden zu sterben, als nach einem schmerzvollen, sinnlosen Behandlungsprogramm zu suchen.

Die einzigen, die von der modernen Krebsindustrie profitieren, sind diejenigen, die selbst in der modernen Krebsindustrie tätig sind.

Könnte der Grund, daß die gemeinnützigen Stiftungen, die Krebsforschungsprojekte finanzieren, nur an medikamentösen Heilverfahren interessiert sind, vielleicht darin liegen, daß die Pharmaindustrie solch immensen Einfluß auf diese Stiftungen hat? (Wie sollte ein Pharmaunternehmen auch Profit aus einer Therapie ziehen, die aus Meditation und einer Diät besteht?)

Ungeachtet dessen wird jene Krebsindustrie, die sich hartnäckig weigert anzuerkennen, daß 80 Prozent aller Krebserkrankungen vermeidbar wären und die viele neue alternative Therapien nicht einmal prüfen will, in der ganzen Welt vom Gesetz geschützt.

In den meisten Ländern der westlichen Welt ist es inzwischen sogar illegal, eine Krebstherapie anzubieten, die wirken könnte. Selbst qualifizierten Ärzten wird nur gestattet, Chemotherapien oder Bestrahlungen zu verschreiben oder ihre Patienten operieren zu lassen. Die Behörden gehen schonungslos gegen jene vor, die neue und möglicherweise effektive und ungiftige Therapien anbieten (und ignorieren dabei die Wünsche der Patienten, die diese Therapien gern ausprobieren würden); zugleich dulden sie die Behandlungsmethoden, von denen man weiß, daß sie oft giftig und unwirksam sind, und lassen sie gar finanziell unterstützen und durch das Gesetz schützen. Es ist schon eigenartig zu sehen, wie die Regierungen ihre Bürger überzeugen wollen, Impfungen seien sicher, ebenso der Verzehr von Rindfleisch, und die Chemotherapie sei die eindeutig beste Behandlung gegen Krebs. Ich vermute, die Regierungen würden Ihnen auch sagen, daß es sicher sei, sich mit einem Hammer auf den Kopf zu schlagen, wenn sie nur von der Werkzeugindustrie dazu aufgefordert würden. Man könnte darüber lachen, wenn es nicht so traurig wäre.

Ärzte, die es wagen, ihren Patienten neue Hoffnung durch neue Therapien zu schenken, werden verspottet, beleidigt, strafrechtlich verfolgt, diffamiert, gezwungen unterzutauchen oder mit Gefängnis bedroht. Ehrlichen, wohlmeinenden und fürsorglichen Ärzten, deren Arbeit mit Krebspatienten ihnen viele Anhänger unter den Kranken und deren Verwandten eingebracht hat, wurden von den Behörden nur Schwierigkeiten gemacht.

Die Probleme, denen die Befürworter von Heilmitteln, die nicht von der Pharmaindustrie hergestellt werden, gegenüberstehen, sind bekannt. Jedem, der es wagt, ein Heilmittel gegen Krebs anzubieten, das offiziell nicht anerkannt ist, wird der Vorwurf gemacht, es gehe ihm nur ums Geld. Diese Anschuldigung (die im Falle von Ärzten und anderen, die »alternative« Therapien anbieten, sehr leicht widerlegbar ist) wird natürlich nie gegenüber Ärzten oder Pharmaunternehmen erhoben, die offenbar lediglich zum Wohle der Menschheit tätig sind.

Die Liste der Ärzte, die gerichtlich belangt wurden, weil sie Krebsbehandlungen angeboten haben, die nicht der Schulmedizin entstammen (aber unweigerlich bessere Resultate lieferten als alles, was die offizielle Krebsindustrie anzubieten hat), ist endlos lang ... ebenso lang vielleicht wie die Liste der angeblichen »Heilverfahren«, die von der Krebsindustrie hervorgebracht oder versprochen wurden und die sich als wertlos erwiesen haben oder einfach in Vergessenheit gerieten, sobald diejenigen, die diese Versprechen gemacht hatten, um sich öffentliche Gelder zu sichern, ihr Ziel erreicht hatten. In vielen Ländern ist die Behauptung verboten, man verfüge über eine nicht von der etablierten Medizin und der Pharmaindustrie anerkannten Heilmethode für Krebs. In aller Welt wurden Pioniere der Krebsbehandlung –

darunter einige der größten Denker der Medizin unserer Zeit – durch arbeitswütige und im Interesse der Krebsindustrie tätige Bürokraten gezwungen, ihre Praxen zu schließen. (In einem Fall wandte sich ein Polizist, der einmal den Betreiber einer erfolgreichen alternativen Krebsklinik verhaftet hatte, an eben diesen Arzt, als sein eigener Bruder an Krebs im Endstadium litt. Sein Bruder wurde schließlich von dem Arzt, gegen den der Polizist vorgegangen war, erfolgreich behandelt.)

Das medizinische und wissenschaftliche Establishment hat (ermöglicht vor allem dadurch, daß es sich an die ungeheuer reiche und mächtige, international operierende Pharmaindustrie verkauft hat) praktisch die totale Kontrolle über die Politik und die Medien gewonnen. Die mangelnde Bereitschaft der Etablierten, kritische Berichte zuzulassen, bedeutet, daß die Industrie durch die von ihr bezahlten Vertreter weitgehend bestimmt, was der Normalbürger zu lesen bekommt. Die in Großbritannien existierende Pressebeschwerdestelle (PCC) und die Werbeaufsichtsbehörde (ASA) sollen beide angeblich die Öffentlichkeit schützen. Nach meinen Erfahrungen sind beide Organisationen eine Schande; sie tun viel mehr zum Schutz der Industrie als zum Schutz der Öffentlichkeit.

Als der Verband der Britischen Fleischproduzenten sich über einen meiner Zeitungsartikel beschwerte, in dem ich berichtete, daß Fleisch Krebs erregt, fiel die Pressebeschwerdestelle wie ein Hündchen auf den Rücken und beeilte sich, die Interessen der Fleischindustrie zu verteidigen, indem sie meine Unterlagen ignorierte und zugunsten der Fleischindustrie und damit gegen mich urteilte. Ich hatte wissenschaftliche Beweise zur Untermauerung meiner Aussagen vorgelegt, aber die PCC schien wissenschaftlicher Forschungsarbeit keine große Bedeutung beizumessen im Vergleich zu den Ansichten der Vertreter der Fleischindustrie. Mir wurde keine Berufung gegen diesen bizarren Urteilsspruch zugestanden.

Die Britische Werbeaufsichtsbehörde (ASA) ist keinen Deut besser. Anzeigen für mein Buch *Food for Thought* wurden von der ASA gestoppt, weil ich es gewagt hatte, in diesem Buch

Ratschläge zur Ernährung zu geben mit dem Ziel, das Krebsrisiko zu verringern. Ich hatte die Nahrungsmittel aufgelistet, von denen man weiß, daß sie zu Krebs führen können, sowie jene Nahrungsmittel, die einen gewissen Schutz bieten.

Die ASA behauptet, ihre Existenz diene dem Schutz der Öffentlichkeit. Für mich ist es allerdings schwierig nachzuvollziehen, worin dieser Schutz besteht, wenn Anzeigen für ein Buch gestoppt werden, in dem wissenschaftlich abgesicherte klinische Ratschläge zusammengefaßt werden, wie man Krebs vermeiden kann. Mir schien, die ASA, ob nun bewußt oder unbewußt, schützte einfach nur die Interessen der etablierten Krebsmedizin ... und sorgte so dafür, daß die Zahl der Krebserkrankungen auch weiterhin stetig ansteigt. Weitere Beispiele für die Arbeit der PCC und ASA finden Sie in meinem Buch *Fighting For Animals*.

Nach meiner Meinung könnte das Leben in Großbritannien sicherer sein (für die Krebsindustrie allerdings dann weniger profitabel), wenn man die PCC und die ASA in aller Stille auflöste. Ich glaube, gleiches trifft auf ähnliche Organisationen in anderen Ländern zu.

Es stehen bereits viele alternative Therapien gegen Krebserkrankungen zur Verfügung. Einige sind sehr billig zu haben, andere sind sehr teuer. Einige sind einfach umzusetzen, andere wiederum äußerst komplex.

Zwei Dinge aber haben alle erfolgreichen Anti-Krebstherapien gemeinsam (und die milliardenschwere Krebsindustrie hat das entweder noch nicht erkannt oder weigert sich, darauf zu reagieren), ob nun beabsichtigt oder nicht: Die sogenannten alternativen Therapien (die wirksam sind und selbst bei schwer krebskranken Patienten oft zu außerordentlich positiven Ergebnissen und einer dramatischen Verbesserung ihres Zustandes führen) lassen das Immunsystem des Körpers gesunden und erstarken und tragen dazu bei, den Körper zu entgiften.

Die funktionierenden alternativen Krebstherapien bestehen prinzipiell aus einer Diät mit vitaminreichem und organisch angebautem Obst und Gemüse, die kaum giftige chemische Stoffe enthält. Außerdem lernen die Patienten, sich zu entspannen und in ihrem Leben ein wenig Ruhe und Frieden zu finden. Dabei spielt es keine Rolle, ob dieser innere Friede aus Meditation, Entspannungsübungen, Gläubigkeit oder aus Liebe und Trost von Menschen kommt, die einem nahestehen.

Trotz all der in die Forschung investierten Milliarden von Dollars ist bis heute die Entstehung von Krebs ungeklärt. Laut einer Theorie beschädigen sogenannte freie Radikale – Moleküle, die unser Körper ständig produziert – die DNA in unseren Zellen, wodurch eine bis dahin gesunde Zelle in eine potentielle Krebszelle verwandelt wird. Jede Zelle des menschlichen Körpers braucht Sauerstoff, doch Sauerstoff ist auch verantwortlich für die Produktion der freien Radikalen – also Sauerstoff transportierende Moleküle, die aggressiv und zerstörerisch sind. Die freien Radikalen sind für das Altern unserer Haut verantwortlich, und sie verursachen dann Beschädigungen an Zellen und Gewebe, wenn unser Immunsystem schwach ist.

Die Bildung der freien Radikalen ist ein unausweichlicher Teil unseres Lebens. (Und sie wird durch Schadstoffe aus der Umwelt noch verstärkt. Ein Raucher atmet zum Beispiel jedesmal, wenn er an einer Zigarette zieht, viele Milliarden freie Radikale ein.)

Glücklicherweise, so nimmt man an, gibt es einige Nahrungsbestandteile – Antioxidanten –, die neu gebildete freie Radikale neutralisieren können. Zur Zeit sind vier Antioxidanten bekannt: Beta-Karotin (das im menschlichen Körper in Vitamin A umgewandelt wird), die Vitamine C und E sowie das Mineral Selen. Es gibt eine wachsende Zahl an Beweisen, die zeigen, daß Antioxidanten die Wahrscheinlichkeit der Entstehung verschiedener Krankheiten wie Krebs, Arteriosklerose, Herzkrankheiten, Hautkrankheiten, bestimmte Formen der Arthritis, Parkinson, grauer Star, Alzheimer und Strahlenschäden reduzieren können.

Gesunde Ernährung und viel Entspannung sind feste, unverzichtbare Bestandteile jeder wirksamen Krebstherapie.

Mißt man die Krebsindustrie an dem Geld, das mit ihr verdient wird, so ist sie eine der erfolgreichsten Industrien der Welt.

Mißt man die Krebsindustrie an ihren Erfolgen bei der Bekämpfung der Krankheit und der Rettung von Patienten, so ist sie eine der erfolglosesten und betrügerischsten Industrien auf dem gesamten Globus.

In den letzten Jahren wurden über 200 000 000 000 Dollar in die Krebsforschung investiert. Das sind eine Menge Nullen.

Die Erfolgsquote oder das Versagen der Krebsindustrie ist leicht meßbar.

Jede Überprüfung der Zahlen zeigt, daß der sogenannte »Krieg gegen den Krebs« nichts als pure Heuchelei ist und immer schon war. Ob wir uns die Zahlen der an Krebs erkrankten Menschen anschauen oder die Zahl derer, die diese Krankheit überwunden haben – sie alle machen deutlich, daß die Stiftungen, Forschungsgesellschaften, Pharmaunternehmen, die durch Steuergelder finanzierten Laboratorien und der Rest der Krebsindustrie kläglich versagt haben, im Moment versagen und wahrscheinlich auch in Zukunft versagen werden.

Schauen Sie sich zunächst einmal an, in welchem Maße sich die Zahl der Krebserkrankungen erhöht hat:

1971 mußte jeder sechste damit rechnen, an Krebs zu erkranken.

Innerhalb von zehn Jahren, also bis 1981, hatte sich dieses Risiko verdoppelt; jeder dritte mußte bereits damit rechnen, irgendwann in seinem Leben an Krebs zu erkranken.

Bis zum Ende der 1990er Jahre hatten sich diese Zahlen weiter verschlechtert: 41 Prozent der Männer und 38 Prozent der Frauen mußten damals damit rechnen, wenigstens einmal an Krebs zu erkranken.

Dies ist alles andere als eine Werbung für die Krebsindustrie.

Aber wie steht es um die Überlebensstatistik bei Krebs?

Nachdem Milliarden Dollar und jahrzehntelange Forschung investiert wurden, ist die Überlebensrate im Jahre 2001 genau die gleiche wie im Jahre 1950.

Die Krebsindustrie stützt sich hauptsächlich auf Statistiken, in denen gezeigt wird, wie viele Patienten fünf Jahre nach der Krebsdiagnose noch am Leben sind.

Ein halbes Jahrhundert vorher lebte nach dieser Fünfjahresphase noch einer von drei Patienten.

Das ist heute noch die Quote – etwa jeder dritte lebt nach dieser Periode noch.

Tatsächlich sehen die Zahlen viel schlechter aus als die genannten. Zehntausende Beschäftigte der Krebsindustrie versuchen so verzweifelt die Wahrheit über ihr entsetzliches Versagen zu verschleiern, daß sie sogar nicht davor zurückschrecken, Zahlen zu manipulieren. Stellt die Krebsindustrie die Zahlen von heute denen von vor 30, 40 oder 50 Jahren gegenüber, vergleicht man sozusagen Äpfel mit Birnen.

Das liegt zum Beispiel daran, daß man Ärzte (und Patienten) dazu ermutigt, Krebs zu einem immer früheren Zeitpunkt zu diagnostizieren. Dieses hat zwar keinen großen (oder keinen) Einfluß darauf, wie lange ein Patient lebt, sorgt aber dafür, daß er zu einem früheren Zeitpunkt seiner Erkrankung in der Statistik erscheint.

Seltsamerweise sieht die Krebsindustrie einen Patienten, der nach der Krebserkrankung fünf Jahre überlebt, bereits als geheilt an (aber nur dann, wenn er schulmedizinisch behandelt wurde). Selbst wenn er nach fünf Jahren und einer Minute stirbt, gilt er offiziell als Erfolgsfall. Je zeitiger die Diagnose gestellt wird, desto besser sind selbstverständlich die Statistiken. Stellen Sie sich vor, wie schlecht diese Zahlen aussähen, ohne geschönt worden zu sein.

Der Krebsindustrie geht es nur darum, den Patienten diese magischen fünf Jahre am Leben zu erhalten. Ich befürchte, es ist ihnen egal, ob ein Patient später doch an seiner Behandlung stirbt (wie es bei Chemotherapie und Bestrahlung sehr wahrscheinlich ist).

Die Zahlen wurden auch dadurch frisiert, daß man die Diagnosebestimmungen verändert hat. Indem man das Raster vergrößerte, werden nun viele Patienten als »Krebspatienten« bezeichnet, die früher nicht offiziell als solche eingestuft worden wären. Auch dadurch konnte man die Zahlen verbessern.

(Die etablierte Medizin scheint derartiges regelmäßig zu tun. Die riesige und äußerst profitable AIDS-Industrie hat ihre eigenen Bestimmungen geändert, so daß nun auch Patienten, die zum

Beispiel an Tuberkulose sterben, in der Statistik als AIDS-Patienten auftauchen.)

Es drängt sich der Schluß auf, daß die Krebsindustrie – die großen Stiftungen, die von der Regierung gesponserten Forschungslaboratorien und Pharmaunternehmen – Zeit, Arbeitskraft und Energie vergeudet hat. Es gibt keinen Beweis, daß die Früherkennung von Krebssymptomen die Überlebenschancen erhöht. Die meisten Untersuchungen erwecken eher den Eindruck, daß unbehandelte Patienten länger leben als solche, die eine schulmedizinische Behandlung erhalten. Eine berühmte Studie zeigt, daß Patienten, die es ablehnten, sich einer schulmedizinischen »Krebsindustrie-Behandlung« (die auf »aufschlitzen, vergiften, verbrennen« beschränkt ist) zu unterziehen, im Durchschnitt eine Lebensdauer von 12,5 Jahren hatten, während Patienten, die eine Behandlungsmethode der »Krebsindustrie« annahmen, nur auf durchschnittlich drei Jahre kamen. Patienten, die bestrahlt werden, eine Chemotherapie erhalten oder operiert werden, fühlen sich außerdem oft auch schlechter.

Krebsbehandlungen sind für die Pharmaindustrie und für die Wohlfahrtsstiftungen geradezu eine Geldmaschine. Die Krebsindustrie wirbt clever (aber unehrlich) um Spenden und Vermächtnisse. Gemeinnützige Stiftungen sammeln durch Spendenaktionen ein Vermögen an. Die Krebsindustrie erfindet ohne Ende Geschichten über in Kürze zu erwartende Heilverfahren gegen Krebs, Impfungen gegen die mögliche Entstehung von Krebs oder Medikamente zur Heilung. »Spenden Sie ein Pfund«, so sagen sie, »und Sie brauchen sich keine Sorgen um Krebs zu machen. Wenn Sie etwas spenden, können Sie ruhig weiter Hamburger essen und Zigaretten rauchen.« Und so reichen ihnen die Leute unweigerlich eine kleine Spende (oder auch eine große) und essen weiterhin ihre Hamburger und rauchen ihre Zigaretten.

Für die Patienten – und die gesunden Bürger – war und ist der »Krieg gegen den Krebs« ein elender Fehlschlag; um des Geldes willen werden ständig faule Versprechen gemacht und falsche Hoffnungen geweckt.

Gab es jemals eine unehrlichere, verrufenere, zynischere und unmoralischere Industrie? (Die Tabakindustrie behauptete wenigstens niemals, sie würde nach einem Heilmittel gegen Krebs *suchen.*) Die Mehrheit der in der Krebsindustrie Beschäftigen sind unehrlich – voller Vorurteile, gekauft und mit zu viel Angst vor den Zahlmeistern ihrer Branche, um die Wahrheit anzuerkennen. Die übrigen sind einfach dumm.

Krebserregende Chemikalien und Technologien werden als harmlos betrachtet, solange es keine Beweise gibt, wie schädlich sie sind (geht es um Profite, dann ist niemand sehr bemüht, Beweise für eine Schädlichkeit zu finden). Unabhängige Forschung gibt es kaum, und wenn, besteht sie meist aus Tierversuchen. (Forscher sollten eigentlich wissen, daß die Ergebnisse von Tierversuchen völlig nutzlos und irrelevant sind; dennoch werden sie durchgeführt, weil man dadurch Zeit und Geld gewinnt.)

Die Beschäftigten der Krebsindustrie behaupten, daß sie eine Schlacht gewinnen. Das ist eine Lüge. Die Zahl der Krebserkrankungen steigt seit Jahrzehnten an. Seitdem in den USA vor 30 Jahren der »Krieg gegen den Krebs« begonnen wurde, ist die Zahl der Krebserkrankungen um 50 Prozent gestiegen.

Ungefähr 90 Prozent des in die Krebsforschung investierten Geldes wird für die Suche und Erprobung teurer (und extrem profitabler), technisch hochentwickelter Heilverfahren ausgegeben. (Eine Chemotherapie – wahrscheinlich die schädlichste und nutzloseste Behandlungsform, die je erdacht wurde – kann pro Patient über 100 000 englische Pfund pro Jahr kosten, wobei der größte Teil dieser Summe purer Profit ist.)

Einige »modische« Krebsarten erhalten natürlich mehr als die angemessene Aufmerksamkeit der Krebsforschung.

Das moniere ich schon seit einem Vierteljahrhundert (seit Erscheinen meines zweiten Buches *Paper Doctors* im Jahre 1976). Deshalb war es mir eine Genugtuung, als die britische Regierung im Jahre 2003 zugab, daß Gelder für die Krebsforschung weder logisch noch gerecht eingesetzt würden.

Allein im Vereinigten Königreich wird jedes Jahr etwa eine halbe Milliarde Pfund für die Krebsforschung ausgegeben. Das meiste davon stammt aus Spenden für Stiftungen oder wird durch den Steuerzahler aufgebracht. Die Verteilung dieser Gelder ist jedoch ausgesprochen ungerecht, teils, weil sie unter dem Einfluß willfähriger Politiker erfolgt, teils, weil Spendenorganisationen wissen, daß einige »populäre« Krebsarten stärker im öffentlichen Bewußtsein sind als andere.

Riesige Summen werden für die Erforschung von Brustkrebs, Gebärmutterhalskrebs und Leukämie ausgegeben, jedoch relativ wenig, um Erkenntnisse über Darmkrebs, Prostatakrebs oder Lungenkrebs zu gewinnen.

Die wirkliche Tragik liegt aber darin, daß der größte Teil dieser Gelder ohnehin vergeudet wird, da die beteiligten Forscher weder sehr innovativ noch einfallsreich sind ... und zudem auch nicht besonders gut darüber informiert, wie man diese Krankheit am besten erforscht, behandelt oder ihr vorbeugt. Trotz aller Ausgaben steigt die Zahl der Krebserkrankungen weiter an.

Der »Krieg« gegen den Krebs ist ebenso fehlgeschlagen wie der »Krieg« gegen Drogen.

Es gibt sogar Hinweise darauf, das es dem globalen Krebsestablishment – zusammengesetzt aus Regierungsbehörden, Stiftungen und der Pharmaindustrie – gelungen ist, einige möglicherweise funktionierende »Heilmittel« gegen Krebs erfolgreich zu unterdrücken, und zwar hauptsächlich aus kommerziellen Gründen.

Nur sehr wenig Geld und Anstrengung wird in die Krebsvorbeugung investiert. Zu vielen Menschen sind die feststehenden Zusammenhänge zwischen Ernährung und Krebs vollständig unbekannt.

Es überrascht auch nicht, daß die Krebsindustrie die Verantwortung der chemischen Industrie für das gehäufte Auftreten von Krebs nicht genauer untersucht. Das mag natürlich damit zusammenhängen, daß die chemische Industrie viele Medikamente gegen Krebs herstellt, der erst durch ihre eigenen Tätigkeiten verursacht wurde.

In der Krebsindustrie, wie in anderen Bereichen des medizinischen Establishments, ist die äußerst einflußreiche und theoretisch unabhängige, akademische Infrastruktur durch Anreize korrumpiert worden, die man in anderen Gesellschaften schlicht als »Bestechung« bezeichnen würde, auf dem Gebiet der Medizin jedoch Namen tragen wie Zuschüsse, Stipendien, Honorare, Beratungsgebühren, Direktorenposten, Aktienoptionen und Spesenkonten.

Gleichzeitig besticht die Regierung angeblich unabhängige Experten, indem ihnen mächtige Positionen in Beratungs- oder Regulierungsstellen zugeschanzt werden. Diese Positionen müssen nicht einmal mit hohen Gehältern verbunden sein. Wer solch eine Position annimmt, weiß schließlich, daß ihm sein neuer Status weitere Zuschüsse, Stipendien, Honorare, Beratungsgebühren, Direktorenposten, Aktienoptionen und Spesenkonten einbringen wird.

In der Medizin, Ernährungswissenschaft, Gentechnologie, Humanwissenschaft und Biotechnologie gibt es nur sehr wenige, die nicht von der mächtigen Kombination aus Regierung und Industrie gekauft wurden.

Man kann all diejenigen, die den Etablierten kritisch gegenüberstehen, leicht in Mißkredit bringen und denunzieren. Es ist dann sehr einfach, diese Personen beruflich und persönlich zu zerstören. Die Medien werden oft von der Politik abhängig gemacht und gekauft. (Etwa nach dem Muster: »Ermutigen Sie Ihre Leser, uns zu wählen, und wir sorgen dafür, daß Sie keinen Ärger mit dem Kartellamt bekommen, wenn Sie einen anderen Sender übernehmen wollen.«)

Auf Gesundheitsthemen und Wissenschaft spezialisierte Journalisten sind oft so unwissend, daß sie vollkommen von den Informationen der Industrien abhängen. Zudem haben sie Angst, ihre Arbeit zu verlieren, und sind immer bereit, sich der Pharmaindustrie anzudienen (und zusätzlich lukrative Artikel für deren Publikationen zu schreiben), indem sie jeden verteufeln, der es wagt, der offiziellen Linie des Establishments zu widersprechen.

Es ist keine Überraschung, daß die Zahl der Krebsfälle von Jahr zu Jahr steigt; ebensowenig die Tatsache, daß die Überlebensrate sehr niedrig ist.

Ich kann nicht begreifen, wie diejenigen, die für die großen, professionellen Krebsorganisationen arbeiten, nachts noch ruhig schlafen können. Ich hege keinen Zweifel, daß es weltweit sehr viel weniger Krebstote geben würde, hätte es die großen Krebsorganisationen nie gegeben. Ohne diese Institutionen hätten wirklich effektive, alternative Ansätze zur Krebsheilung eine deutlich größere Chance, die breite Öffentlichkeit zu erreichen.

Wieso hat die Krebsindustrie so kläglich versagt, die Zahl der Krebserkrankungen zu reduzieren, und versagt ebenso kläglich dabei, die Überlebenschancen der bereits Erkrankten zu erhöhen?
Es gibt eine Reihe von Erklärungen.

1. In der Krebsindustrie weiß man genau, daß es aus Profitgründen günstiger ist, nach einem Heilmittel zu forschen, als es auch zu finden. Ich vermute, Wissenschaftler der Krebsforschungsgesellschaften würden bei dem Verdacht, zufällig auf ein Heilmittel für Krebs gestoßen zu sein, weit weglaufen. Würden diese Forschungseinrichtungen nämlich tatsächlich ein Heilmittel finden, dann müßten all die Wissenschaftler, Bürokraten, Publizisten und Marketingexperten, die für diese Einrichtungen tätig sind, sich nach einer anderen (möglicherweise weniger lukrativen) Beschäftigung umsehen.

Diese Erklärung mag unwahrscheinlich klingen – vielleicht sogar paranoid bzw. verschwörerisch –, jedoch ist sie eine mögliche Begründung dafür, daß die Krebsindustrie auf ihrer Position beharrt, die Schulmedizin allein böte die Möglichkeit, Krebs zu heilen. Die Krebsindustrie ist so mächtig, daß sie Regierungen zu ihren Gunsten beeinflußt hat. Seltsamerweise ist es in vielen Ländern der Welt verboten, eine alternative Heilmethode gegen Krebs anzubieten (selbst wenn diese funktioniert). Ärzte, die es wagen, alternative Therapien zu empfehlen oder überhaupt darüber zu sprechen, werden ausgegrenzt, herabgesetzt, verunglimpft und der Lächerlichkeit preisgegeben. Das Establishment ist sich nicht zu schade, als Bedrohung angesehene Personen zu observieren. Da dringt man in die Privaträume ein und hört Telefone ab. Aufsichtsbehörden, die entscheiden, wer exkommuniziert oder bestraft wird, sind oft von den Experten jener Unternehmen bevölkert, die sie eigentlich überwachen sollen. Die Krebsindustrie erhält sich selbst. Sie ermutigt ihre Mitglieder, von Heilmethoden abzuraten und diese zu verleugnen, die wirklich heilen könnten.

Als ein englisches Massenblatt berichtete, eine 27jährige Frau habe »lebensrettende Medikamente abgelehnt« und andeutete, ihr Sieg über den Krebs könne etwas mit der Tatsache zu tun haben, daß sie während ihres zwei Jahre andauernden Kampfes gegen die Krankheit insgesamt mehr als sechs Tonnen Obst verzehrt hatte, soll der Sprecher eines Krebsinstitutes gesagt haben: »Ich bin überzeugt, daß es die konventionelle Behandlung war, welche die Krankheit zurückgedrängt hat. Sie ging ein großes Risiko ein, die Chemotherapie aufzugeben. Wir raten allen davon ab, das gleiche zu tun.«

Eine eigenartige Behauptung, wenn man bedenkt, daß die Frau das Medikament nur einmal genommen hatte! Das Forschungsinstitut schien an der Aufklärung dieser wundersamen Heilung nicht interessiert zu sein – und schon gar nicht an der Frage, ob die alternative Methode möglicherweise eine Heilungschance für andere Patienten sei. Ihre Hauptabsicht war es, so scheint mir, die finanziellen Interessen des Ärztestandes und der Pharmaindustrie zu schützen. Das Verdienst für die Heilung eines Patienten wird unweigerlich den Medikamenten oder einer einzelnen Konsultation eines Schulmediziners zugeschrieben, aber so gut wie nie einer alternativen Heilmethode.

2. Die Krebsforschungsgesellschaften sind untrennbar mit der Pharmaindustrie verbunden. Naturgemäß haben die Pharmaunternehmen kein allzu großes Interesse an Heilverfahren, bei denen Medikamente keine Rolle spielen. Sie tolerieren Operationen, weil die Ärzte dadurch bei Laune gehalten werden und weil Patienten, die operiert werden, oft zusätzlich eine Chemotherapie erhalten. Bestrahlungen tolerieren sie, da die Hersteller der benötigten Apparate ebenfalls ein Teil der Krebsindustrie sind und auch diese Patienten zusätzlich eine Chemotherapie kriegen.

Machte sich die immens wohlhabende Krebsindustrie schon einmal die Mühe, eine beliebte Methode der Alternativmedizin zu erproben, dann wurden dabei so viele Fehler begangen, daß die Ergebnisse völlig wertlos waren (und damit der Wert jeder alternativen Methode in Frage gestellt werden konnte). Das hielt die betreffende Forschungseinrichtung jedoch nicht davon ab, anschließend eine Pressekonferenz zu geben um sicherzugehen, daß die negativen Resultate auch die volle Aufmerksamkeit der ganzen Nation erhielten. Dabei wurde die alternative Herangehensweise an die Heilung von Krebs als im besten Falle wertlos, im schlimmsten Falle als gefährlich diffamiert. Erst sehr viel später stellte sich heraus, daß aufgrund der fehlerhaften Versuche die Ergebnisse praktisch nutzlos waren. Einer der beteiligten Wissenschaftler beging anschließend Selbstmord (vermutlich aus Scham). Bevor er sich umbrachte, räumte er ein: »Die Untersuchung war nicht so gut, wie sie hätte sein können.«

Trotz dieser rücksichtslosen Unaufrichtigkeit der Krebsindustrie wurde zuerst einmal die Glaubwürdigkeit der alternativen Heilmethoden beschädigt. Die etablierten, kontrollierten Medien konzentrierten sich nämlich zunächst auf die Ergebnisse der wertlosen Untersuchung, räumten der nachträglichen Enthüllung über deren Wertlosigkeit jedoch wenig Raum ein.

Das ist keineswegs ungewöhnlich in der Welt der Medizin. Untersuchungsergebnisse hängen oft davon ab, wer dafür zahlt.

3. Nach all den Jahren scheinen Krebsforscher noch immer nicht den Zusammenhang zwischen Krebs und dem Immunsystem des Körpers verstanden zu haben.

Ich glaube, Krebs entsteht dann, wenn der Körper extrem geschwächt ist.

Durch nicht abgebauten Streß ist das Immunsystem so angegriffen, daß die im Körper angesammelten giftigen chemischen Substanzen und Reizstoffe die Bildung von Krebs auslösen.

Als ich eine kostenlose Webseite eröffnete, auf der ich Internetnutzer über den Wert eines gesunden Immunsystems informieren wollte, zeigte sich eine Krebsforschungsgesellschaft gar nicht erfreut darüber. Man sollte eigentlich annehmen, daß eine angeblich den Krebs bekämpfende Institution solch eine Internetseite begrüßen würde. Aber keine Rede davon!

»Die neueste Internetaktion des bekannten Arztes Vernon Coleman ist von der Krebsforschung als ›gruselig, furchterregend und falsch‹ gebrandmarkt worden«, behauptete das britische Massenblatt *Daily Mirror*. »Jetzt aber nehmen seine Ansichten eine schlimme Wendung. Er behauptet, die Pharmaindustrie würde durch ineffektive Behandlungsmethoden das Leben tausender Patienten opfern, um sich so die Taschen zu füllen.«
»Die CRC (Krebsforschungsgesellschaft) hält das für äußerst gefährlich«, so der *Daily Mirror* weiter. »Stellen Sie sich vor, jemand, bei dem soeben Krebs festgestellt wurde, liest das. Die Informationen sind falsch. Die ganze Sache ist beängstigend«, ergänzte ein Unternehmenssprecher.

Selbstverständlich war keine der Informationen auf meiner Webseite falsch. Die Reaktion der *Cancer Research Campaign* deuten meiner Meinung nach eher darauf hin, daß ich mit meinen Anschuldigungen gegenüber der Krebsindustrie richtig lag. (Leider existiert diese Webseite nicht mehr. Sie wurde von Hackern zerstört.)

Krebs entwickelt sich, weil das Immunsystem des Körpers nicht richtig funktioniert, und der Zusammenbruch des Immunsystems führt dann zum Tod. Je kräftiger und wehrhafter das Immunsystem ist, desto geringer ist die Gefahr, daß man an Krebs erkrankt, und um so kleiner ist die Wahrscheinlichkeit, dem Krebs zu erliegen, sollte man doch daran erkranken. Der nach den Richtlinien der Schulmedizin vorgehende Arzt sieht in den Krebssymptomen das Problem. Das ist aus meiner Sicht Unsinn.

Laut offizieller Ansicht wird Krebs zerstört, indem er mit chirurgischen Mitteln, Gift oder Bestrahlung angegriffen wird. Niemand scheint sich für die Frage zu interessieren, warum ein Patient ursprünglich an Krebs erkrankte. (Sich nicht mit den Ursachen zu beschäftigen ist eine moderne Plage. Politiker kümmern sich kaum um die Ursachen von Terrorismus und Kriminalität. Ärzte scheinen sich kein Jota darum zu scheren, warum Menschen Herzkrankheiten oder streßbedingte Gesundheitsprobleme einwickeln.)

Niemand innerhalb der Krebsindustrie interessiert sich dafür, das Immunsystem oder den generellen Gesundheitszustand eines Patienten zu stärken. Niemand scheint sich darüber im klaren zu sein, daß die offiziell anerkannten Behandlungsmethoden den Körper (und das Immunsystem) genauso angreifen und schwächen wie den Krebs. Die Pharmaindustrie – der es eher um Profit als um Heilung geht – zieht es jedoch vor, jeden Patienten in einen kahlen, hoffnungslosen, von Ekzemen übersäten Invaliden zu verwandeln, statt der einfachen Wahrheit ins Auge zu sehen.

4. Die Krebsindustrie gibt nur ein Trinkgeld dafür aus, den Menschen zu erklären, wie sich Krebs vermeiden ließe. Ich kenne die Ursachen für acht von zehn Krebsarten. Ich kann Ihnen die Nahrungsmittel, Getränke und Medikamente aufzählen, die Krebs verursachen. Die Krebsindustrie könnte das auch. Jedoch investiert sie nicht genügend Geld und Mühe in Prävention. Das läßt nur den einen Schluß zu, daß sie die Erkrankungsrate an Krebs nicht reduzieren will, denn dann hätten die Menschen weniger Angst vor Krebs, und die Einkünfte (und Profite) würden zurückgehen. Die Krebsindustrie lebt von Angst und Unwissen. Für die Vorsorge wird kaum etwas getan ... allerdings wird jede neue technische Entwicklung, mit der sich Krebs so früh wie möglich diagnostizieren läßt, enthusiastisch begrüßt. Zum Beispiel werden Frauen, bei denen ein Brustkrebsrisiko besteht, aufgefordert, sich die Brust röntgen zu lassen. Das ist gefährlich. Die Mammographie ist eine der bemerkenswert dümmsten Entwicklungen der Medizin. Können Sie sich etwas Dümmeres vorstellen, als einen Körperteil, der besonders anfällig für Krebs ist, mit einer Methode zu untersuchen, die ein besonders hohes Krebsrisiko mit sich bringt? Die Mammographie ist ein profitables Geschäft: viel Arbeit für Ärzte und die Hersteller der benötigten Geräte. Zudem gibt es drei Prämien für die Krebsindustrie. Mammographie-Programme erhalten die Angst vor Krebs. Das ist gut für das System, denn es bringt Geld. Zweitens wird durch die Früherkennung von Krebs die Zahl derer erhöht, die fünf Jahre später noch am Leben sind. (Dadurch setzt sich die Krebsindustrie in ein besseres Licht, denn nun kann sie behaupten, die Überlebenszahlen innerhalb einer Fünfjahresperiode seien gestiegen.)

Und schließlich: Einer Frau mit Brustkrebs im Frühstadium wird sehr wahrscheinlich das Medikament Tamoxifen verschrieben. Darin steckt richtig Profit. (Ein weiterer Vorteil für die Pharmaindustrie entsteht daraus, daß durch die Angst vor Brustkrebs der Druck auf die Ärzte wächst, Tamoxifen auch gesunden Frauen zu verschreiben. Von Tamoxifen weiß man, daß es zu Gebärmutterkrebs führt; die Pharmaindustrie behauptet, durch dieses Medikament ließe sich Brustkrebs verhindern. Ginge es nach ihren Wünschen, würde bald jede über 16jährige Frau regelmäßig dieses Medikament einnehmen.)

Niemand rät den Patientinnen jedoch, auf den Verzehr von Fleisch zu verzichten – obwohl es einen deutlichen Zusammenhang zwischen dem Fleischverzehr und der Entstehung von Brustkrebs gibt.

(Es ist wichtig, sich vor Augen zu halten, daß eine frühe Krebsdiagnose »gut« für die Krebsindustrie ist, denn das hilft, die Überlebenszahlen innerhalb einer Fünfjahresperiode zu steigern. Menschen dabei zu unterstützen, die Entstehung von Krebs zu *verhindern*, hilft der Krebsindustrie jedoch überhaupt nicht.)

5. Der wichtigste Punkt, den die Krebsforscher übersehen, ist die bemerkenswerte Fähigkeit unseres Körpers, sich selbst zu heilen. Nur wenige Menschen nutzen die Schutz- und Heilungskräfte ihres Körpers, denn wir alle werden ermuntert, unsere Gesundheit und unser Leben in die Hände der sogenannten Experten zu legen – Ärzte, denen beigebracht wurde, unseren Körper und die Krankheiten, die uns befallen, aus der Perspektive eines Mannes zu sehen, der von der falschen Seite in ein Fernglas schaut.

Die große Tragik der Schulmedizin liegt darin, daß sie schon immer allem Neuen gegenüber skeptisch war und nur zögerlich neue Theorien oder Ideen anhörte, die traditionellen Vorstellungen widersprachen.

Von Paracelsus über Lind bis Semmelweis ... die Geschichte der Medizin ist voller Ärzte, die auf schmerzhafte Weise erfahren mußten, daß die etablierte Medizin neue Ideen oder Konzepte, die den Status quo bedrohen, nicht freundlich aufzunehmen bereit ist.

Medizinstudenten wird beigebracht, lieber keine unbequemen Fragen zu stellen. Junge, Erfolg und Anerkennung suchende Ärzte wissen, daß man etablierten Grundsätzen blind zu folgen hat.

Jeder Arzt, der für Unruhe sorgt, Fragen aufwirft oder gegen den Strom schwimmt, wird sich bald in tiefem Wasser abstrampeln müssen – und ums Überleben kämpfen.

Um in unserer Gesellschaft erfolgreich zu sein, muß ein Arzt die Vorurteile seiner Vorgesetzten respektieren, den Dogmen seiner Lehrer folgen und seinen Geist gegen Theorien abschotten, die nicht in die Lehrsätze der Schulmedizin passen.

Die moderne Medizin ist, ähnlich der Hexenmagie des Mittelalters, eine unstrukturierte, unwissenschaftliche Disziplin, in der sich Unsicherheit, Verwirrung und Unwissenheit nur allzu oft hinter Eitelkeit, Arroganz und Scheinheiligkeit verbergen.

In einer Zeit, in der sich die Halbwertzeit medizinischer Informationen ständig verkürzt und die Grenzen der traditionellen, interventionistischen Medizin immer deutlicher zutage treten, ist diese Einstellung, den Kopf in den Sand zu stecken, schwer nachzuvollziehen und unmöglich zu verteidigen.

Sollten die Ärzte nicht bereit sein, sich mit dem Unerwarteten, dem Unwahrscheinlichen und selbst mit dem scheinbar Unmöglichen auseinanderzusetzen, so müssen die Patienten den starren Vertretern der Schulmedizin auch weiterhin mit einer gesunden Portion Skepsis und Zynismus begegnen.

Tatsächlich verfügt unser Körper über weit stärkere Kräfte, als wir ihm zutrauen.

In den frühen 1980er Jahren schrieb ich das Buch *Bodypower*. Darin habe ich dargestellt: Die Selbstheilungskräfte des Körpers sind derart wirkungsvoll, daß er in neun von zehn Krankheitsfällen mit einer von außen stammenden Störung allein fertig wird – und ohne daß von außen eingegriffen werden muß.

Indem Sie sich um Ihren Körper kümmern, reduzieren Sie drastisch die Gefahr einer Herzkrankheit, Krebserkrankung und anderer lebensbedrohender Krankheiten.

Sollten Sie trotzdem einmal erkranken, so können Sie sich selbst helfen, indem Sie diese internen Selbstheilungskräfte des

Körpers nutzen. Wird das Überleben des Organismus von einer Krankheit bedroht, muß der eigene Körper angeregt werden, sämtliche inneren Heilkräfte zu nutzen, um die Situation im Körper zu verbessern. Sie müssen Ihrer körpereigenen Energie einen Schub verleihen. Verändern sich die Umstände, hört der Krebs auf zu wachsen. Erstarkt der Körper, wird der Krebs besiegt. Das ist mit Sicherheit der Schlüssel zum Erfolg bei der Bekämpfung von Krebs: Versuchen Sie nicht, den Krebs von außen zu zerstören, sondern unterstützen Sie den Körper, den Krebs im Innern zu besiegen.

Ein fundamentaler Fehler der Ärzte ist die Annahme, sie könnten Krebs (sowie andere lebensbedrohliche Krankheiten) auf die gleiche Weise behandeln wie ansteckende Krankheiten.

Krebs so zu bekämpfen, als käme er von außen (wie ein Virus oder eine Bakterie), kann nicht funktionieren, weil Krebs nicht von außen kommt, sondern sich innerhalb des Körpers entwickelt – als Ergebnis grundlegender Probleme, die im Körperinnern zu suchen sind.

Jedoch gibt es eine wichtige Lektion, die wir von der *Reaktion* unseres Körpers auf ansteckende Infektionskrankheiten lernen können:

Ärzte haben beobachtet, daß es häufiger zu Spontanheilungen kommt, wenn Patienten an ansteckenden Krankheiten leiden.

Vor über einem Jahrhundert bemerkte der Franzose Dr. Didot, daß an Syphilis leidende Prostituierte selten an Krebs erkrankten. Didot setzte 20 Krebspatienten Syphiliserregern aus, woraufhin 14 von ihnen eine Spontanheilung erfuhren. (Ich bezweifle, ob unsere Behörden – die keine Probleme damit haben, giftige Chemotherapien zuzulassen – heute jemandem erlauben würden, derartige Experimente durchzuführen.)

Ähnlich selten tritt Krebs in Gebieten auf, in denen es häufig Malariaerkrankungen gibt. Bekämpft man die Malaria erfolgreich, so steigt dort sofort die Krebsrate.

Es wurde auch berichtet, daß Menschen, die *bereits an Krebs erkrankt sind* und sich danach mit Malaria anstecken, deutlich bessere Heilungschancen haben.

Wie kann das sein?

Ich habe das Argument gehört, die Krankheitserreger würden die Krebszellen irgendwie vertilgen. Ich vermag dieser These jedoch keineswegs zustimmen. Ich bin vielmehr der Auffassung, daß in dem Fall, wo an Krebs erkrankte Patienten sich mit einer Infektionskrankheit anstecken, deren Immunsystem quasi »gezündet« wird. Die Infektion wird sofort als unmittelbare Gefahr für den Körper erkannt (im Gegensatz zu Krebs, der möglicherweise eine weniger unmittelbare und offensichtliche Gefahr darstellt); also reagiert der Körper in der einzigen Weise, die er kennt – indem er das Immunsystem ankurbelt. Als Ergebnis werden die Abwehrkräfte aktiviert, und der Krebs wird zusammen mit der Infektionskrankheit besiegt.

6. Die von der Krebsindustrie bevorzugten Methoden sind unausweichlich die gleichen, die auch von der etablierten Medizin und der Arzneimittelindustrie favorisiert werden: Chemotherapie, Operation, Bestrahlung.

Das Prinzip der Chemotherapie ist die Vergiftung der Krebszellen. Das wäre hervorragend, würden wirklich nur die Krebszellen vergiftet. Leider werden aber auch gesunde Zellen vernichtet. Die bei der Chemotherapie eingesetzten Medikamente sind so giftig, daß sie alles in ihrer Reichweite vernichten. Der verschreibende Arzt muß die Dosis peinlich genau einstellen, um zu vermeiden, daß mit den Krebszellen zu viele lebenswichtige Zellen zerstört werden. Das ist in keiner Weise eine exakte Wissenschaft. Genau betrachtet ist es überhaupt keine Wissenschaft. Es sind lediglich Vermutungen und Hoffnungen. Das Konzept der Chemotherapie ignoriert alle im Körper eingebauten Abwehrmechanismen. Im Gegenteil: Von der Chemotherapie werden die Verteidigungsmechanismen sogar noch geschwächt, wodurch der Krebs leichter wachsen kann. Fast ohne Ausnahme wirken Chemotherapien immunsuppressiv (zerstören also die Selbstverteidigungssysteme des Körpers) und karzinogen (wodurch zusätzliche, neue Krebsgeschwüre entstehen). Mögliche Nebenwirkungen, die mit der Chemotherapie in Verbindung gebracht werden, sind: Übelkeit, Erbrechen, Blutungen, Haarausfall, Leberschäden,

Nierenschäden, ein erhöhtes Infektionsrisiko, Impotenz, Unfruchtbarkeit, Knochenmarkschäden, Nervenschäden, Lungenschäden, Durchfall, Wundbildung auf der Haut und im Mund, Herzschäden, Allergien und Fieber. Und, natürlich, eine erhöhte Anfälligkeit für weitere Krebserkrankungen. Medikamente verdecken eher Probleme, statt sie direkt zu bekämpfen. Sie bekämpfen nicht die Entwicklung der Krankheit. Sie sind unnatürlich. Sie vergiften den Patienten und erzeugen eine verwirrende Anzahl von Nebenwirkungen. Durch sie werden Symptome überdeckt, die dem Arzt Anhaltspunkte für eine geeignetere Behandlungsvariante liefern könnten. Nur ein geistig Minderbemittelter würde ernsthaft behaupten, Chemotherapie sei der richtige Weg der Krebsbekämpfung. Deshalb ist es besorgniserregend, daß tausende Beschäftigte in der Krebsindustrie entweder geistig minderbemittelt sein müssen oder aber für die Riesen der Pharmaindustrie arbeiten. Vielleicht ist das die Erklärung, warum der sogenannte »Krieg gegen den Krebs« solch ein totales Fiasko wurde.

Es gibt wenige oder gar keine Beweise, daß die Strahlentherapie funktioniert. Aber jede Menge Beweise dafür, daß sie schädlich ist. Die meisten vorliegenden Hinweise führen zu dem Schluß, daß die Vorteile minimal, die Nachteile jedoch riesig sind. Die Bestrahlung bringt ein großes Risiko mit sich, daß der Patient schwer geschädigt oder eine Behinderung davontragen wird. Als einer Leserin empfohlen wurde, sich einer Strahlentherapie zu unterziehen, war sie intelligent genug, nach Beweisen für die Wirksamkeit dieser Behandlungsmethode zu fragen. Daraufhin erhielt sie von ihrem Arzt zwei wissenschaftliche Arbeiten. Eine davon bezog sich nicht auf die Altersgruppe der Patientin. Die zweite sagte aus, daß eine Strahlentherapie bei ihrer speziellen Form der Erkrankung schlimmer sei als nur nutzlos. Nicht gerade beruhigend.

Der sogenannte »Krieg gegen den Krebs« wird auch künftig keinen Erfolg zeitigen. Vermeidbare Krebserkrankungen werden häufiger und häufiger auftreten, und der herkömmliche Medizinbetrieb wird weiterhin dafür sorgen, daß ausschließlich giftige (aber profitable) sogenannte Krebsbehandlungen, die von der

Pharmaindustrie angepriesen werden, die Zulassung der Regierungen erhalten.

Unsere Nahrung, unsere Wohnungen und unsere gesamte Umwelt sind unumkehrbar von Chemikalien verunreinigt. Diese Verschmutzung nimmt täglich zu. Es werden laufend neue chemische Stoffe entwickelt, auf den Markt gebracht und schneller verkauft, als irgend jemand dies kontrollieren kann.

Zweifellos sind chemische Substanzen eine Hauptursache von Krankheiten und Tod. Sie sind einer der Hauptgründe für das steigende Krebsrisiko. Die Nutzung ungetesteter Chemikalien ist einer der Gründe, warum immer mehr Babys mit Deformationen geboren werden.

Sehen Sie doch einmal in Ihren Küchenschrank, lesen Sie die Zutatenliste auf den Verpackungen Ihrer gekauften Lebensmittel, schauen Sie nach, welche Inhaltsstoffe sich in den Körperpflegeprodukten oder Reinigungsmitteln befinden, und Sie werden die Namen eines winzigen Bruchteils all der chemischen Stoffe entdecken, die derzeit als Farbstoffe, Geschmacksverstärker, Konservierungsstoffe oder Desinfektionsmittel verwendet werden.

Von vielen dieser chemischen Stoffe weiß man, daß sie krebserregend sind ... dennoch wird den Herstellern gestattet, sie in einer breiten Produktpalette zu verwenden. Tausende anderer Chemikalien, die eingesetzt werden, wurden nicht einmal geprüft – und wir wissen so gut wie nichts über sie. Jeden Tag berühren, schlucken und atmen wir chemische Stoffe ein, über die noch niemand genau Bescheid weiß. Man mag es kaum glauben. Aber es ist wahr.

Einige dieser chemischen Stoffe führen zu Haut- und Augenreizungen, Kopfschmerzen, Schädigungen der Haare und weiteren ärgerlichen, jedoch nicht lebensbedrohenden Symptomen. Andere wiederum führen zu Übelkeit, Erbrechen und Durchfall. Manche können Leber- und Nierenschäden oder Krebs verursachen oder gar tödlich sein. Ihr Supermarkt um die Ecke vertreibt ausreichend gefährliche Chemikalien, um damit einen chemischen Krieg in Ihrer Nachbarschaft anzetteln zu können.

Man vertraut darauf, daß die erzeugenden Unternehmen ihre eigenen Produkte auf Unbedenklichkeit testen. Neue Chemikalien werden dann eingesetzt, wenn die Hersteller sie für sicher halten. Es sind zehntausende Stoffe in Umlauf, von denen die Aufsichtsbehörden nicht mehr wissen als Sie oder ich.

Unternehmen, die chemische Stoffe einsetzen, möchten damit Geld verdienen. Deshalb existieren diese Unternehmen ja schließlich: um Gewinn zu machen. Daran ist natürlich absolut nichts Verwerfliches. Es ist jedoch etwas, das Regierungen und Aufsichtsbehörden zu vergessen scheinen.

Sollte ein Unternehmen herausfinden, daß eines seiner Produkte Krebs verursacht, wie groß ist dann die Wahrscheinlichkeit, daß dieses Unternehmen das der Welt mitteilen wird – und damit eine Masse an Schadenersatzklagen riskiert? Ist es da nicht wahrscheinlicher, daß jeder Beweis unterdrückt und dieser chemische Stoff weiter verwendet wird, oder daß er still und leise zurückgezogen und durch einen anderen ersetzt wird?

Chemikalien, durch die der normale Hormonhaushalt im menschlichen Körper beeinträchtigt wird (bekannt als endokrine Disruptoren), geben seit geraumer Zeit Anlaß zur Sorge. Unter normalen Umständen produziert das endokrine System des Körpers ständig Hormone, die Signale im Körper versenden, Funktionen an- und abschalten und generelle Körperfunktionen steuern.

Hormone erfüllen ihre Aufgaben, indem sie sich in sogenannte Rezeptoren einpassen. Wenn das richtige Hormon auf den richtigen Rezeptor trifft, dann ist das etwa so, als würde ein Schlüssel ins richtige Schloß gesteckt: Der Körper reagiert in der passenden Weise.

Chemische Stoffe – in der Nahrung, die wir essen, in der Luft, die wir atmen, dem Wasser, das wir trinken, sowie Chemikalien, die wir beim Säubern unserer Wohnungen benutzen – können den hormonellen Prozeß stören, indem sie sich selbst in die Rezeptoren einpassen und diese Schlösser entweder öffnen oder blockieren, so daß diese sich nicht mehr öffnen lassen, wenn das richtige Hormon eintrifft. Wie auch immer ... es kann zum Chaos führen.

Krebsforschungsgesellschaften und Regierungen sind jedoch nicht die einzigen, die für den gnadenlosen Anstieg der Krebserkrankungen verantwortlich sind. Dieser Vorwurf muß auch an die Pharmaindustrie gerichtet werden.

Seit Jahrzehnten gehören Pharmaunternehmen mit Abstand zu den profitabelsten Industrien der Welt. Die Produktion und der Verkauf verschreibungspflichtiger Medikamente sind seit vielen Jahren ein Kartell; die großen Pharmaunternehmen haben den Weltmarkt untereinander aufgeteilt und kontrollieren ihn vollständig. Unternehmen und einzelne, die versuchten, Medikamente (und andere Produkte) herzustellen und zu verkaufen, von denen sie glaubten, sie könnten sich als wirksam erweisen, wurden von unzähligen Regierungsstellen abgeblockt, die alle die Öffentlichkeit zu schützen vorgeben, in der Praxis aber die Gewinne der großen Pharmaunternehmen verteidigen.

Stellen Sie sich zum Beispiel vor, Sie hätten ein rein pflanzliches Heilmittel gegen Krebs entdeckt. Sie möchten es verkaufen – oder sogar kostenlos abgeben –, um Krebserkrankungen in aller Welt zu verringern. Keine Chance. Sie würden sofort gestoppt. In den USA werden die Pharmaunternehmen von einer speziellen Behörde geschützt, deren Mitarbeiter mit Schußwaffen, Gasmasken und kugelsicheren Westen ausgerüstet sind.

Die Regierungsbehörden, deren Aufgabe es ist, die Industrie zu kontrollieren und die Öffentlichkeit zu beschützen, beschützen nun die Industrie und kontrollieren die Öffentlichkeit. An dieser Vorgehensweise beteiligen sich auch die Massenmedien. Hören Sie genau zu und schauen sie genau hin, wenn Sie das nächste Mal einen Beitrag über Krebs sehen oder lesen. Mit fast 100prozentiger Sicherheit werden Sie feststellen, daß die Erklärungen der Vertreter der offiziellen, schulmedizinisch ausgerichteten Krebsindustrie so dargestellt werden, als seien sie in Stein gemeißelt und von oben herabgereicht. Demgegenüber werden die Kommentare derer, die auf die Nachteile der konventionellen Therapien hinzuweisen versuchen und die Vorteile alternativer Heilmethoden darlegen, mit Zweifeln, Skepsis und möglicherweise gar Spott präsentiert.

Der Krebsindustrie entstammende Informationen werden unweigerlich als »Fakten« angesehen, wogegen Informationen von

Verfechtern alternativer Ansätze als unverdauliches Gebräu von Bezeichnungen wie »angeblich« und »ihrer Meinung zufolge« dargestellt werden.

Neue Entwicklungen werden von den Regierungen schnell und effektiv unterdrückt, falls sie eine Bedrohung für das Kartell darstellen sollten.

Versuchen Sie, ein Mittel gegen Krebs zu verkaufen – oder auch zu verschenken – (egal wie ehrlich und ehrenhaft Ihre Motive sein mögen), und Sie haben mit einer Razzia zu rechnen. Sie landen im Gefängnis, und Ihr Vermögen wird eingezogen. Wenn das nicht reicht, um Sie zu entmutigen, wie ist es damit: Eine Genehmigung für die Vermarktung Ihres neuen Produktes kostet Sie ungefähr 250 Millionen Dollar – danach müssen Sie möglicherweise ein Jahrzehnt warten, bis Sie das Produkt endlich veräußern dürfen ... und anfangen, etwas zu verdienen, um Ihre Schulden zurückzuzahlen.

Die großen Pharmaunternehmen können mit diesen absurden Kosten gut leben, denn dadurch genießen sie Schutz gegen Konkurrenten.

Die großen Pharmaunternehmen haben es geschafft. Sie machen riesige Gewinne mit dem Verkauf legaler Medikamente. (In zahlreichen Büchern habe ich die obszön hohen Gewinne beschrieben, die mit dem Verkauf rezeptpflichtiger Medikamente erzielt werden – und auf welche Weise die Pharmaunternehmen dafür sorgen, daß diese Gewinne so hoch bleiben.) Die einzige Konkurrenz, die sie fürchten müssen, kommt von anderen großen Pharmaherstellern.

Jedem Neueinsteiger ist es gesetzlich untersagt, für sein Produkt zu werben, solange ihm die offizielle Genehmigung dazu fehlt – die er zum Preis einer Viertelmilliarde Dollar erwerben kann.

Die Pharmaunternehmen verstecken sich hinter der Behauptung, all das werde getan, um die Öffentlichkeit vor skrupellosen Geschäftemachern zu schützen, die versuchten, unsichere, wirkungslose und äußerst teure Produkte zu verkaufen.

Äh ... Entschuldigung, aber ist das nicht exakt das, was die Pharmaindustrie tut?

Glänzenden, unabhängigen Ärzten und Wissenschaftlern wird gezielt verboten, in das Geschäft mit Medikamenten einzubrechen. Für Unternehmer ist in der Krebsindustrie kein Platz – oder, genau genommen, nirgendwo in der Medizin. Regierungen und Pharmaunternehmen kontrollieren die Ärzte, und sie kontrollieren auch die Herstellung und den Verkauf der Medikamente.

In den letzten Jahren sorgten kleine, konkurrierende Unternehmen mit naturheilkundlichen Arzneien und Nahrungsergänzungsmitteln für zunehmende Verärgerung bei der Pharmaindustrie. Diese Produkte sind besonders beliebt bei Patienten, die desillusioniert von der Pharmaindustrie und ihren gefährlichen und unwirksamen Medikamenten sind. Die Unternehmen, die Ergänzungsmittel verkaufen, haben das Kartell umgangen, denn ihre Produkte werden offiziell nicht als Medikamente eingestuft. Die Pharmaunternehmen haben dem jetzt aber einen Riegel vorgeschoben, indem sie Regierungen in aller Welt (und natürlich auch die EU) dazu gebracht haben, gegen die Hersteller dieser »inoffiziellen« Arzneien vorzugehen. Die einzigen Gauner, die offiziell in der Welt der Medizin zugelassen sind, sind die Gauner, die seit Jahrzehnten für gefährliche und unwirksame Medikamente werben, sie verkaufen und damit riesige Gewinne einstreichen.

Den Patienten würde es überall besser gehen, wenn man kleineren Unternehmen erlauben würde, Medikamente zu entwickeln und zu verkaufen. Dann gäbe es neue Ideen, und es wäre möglich, Produkte aus pflanzlicher Herkunft zu testen, von denen gesagt wird, sie könnten Krebs (und weitere schwere Krankheiten) heilen. Die Pharmaindustrie bräche auseinander und würde durch Menschen ersetzt, die Talent besitzen und vielleicht auch ein wenig Moral.

Es gibt genügend Gesetze, die geeignet sind, Patienten vor Gaunern und Scharlatanen zu schützen.

Indem man die internationale Pharmaindustrie zerschlägt, würde man die größten Gauner und Scharlatane aus der Geschäftemacherei verjagen.

Kapitel 6

NEHMEN SIE ZU VIELE ANTIBIOTIKA?

Als Antibiotika, wie zum Beispiel Penizillin, in den 30er Jahren des letzten Jahrhunderts zum ersten Mal auf den Markt kamen, wurde den Ärzten dadurch die Möglichkeit gegeben, das Leben von Patienten zu retten, die anderenfalls an Infektionskrankheiten wie Lungenentzündung gestorben wären. Antibiotika wurden als echte Lebensretter angesehen, die eine Revolution im Gesundheitswesen ankündigten.

Obwohl die Bedeutung von Antibiotika sicher überschätzt wurde (die Häufigkeit vieler Krankheiten, deren Erreger mit Antibiotika bekämpft werden können, ging bereits vor der Einführung der Antibiotika zurück), sind diese Medikamente zweifellos von großem Nutzen.

Das Problem besteht darin, daß die Ärzte zwar um die Vorteile dieser Medikamente wissen (und falls sie doch einmal daran zweifeln sollten, werden sie von den Pharmaherstellern sicher regelmäßig daran erinnert), sich aber nicht der Risiken bewußt zu sein scheinen, die mit der unnötigen Einnahme dieser Medikamente verbunden sind.

Haben Sie eine ernste oder lästige Infektionskrankheit wie zum Beispiel eine Bronchitis, eine Halsentzündung oder einen Blasenkatarrh, dann ist die Wahrscheinlichkeit groß, daß Ihnen Ihr Arzt Antibiotika verschreibt.

Sollten Sie naiv und leichtgläubig sein, werden Sie vermutlich annehmen, die Verschreibung dieses Antibiotikums sei wissenschaftlich begründet und Ihr Arzt (oder Ihre Ärztin) habe als Vertreter der Wissenschaft sorgfältig jenes Medikament ausgewählt, das hergestellt wurde, um genau den Krankheitserreger abzutöten, der Ihre Infektion verursachte ... und daß Ihnen dieses Medikament für den exakt richtigen Zeitraum verordnet wird.

Die Annahme, wonach Ärzte wissen was sie tun, wenn sie Antibiotika verschreiben, ist jedoch grundfalsch. Antibiotika sind sehr starke Medikamente. Sie retten Leben. Im allgemeinen werden sie jedoch ohne gesunde Logik oder wissenschaftliches Verständnis eingesetzt. Sie werden wahllos verschrieben.

Eine durchschnittliche Politesse wäre in der Lage, Antibiotika mit ebensoviel Sinn und Verstand zu verordnen wie ein beliebiger Arzt. Suchen Sie eine Ärztin wegen eines Blasenkatarrhs auf, und sie gibt Ihnen genügend Antibiotika für fünf Tage. Gehen Sie dann mit genau den gleichen Beschwerden eine Tür weiter zum nächsten Arzt, dann wird er Ihnen das gleiche Medikament für sieben Tage verschreiben. Der dritte Arzt würde Ihnen wahrscheinlich Pillen für zehn oder sogar 14 Tage geben. Im Namen von Areolus Phillipus Theophrastus Bombastus von Hohenheim frage ich: Welchen Sinn ergibt das?

Diese bizarre Situation entsteht nicht, weil Ärzte sich keine Mühe machen zu lernen, wie man Antibiotika richtig verschreibt, sondern weil überhaupt niemand weiß, wie Antibiotika richtig verschrieben werden. Erstaunlicherweise wurden nie Untersuchungen durchgeführt, um herauszufinden, wie lange ein Medikament tatsächlich genommen werden sollte. Forschungswissenschaftler waren viel zu sehr damit beschäftigt, ihrem Hobby nachzugehen, Affen, Katzen und Hunden unaussprechliche Dinge anzutun, als sich mit derartig nützlichen und praktischen Forschungen abzugeben.

Das alles ist schlimm genug. Es ist aber noch nicht das Ende dieser Horrorgeschichte. Wissenschaftler wissen zwar, welches Antibiotikum zur Bekämpfung welcher Krankheitserreger eingesetzt werden sollte. Aber alle Beweise deuten darauf hin, daß die Auswahl eines verschriebenen Medikamentes häufig mit dem wissenschaftlichen Urteilsvermögen eines sechsjährigen Kindes getroffen wird, das darüber nachdenkt, welches Gummibärchen es als nächstes aus der Tüte holt.

Wie jeder regelmäßige Sprechzimmer-Besucher weiß, stehen jede Menge Antibiotika zur Verfügung. Einige dieser Medikamente sind einfach Variationen profitabler Produkte. Zwischen anderen dieser Pillen gibt es allerdings bedeutende Unterschiede. Medikamente werden für ganz spezielle Infektionskrankheiten entwickelt. Die meisten Ärzte geben sich jedoch wenig Mühe, das Medikament passend zur Art der Krankheitserreger auszuwählen. Statt dessen verschreiben sie irgendein altes Medikament. Sie neigen dazu, sich für ein Medikament zu entscheiden, dessen Name ihnen gefällt – oder den sie buchstabieren können – statt das für den jeweiligen Fall passende zu wählen.

Sollten Sie annehmen, Sie hätten ein speziell auf Ihre Krankheit abgestimmtes Medikament verschrieben bekommen, dann irren Sie. Ihre Ärztin wird dieses Medikament eher zufällig gewählt haben. Es ist sehr viel wahrscheinlicher, daß sie Ihnen dieses Medikament verschrieben hat, weil sein Name auf dem kostenlosen Werbekugelschreiber steht, den sie gerade in der Hand hält, als daß dieses Medikament tatsächlich in der Lage ist, Ihre Infektionskrankheit zu bekämpfen. Noch schlimmer ist es, daß Ärzte so dumm sind, Antibiotika auch bei Virusinfektionen einzusetzen, obwohl Antibiotika bei Viren ohne Wirkung bleiben.

Mit jedem sechsten derzeit ausgestellten Rezept werden Antibiotika verschrieben, und es stehen ungefähr 100 verschiedene Präparate zur Auswahl. Bedauerlicherweise sind die meisten Verschreibungen von Antibiotika zweifellos unnötig. Viele Patienten leiden an Virusinfektionen, die sich durch Antibiotika gar nicht behandeln lassen, während andere auch ohne Medikamente genesen würden. Verschiedene unabhängige Experten haben die Nutzung von Antibiotika untersucht; sie kamen zu dem Ergebnis, daß ungefähr 50 bis 90 Prozent der Verschreibungen unnötig waren.

In einem gewissen Ausmaß verschreiben Ärzte wohl auch deshalb zu viele Antibiotika, weil sie etwas tun möchten, wenn sie einem Patienten gegenüber sitzen. Ein Medikament zu verschreiben ist oft das einzige, was sie überhaupt tun können. Es ist manchmal aber auch eine vorbeugende Maßnahme gegen mögliche spätere Schadenersatzklagen wegen Fahrlässigkeit (mit dem Hintergedanken: Falls ein Patient stirbt, ist es besser, etwas getan zu haben, als sich dem Vorwurf auszusetzen, nichts getan zu haben).

Der Hauptgrund für den Wahn, Antibiotika zu verschreiben, ist jedoch ohne jeden Zweifel die Tatsache, daß zu viele Ärzte unter dem Einfluß der Pharmaindustrie stehen. Wären diese Medikamente harmlos und gäbe es keine weiteren Gefahren bei ihrer Anwendung, dann würde das häufige Verschreiben keine Rolle spielen. Antibiotika sind aber gewiß nicht harmlos. Ich glaube, daß jedes Jahr tausende Patienten durch Antibiotika sterben und die Verschreibung dieser Medikamente in neun von zehn Fällen überflüssig ist. Deshalb ist die Annahme, daß neun von zehn dieser Todesfälle ebenfalls nicht notwendig sind, keineswegs unbegründet.

Durch Antibiotika werden Patienten aber nicht nur umgebracht. Der unnötige und ausufernde Einsatz von Antibiotika führt zu allergischen Reaktionen, Nebenwirkungen und einer ganzen Reihe ernster Komplikationen.

Zusätzlich gibt es die ganz reale Gefahr, daß Bakterien durch den übertriebenen Einsatz von Antibiotika immun werden gegen diese potentiell lebensrettenden Medikamente. Es gibt keinen Zweifel mehr, daß viele unserer nützlichsten Medikamente infolge übertrieben häufiger Anwendung entwertet wurden und nicht mehr wirksam sind.

Will Ihnen Ihr Arzt Antibiotika verschreiben, dann scheuen Sie sich nicht zu fragen, ob das wirklich nötig ist. Vielleicht wollte er Ihnen nur etwas verschreiben, um Sie nicht zu enttäuschen.

Das Phänomen, Antibiotika allzu oft zu verschreiben, ist nicht neu.

Vor über einem Vierteljahrhundert wies ich in meinem ersten Buch *The Medizine Men* darauf hin, daß eine umfangreiche Untersuchungsreihe zu dem Ergebnis führte, daß nur ein Drittel aller Patienten, denen Antibiotika verschrieben worden waren, überhaupt an einer Infektion litten. Obendrein, so schrieb ich damals weiter, hätten andere Studien erwiesen, daß häufig sogar das falsche Medikament eingesetzt würde.

Seitdem hat sich nichts gebessert. Die heutigen Ärzte sind genauso kriminell unbeholfen, wie ihre Vorgänger es waren. Und die Mitglieder des Ärztestandes behandeln mich noch immer wie einen Aussätzigen, weil ich es wage, ihre beruflichen Schwächen aufzudecken.

Jetzt ist aber auch klar, daß meine vor zwei Jahrzehnten ausgesprochenen Warnungen sich als absolut richtig erwiesen haben. Das sorglose, ungenaue und unangebrachte Verschreiben von Antibiotika durch tausende ignoranter und leichtsinniger Ärzte ist einer der wesentlichen Gründe dafür, daß immer mehr Bakterien resistent werden gegen eine Behandlung mit Antibiotika. Viele einst starke Medikamente wirken nicht mehr, da Ärzte sie wie Süßigkeiten verteilt und letztlich den Bakterien die Möglichkeit gegeben haben, ständig stärker und immun gegen Behandlungen zu werden. Immer mehr Patienten sterben, weil Antibiotika nicht mehr so wirken wie ursprünglich.

Während der vergangenen 30 Jahre habe ich zahlreiche Vorhersagen zu Gesundheitsfragen gemacht. Die meisten wurden zu diesem Zeitpunkt von der etablierten Medizin verlacht. In der Zwischenzeit haben sich fast alle von ihnen bewahrheitet.

In der ersten Ausgabe dieses Buches (erschienen 1996) sagte ich voraus, Infektionskrankheiten würden bald zu den meistgefürchteten und bedeutendsten Todesursachen zählen ... so wie sie es vor der Entdeckung der Antibiotika waren. »Dieser tragische Zustand«, warnte ich, »wird die Schuld der Ärzte sein, die zu viel Antibiotika verschreiben.«

Leider hat sich diese Vorhersage inzwischen erfüllt.

Kapitel 7

WIE SICHER SIND WIEDERHOLTE VERSCHREIBUNGEN?

Eine wachsende Anzahl an Rezepten (es wird angenommen, das es sich etwa um die Hälfte aller Rezepte handelt) wird verlängert, ohne daß es dafür noch einmal eine Konsultation zwischen Arzt und Patient gab. Der Patient ruft an oder schreibt, falls er einen neuen Vorrat an einem bestimmten Medikament benötigt, und ein oder zwei Tage später kann er das Rezept abholen, oder er bekommt es zugeschickt.

Die Praxis, Rezepte »auf Wunsch« auszustellen, wurde ursprünglich für Patienten eingerichtet, die an chronischen Krankheiten wie Diabetes, Bluthochdruck oder Epilepsie leiden. Also für Patienten mit Beschwerden, die sich über Wochen oder Monate kaum verändern und somit keiner täglichen, wöchentlichen oder auch monatlichen Kontrolle bedürfen, jedoch eine regelmäßige Versorgung mit Medikamenten benötigen. Bei diesen Patienten wäre ein Arztbesuch, nur um ein Rezept verlängern zu lassen, ganz klar eine Zeitverschwendung für alle Beteiligten. Da einige Medikamente verderben können, wenn man sie zu lange aufhebt, verordnen Ärzte ein Medikament selten länger als für vier bis sechs Wochen; außerdem sind viele Ärzte der Ansicht, es sei nicht ratsam, wenn Patienten allzu große Mengen an Arzneimitteln zuhause aufbewahren.

Leider beschränkt sich diese Art, Rezepte zu verlängern, nicht nur auf Patienten mit langfristigen Gesundheitsproblemen, die ständig medikamentös behandelt werden müssen. Auch Patienten, die eigentlich einen Arzt aufsuchen müßten (statt ein bestimmtes Medikament einfach weiter zu nehmen), bitten manchmal um eine Verlängerung des Rezeptes ... was ihnen zur Schande der Medizin nicht selten gewährt wird.

Viele Patienten haben eine Abhängigkeit von Schlaftabletten und Beruhigungsmitteln entwickelt, weil es ihnen so leicht gemacht wurde, Medikamente durch immer neue Verlängerungen des ursprünglichen Rezeptes zu erlangen.

Das Verfahren zur Verlängerung von Rezepten kann sich von Praxis zu Praxis stark unterscheiden. In einigen Praxen erhalten Patienten, die Anrecht auf ein bestimmtes Medikament haben, Karten mit den Bezeichnungen der ihnen zustehenden Medikamente ohne vorherige Konsultation des Arztes. Es mag jedoch ein Limit bezüglich der Anzahl der Rezepte geben, die ein Patient bekommen kann, ohne erneut vom Arzt untersucht werden zu müssen. In anderen Praxen werden diese Karten, auf denen die Medikamente aufgeführt sind, zusammen mit der Krankenakte des Patienten aufbewahrt; so kann die Arzthelferin, die am Empfang sitzt und gewöhnlich die Rezepte verlängert, schnell feststellen, um welches Medikament es sich handelt, in welcher Dosis es verordnet ist und wie oft das Rezept verlängert wurde.

Theoretisch sollte es eigentlich der Arzt sein, der alles im einzelnen überprüft, insbesondere spezielle Punkte wie die Dosierung und Menge, in der ein Medikament verabreicht wird, aber auch, ob es ganz allgemein angebracht ist, die Behandlung fortzusetzen. In der Praxis sieht es jedoch oft so aus, daß viele Rezepte ohne Überprüfung einfach unterschrieben werden. Ich habe Fälle erlebt, in denen Ärzte stapelweise unausgefüllte Rezeptformulare blanko unterschrieben und es dann ihren Sprechstundenhilfen überlassen haben, diese auszufüllen. Ich bin mir sicher, daß es auch heute noch solche Fälle gibt.

Ich empfehle allen Patienten, die ihr Rezept verlängert bekommen, ganz genau zu überprüfen, ob die verschriebenen Tabletten wirklich die gleichen sind, die sie auch vorher bekamen, und daß die Hinweise zur Dosierung die gleichen sind wie beim letzten Mal. Sofern es Unklarheiten oder Unsicherheiten gibt, sollten sie ihren Arzt anrufen.

Als allgemeine Regel sollten meiner Meinung nach nur jene Patienten ein Rezept verlängert bekommen, die an langfristigen oder chronischen Gesundheitsproblemen leiden; auch diese sollten mindestens einmal in sechs Monaten ihren Arzt aufsuchen, um sicherzugehen, das die Medikation oder Dosis nicht verändert werden muß.

Patienten mit kurzfristigen, akuten Beschwerden sollten stets mit ihrem Arzt über möglicherweise benötigte Medikamente sprechen.

Verlängerte Rezepte können bequem sein. Sie können aber auch zu falscher Anwendung oder gar Medikamentenmißbrauch führen – sowie zu Sucht und Abhängigkeit.

Kapitel 8

FRAGEN, DIE SIE STELLEN SOLLTEN, BEVOR SIE EIN REZEPTPFLICHTIGES MEDIKAMENT NEHMEN

Wenn Sie wissen, was Sie von einem Medikament zu erwarten haben, erhöhen Sie Ihre Chance, von dessen Einnahme auch zu profitieren, und verringern zugleich das Risiko von Komplikationen. Es ist Ihr Recht zu erfahren, was Sie da nehmen – und wofür. Seien Sie nicht schüchtern! Hier einige Fragen, die Sie Ihrem Arzt stellen sollten:

1. Wofür ist diese Medizin?
2. Wie lange sollte ich sie nehmen? Bis die Packung leer ist oder bis die Symptome abgeklungen sind?
3. Was soll ich tun, wenn ich einmal vergesse, die Medizin zu nehmen?
4. Auf welche Nebenwirkungen sollte ich besonders achten? Werde ich von dieser Medizin schläfrig?
5. Muß ich möglicherweise mehr davon nehmen, wenn diese Packung leer ist? Und um einen weiteren Termin bitten?
6. Sollte ich auf bestimmte Nahrungsmittel verzichten? Darf ich Alkohol trinken?
7. Wie lange wird es dauern, bis die Medizin wirkt – und woran merke ich, daß sie wirkt?

Kapitel 9

Lassen Sie sich nicht von Ihrem Arzt abstempeln

Wenn Sie vor einigen Jahren zum Arzt gingen und sich beklagten, Sie fühlten sich elend und deprimiert, dann hätte er Ihnen wahrscheinlich irgend etwas zur Stärkung verschrieben, 20 Minuten mit Ihnen geplaudert und geraten, Sie sollten unter Leute gehen und sich ein wenig ablenken.

Beklagen Sie sich heute bei Ihrem Arzt, daß Sie sich schlapp und elend fühlen, so wird er höchstwahrscheinlich eine Depression diagnostizieren. Es ist dann fast sicher, daß er beginnt, Sie mit einer dieser neuen, starken Chemikalien zu behandeln, die es jetzt in großer Zahl gibt.

Bis zur Mitte der 1990er Jahre waren Depressionen als Krankheit fast unbekannt.

Weltweit wurden kaum mehr als 2 500 000 000 Dollar pro Jahr für Antidepressiva umgesetzt. (Das ist für die internationalen Pharmariesen nur Kleingeld – kaum wert, es zur Bank zu bringen.)

Heute gehören Depressionen jedoch zu den sich am schnellsten ausbreitenden Krankheiten in der Welt. Millionen von Menschen leiden daran. Erstaunlicherweise sind 29 Prozent der Amerikaner »offiziell« als gemütskrank registriert – viele davon aufgrund von Depressionen. Der Boom bei der Diagnose von Depressionen fiel zeitgleich mit der Entwicklung spezieller neuer, kostspieliger chemischer Antidepressiva zusammen.

Meine Befürchtung ist: Depressionen werden oft schon diagnostiziert, wenn Patienten nur unglücklich sind, sich elend fühlen und ihnen einfach alles zu viel ist.

Es wird Sie nicht überraschen zu hören, daß ich (als argwöhnisch und durchaus zynisch bekannt, wenn es um die Beurteilung der Motive der Pharmaindustrie geht) mir Sorgen mache, die Mehrheit der Ärzte könnte bald bereit sein, diese neuen, antidepressiv wirkende Medikamente selbst dann eimerweise zu verschreiben, wenn viele davon bald gefährliche und unangenehme Nebenwirkungen zeigen.

Meine große Befürchtung ist, daß diese Medikamente mit dem gleichen Enthusiasmus verordnet werden, wie das mit den Benzodiazepinen-Beruhigungsmitteln in den 1970er Jahren der Fall war (auch damals für Patienten mit ähnlichen Symptomen). Und ich fürchte, es könnte wieder einmal zu den gleichen Begleiterscheinungen kommen.

Es mag schon stimmen, daß einer relativ kleinen Zahl von depressiven Patienten durch Medikamente geholfen werden kann. Es besteht für mich kein Zweifel, daß Menschen mit echten Depressionen (die also an Symptomen leiden wie Weinen, Schlaflosigkeit, dem Gefühl totaler Wertlosigkeit, Appetitlosigkeit, Selbstmordgedanken) oder anderen ernsten Begleiterscheinungen von Depressionen, durchaus qualifizierte und professionelle Hilfe benötigen.

Allerdings fürchte ich, daß die negativen Folgeerscheinungen dieser Medikamente weit schwerer wiegen könnten als das Gute, das sie bewirken.

Zweifellos gibt es in unserer heutigen Gesellschaft mehr Trauer, Verzweiflung und Unzufriedenheit als in der Vergangenheit. Dennoch glaube ich, daß viele Patienten, bei denen jetzt eine Depression diagnostiziert wird, einfach nur ein Gefühl der »Traurigkeit« haben (ich nenne das den »Durchhänger des 21. Jahrhunderts«) statt einer »richtigen« Depression im klinischen Sinne und deshalb möglicherweise eine andere Form der Hilfe brauchen.

Statt zu versuchen, all ihre unzufriedenen, unglücklichen oder unter vagen und schlecht definierten Symptomen leidenden Patienten automatisch mit starken und potentiell gefährlichen Chemikalien zu kurieren, sollten die Ärzte die Traurigen, Verzweifelten und Unglücklichen dazu ermutigen, selbst etwas gegen die Ursachen ihres Unglücklichseins zu tun. Denn das ist möglich.

Depressionen sind nicht die einzigen Gesundheitsprobleme, von denen gesagt wird, sie würden heute häufiger auftreten als früher.

Auch Asthma gehört zu den Krankheiten, von denen behauptet wird, sie würden ständig zunehmen.

Und die dritte Krankheit in dieser Kategorie ist Arthritis, die angeblich ebenfalls immer mehr um sich greift.

Meiner Ansicht nach liegt das Problem nicht darin, daß diese Krankheiten (und eine Reihe anderer) sich tatsächlich immer weiter ausbreiten, sondern darin, daß die Ärzte sie immer häufiger diagnostizieren.

Das ist ein Riesenunterschied.

Gehen Sie mit leicht pfeifendem Atem zum Arzt, und die Chancen stehen gut, von ihrem Arzt mitgeteilt zu bekommen, Sie würden unter Asthma leiden und für den Rest Ihres Lebens ein Inhalationsgerät brauchen.

Klagen Sie über ein schmerzendes Gelenk, und sie werden als »arthritisch« eingestuft – und bekommen Tabletten zu schlucken.

Als Ergebnis dieser Verschreibungswut gibt es zigtausend Menschen, die glauben, Asthmatiker zu sein oder an Arthritis zu leiden. Aber nichts dergleichen! In Wahrheit zeigten sie nichts anderes als kleine, vorübergehende Symptome, die keine langfristige Behandlung erfordern.

Die treibende Kraft hinter dieser Verschreibungswut ist, meiner Ansicht nach, der allgegenwärtige Medizinbetrieb.

Die Pharmaindustrie will, daß Ärzte noch mehr Medikamente verordnen (aus einem einfachen Grund: Je mehr Medikamente verschrieben werden, um so schneller werden die Profite nach oben getrieben). Es ist der subtile, jederzeit präsente, allgemeine und globale Einfluß der Pharmaindustrie, der dazu führt, daß Ärzte jede Atembeschwerde als Asthma behandeln, jeden Gelenkschmerz als Arthritis diagnostizieren und jeden leichten Anflug von Schwermut als Depression werten.

Krankheiten wie Asthma, Arthritis und Depression eignen sich hervorragend dazu, riesige Profite zu erwirtschaften, denn Patienten, die einmal abgestempelt worden sind, unter einer dieser Krankheiten zu leiden, werden oft dazu angehalten, über

Jahre oder sogar Jahrzehnte hinweg Tabletten zu schlucken. Es ist keineswegs ungewöhnlich, daß Patienten gesagt wird, sie müßten ein bestimmtes Medikament auf Lebenszeit nehmen.

Da Medikamente in vielen Fällen ein kleines Vermögen kosten, sind die Gewinne, die jeder neue Patient verspricht, oft kolossal.

Diese eigenartige rücksichtslose, aber profitable Philosophie funktioniert, weil die meisten Ärzte nur allzu gern bereit sind, auf die Pharmaindustrie und ihre Vertreter zu hören. In der Tat wird den meisten Ärzten heute das Wissen über neue Medikamente nicht mehr von unabhängigen Experten vermittelt, sondern von bezahlten Pharmavertretern!

Mein Rat ist einfach: Teilt Ihr Arzt Ihnen mit, Sie würden an einer Krankheit leiden, die eine langfristige Behandlung verlangt, und sie müßten ständig Medikamente einnehmen, dann sollten Sie sich eine zweite Meinung einholen.

Vergessen Sie nie, daß vier von zehn Patienten, die Pillen schlucken, unter deren Nebenwirkungen leiden. Wenn Sie Tabletten nehmen, die wirklich nötig sind, mag das akzeptabel sein. Schlucken Sie aber Medikamente ohne Not, dann gehen Sie – ebenfalls ohne Not – ein Risiko ein.

Kapitel 10

SO ÜBERLEBEN SIE IM KRANKENHAUS

Ins Krankenhaus zu müssen ist eine furchterregende, beunruhigende Erfahrung. Schon der Geruch und die Geräusche eines Krankenhauses genügen, um den Pulsschlag der meisten Menschen steigen zu lassen.

Es ist unvermeidbar, daß uns bei dem Gedanken, was geschehen wird, nicht wohl ist und wir uns Sorgen machen, ob alles gutgehen wird. Ganz oben auf der Liste dieser natürlichen Sorgen steht jedoch die Angst, etwas Dummes zu tun oder jemanden zu brüskieren.

Für den Außenstehenden sind Krankenhäuser voller wichtig dreinschauender Menschen in Berufskleidung, die hin und her eilen und genau wissen, was sie tun.

1. Bevor Sie ins Krankenhaus gehen, versuchen Sie so viel wie möglich über die **Regeln und Vorschriften** zu erfahren, die für Patienten und Besucher gelten. Gute Krankenhäuser bieten kleine Broschüren an, in denen sich neue Patienten informieren können. Holen Sie sich eine. Gibt es in dem Krankenhaus, in das Sie gehen, keine derartigen Broschüren oder Prospekte, dann versuchen Sie, so viele Informationen wie möglich per Telefon herauszufinden. Sie müssen wissen, wann die Besuchszeiten sind, ob es besondere Vorschriften für den Besuch von Kindern gibt, wo es in der Nähe des Krankenhauses Bushaltestellen gibt und wo Parkplätze für Besucher vorhanden sind.

2. Um zu wissen, was Sie erwartet, sollten Sie sich erkundigen, **auf welche Station** Sie kommen werden. Offene, große Stationen, wo viele Patienten im gleichen Raum untergebracht sind, mögen etwas einschüchternd erscheinen; lassen Sie sich aber davon nicht stören. Es hat sich gezeigt, daß Schwestern auf großen

Stationen ihre Patienten besser im Auge behalten können, als wenn diese sich in kleinen Räumen aufhalten. Erfordert Ihr Zustand besondere Aufmerksamkeit, dann können Sie auch auf einer Intensivstation oder in der Kardiologie untergebracht werden. Kinder unter zwölf Jahren kommen für gewöhnlich auf eine gesonderte Kinderstation. Ältere Kinder werden aber meistens auf einer Erwachsenenstation untergebracht – wo sie sich oft wohler fühlen und meistens von den Schwestern verwöhnt werden.
3. Planen Sie sorgfältig, **was Sie mitnehmen** wollen. Hier eine Kontrolliste:
- Arzneimittel und Medikamente, die Sie normalerweise nehmen (das schließt Arzneimittel ein, die Ihnen von Ihrem Arzt verschrieben wurden, die Sie sich selbst gekauft haben oder die Ihnen von einem Alternativmediziner gegeben wurden).
- Soweit vorhanden, ein Begleitschreiben Ihres Arztes.
- Schlafkleidung, Morgenmantel und Hausschuhe.
- Waschtasche mit allem, was man für Übernachtungen braucht.
- Eine Packung Papierhandtücher oder Papiertaschentücher.
- Briefpapier, Stift und Briefmarken. Münzen oder eine Karte zum Telefonieren.
- Einen kleinen, ruhig tickenden Nachttischwecker.
- Genügend Geld, um eine Tageszeitung zu kaufen.
- Ein paar Bücher oder Magazine, die leichten Lesestoff bieten.
- Kosmetiktasche (bei Frauen).

Nehmen Sie keine Freizeitkleidung oder teuren Schmuck (einschließlich Uhren) mit.
4. Wenn Sie ins Krankenhaus gehen, denken Sie stets daran, wie wichtig all die dort arbeitenden Menschen Ihnen auch immer erscheinen mögen: **Keiner von ihnen ist so wichtig wie Sie.** Sie werden alle dafür bezahlt, damit sie sich um Sie kümmern.

Sind Sie über irgend etwas beunruhigt oder verstehen Sie etwas nicht, dann fragen Sie. Holen Sie sich am besten Rat beim Assistenzarzt. Er wird über die Informationen verfügen, die Sie brauchen, und täglich mehrmals auf Ihrer Station sein. Seien Sie sich außerdem bewußt: Obwohl Sie im Krankenhaus liegen, dürfen Sie jederzeit Ihren Hausarzt konsultieren. Wenn Sie mit einer geplanten Operation oder einer Behandlung nicht zufrieden sind und den unabhängigen Rat einer vertrauten Person einholen wollen, dann rufen Sie Ihren Hausarzt an und bitten Sie ihn um Hilfe. Er kann Sie im Krankenhaus aufsuchen, mit Ihren Ärzten reden und Ihr Krankenblatt einsehen.

Kapitel 11

ACHTEN SIE AUF DIE NEBENWIRKUNGEN

Wann immer Ihr Arzt Ihnen ein Medikament verschreibt, ist es äußerst wichtig, auf die Nebenwirkungen zu achten. Vier von zehn Menschen, denen von ihrem Arzt Medikamente verschrieben werden, erleben unangenehme, gefährliche oder gar tödliche Nebenwirkungen. Medikamente, für die bei der Markeinführung aufwendig geworben wird, die sich danach jedoch als völlig nutzlos erweisen, führen oft zu viel schlimmeren Krankheiten als die, deretwegen sie anfänglich verschrieben wurden. An rezeptpflichtigen Medikamenten sterben weit mehr Menschen als an illegalen Drogen wie Heroin oder Kokain.

Das Auftreten von Nebenwirkungen ist heute weit verbreitet. Aber von den meisten Ärzten wird fälschlicherweise angenommen: Wenn Patienten während ihrer medikamentösen Behandlung neue Beschwerden zeigen, so ist die ursprüngliche Krankheit schuld, nicht aber die neuen Medikamente. Ich habe bereits bei vielen Gelegenheiten darauf hingewiesen, daß nicht weniger als einer von sechs Patienten, die stationär behandelt werden, sich nur deshalb im Krankenhaus befindet, weil er von seinem Arzt krank gemacht wurde.

Der vielleicht überzeugendste Beweis für das Versagen des derzeitigen Testsystems ist die Zahl der Medikamente, die zurückgezogen werden mußten, nachdem die Behörden sie zunächst als »sicher« zugelassen hatten. Ich kenne mehr als 80 Medikamente, die zurückgezogen werden mußten oder nur noch stark eingeschränkt genutzt werden dürfen, weil sie als zu gefährlich für eine breite Anwendung angesehen wurden. Einige dieser

Medikamente wurden nach Monaten zurückgezogen. Andere waren schon jahrelang im Gebrauch, bis man sie vom Markt nahm.

Können Sie sich den öffentlichen Aufschrei vorstellen, wenn 80 Autotypen oder 80 Sorten Nahrungsmittel zurückgezogen werden müßten, weil sich herausgestellt hat, daß sie unsicher sind?

Die Ärzte, die Pharmaindustrie und die Regierungen behaupten, man könne nichts tun, um diesen Medikamentenskandal zu verhindern. Ich glaube nicht, daß das wahr ist. Wenn die Regierungen die Patienten wirklich beschützen wollten, könnten sie vieles tun.

Seit Ende der 1970er Jahre vertrete ich den Standpunkt, daß wir ein internationales, computergestütztes Medikamenten-Frühwarnsystem brauchen. Hierüber könnten sich Ärzte in einem Teil der Welt informieren, welche Probleme Ärzte in anderen Ländern entdeckt haben. Erstaunlicherweise gibt es kein solches System.

Wahrscheinlich werden Sie glauben: Wird ein Medikament in einem Land von Markt genommen, geschieht dies auch in anderen Ländern. Diese Annahme ist aber falsch. Ein Medikament, das offiziell in den USA und Frankreich vom Markt genommen worden war, wurde in Großbritannien erst fünf Jahre später zurückgezogen.

Einer der Hauptgründe für die internationale Epidemie der durch Medikamente verursachten Krankheiten ist die Gier der großen internationalen Pharmaunternehmen. Sie verdienen mit der Herstellung und dem Verkauf von Medikamenten ein Vermögen, und ihre Rücksichtslosigkeit sowie die Höhe ihrer Profite lassen die Rüstungsindustrie auf die Größe einer kirchlichen Wohlfahrtseinrichtung schrumpfen.

Die Regierungen könnten das Auftreten tödlicher, gefährlicher und unangenehmer Nebenwirkungen drastisch reduzieren, indem sie darauf bestehen, daß Medikamente ausreichend getestet werden, ehe sie Millionen von Menschen in aller Welt einnehmen. Derzeit dürfen neue Medikamente schon nach relativ wenigen Tests auf den Massenmarkt geworfen werden. Die Behörden geben zu, daß erst dann mögliche Nebenwirkungen eintreten könnten, wenn das Medikament schon eine Zeitlang auf dem Markt war.

Die Patienten würden außerdem sehr, sehr viel sicherer leben, wenn es den Pharmaunternehmen nicht mehr gestattet wäre, Tierversuche durchzuführen. Arzneimittelhersteller testen Medikamente gern an Tieren, denn dabei gehen sie kein Risiko ein. Erzeugt das Medikament im Tierversuch keine Nebenwirkungen, wird es als »sicher« eingestuft und auf den Markt gebracht. Zeigt der Tierversuch aber Nebenwirkungen, dann werden diese Ergebnisse als unbedeutend abgetan – da Tiere sich bekanntlich von Menschen unterscheiden –, und das Medikament wird dennoch verkauft.

Wenn Sie jemals Erfahrungen mit unangenehmen Nebenwirkungen gemacht haben, dann wurde das Medikament vorher sehr wahrscheinlich im Tierversuch getestet. Zahlreiche Gutachten zeigen, daß Tierversuche irreführend und ungenau sind und deshalb zu zahlreichen Todesfällen bei Menschen geführt haben.

Hier drei Fallbeispiele als Beleg, daß Tierversuche Menschen töten:

1. Die achtjährige Samantha war ins Ballett verliebt. Ihr sehnlichster Wunsch war es, Ballettänzerin zu werden. Sie wurde nicht alt genug dafür. Zehn Tage vor ihrem neunten Geburtstag erkrankte sie. Ihre Ballettgruppe hatte am darauffolgenden Sonnabend einen Auftritt, und Samantha wollte unbedingt rechtzeitig gesund werden. Also ging ihre Mutter mit ihr zum Hausarzt. 48 Stunden später war Samantha tot: gestorben nicht an der Krankheit, sondern an dem Medikament, das man ihr gegeben hatte. Das Medikament war zwar getestet worden, aber in der frühen Phase nur an Tieren. Diese hatten keine der für Samantha tödlichen Nebenwirkungen gezeigt.

2. Der 44 Jahre alte Robert wollte eine Lebensversicherung abschließen, die er für eine neue und größere Hypothekenfinanzierung seines Hauses brauchte, das er und seine Frau gekauft hatten. Dafür mußte er ein ärztliches Gesundheitszeugnis vorlegen. Für die Routineuntersuchung ging er zu seinem Arzt. Obwohl er nicht alle Tests bestehen konnte, fühlte er sich eigent-

lich wohl, aber sein Arzt bestand darauf, ihn zu behandeln. Das Medikament war in umfangreichen Tierversuchen getestet worden. Unerwartete Nebenwirkungen führten drei Wochen später zu Roberts Tod.

3. Bill litt an Schmerzen. Die Ärzte rieten ihm zu einer Operation. Sein Chirurg wollte eine neue Operationstechnik ausprobieren, die in Tierversuchen getestet worden war. Bill starb drei Tage nach der Operation. Es war zu Problemen und Komplikationen gekommen, die nicht aufgetreten waren, als man diese Operationsmethode an Tieren ausprobiert hatte.

All diese menschlichen Tragödien ereigneten sich als direkte Folge von Tierversuchen. In allen drei Fallbeispielen wurden die Namen verändert, um die Privatsphäre der betroffenen Familien zu schützen. Es sind nicht nur Tiere, die unter Tierversuchen leiden. Auch die Menschen leiden. Kein Tierversuch hat jemals ein Menschenleben gerettet, aber sie haben zu vielen Todesfällen geführt.

Meine Bücher *Why Animal Experiments Must Stop* und *Betrayal of Trust* enthalten weitere Informationen über den Einsatz von Tieren bei Experimenten. Diese finden Sie auch kostenlos auf meiner Webseite unter www.vernoncoleman.com.

Obwohl man die pharmazeutische Industrie direkt für das Auftreten der meisten durch Medikamente hervorgerufenen Nebenwirkungen (und Todesfälle) verantwortlich machen muß, so ließe sich die Zahl der Komplikationen dennoch verringern, wenn die Patienten wüßten, wie sie sich besser vor Nebenwirkungen schützen könnten.

Es ist traurig, aber wahr, daß von allen verschriebenen Medikamenten nur relativ wenige nach Vorschrift eingenommen werden. Sie werden zur falschen Zeit oder zu oft genommen, manchmal aber auch gar nicht erst aus der Verpackung geholt.

Man muß sich vor Augen halten, daß die modernen rezeptpflichtigen Medikamente nicht nur potentiell wirksam, sondern auch sehr stark und möglicherweise gefährlich sein können.

Es gibt verschiedene Fragen, die beantwortet werden sollten, bevor ein Patient ein Medikament nimmt – zum Beispiel, wie

lange das Medikament genommen werden sollte, ob man es vor, während oder nach den Mahlzeiten nehmen sollte und ob es schläfrig machen kann. Normalerweise stehen diese Angaben auf der Verpackung oder der Dose. Bei nicht eindeutigen Angaben sollten Sie den behandelnden Arzt fragen oder den Apotheker um eine Klärung bitten.
Hierauf sollten Sie achten:
1. Einige Medikamente kann man sofort absetzen, wenn die Symptome verschwunden sind. Andere müssen genommen werden, bis die Behandlung abgeschlossen ist. Einige wenige Medikamente müssen fortwährend genommen werden ... also muß ein neues Rezept ausgestellt werden, bevor die erste Packung aufgebraucht ist. Ein Patient, der weiß, wofür sein Medikament dient, wann er es nehmen muß und welche Wirkung zu erwarten ist, kann besser einschätzen, wann es abzusetzen ist.
2. Einmal täglich einzunehmende Medikamente sollte man stets zur gleichen Uhrzeit einnehmen. Ist ein Medikament zweimal täglich zu nehmen, muß das im Abstand von zwölf Stunden geschehen. Ein Medikament, das dreimal täglich genommen werden muß, sollte man in einem Acht-Stunden-Rhythmus einnehmen, und ein viermal täglich zu nehmendes Präparat folglich im Abstand von sechs Stunden. Der Tag wird also in passende Abschnitte eingeteilt.
3. Bei einigen Medikamenten, die Magenprobleme verursachen könnten, ist es sicherer, diese gemeinsam mit Mahlzeiten einzunehmen. Nimmt man aber andere Medikamente während des Essens, kann es sein, daß die Wirkstoffe nicht richtig vom Körper aufgenommen werden.
4. Von vielen Patienten (besonders von älteren) wird erwartet, daß sie daran denken, Dutzende Tabletten am Tag zu nehmen. Wenn sich die Medikation eines Tages aus Pillen zusammensetzt, die zweimal täglich, dreimal täglich, nur morgens oder alle vier Stunden genommen werden müssen, sind Fehler vorprogrammiert. Muß ein Patient mehrere Medikamente am Tag nehmen, lassen sich Irrtümer vermeiden, indem man sich eine Liste anfertigt mit den Namen aller Medikamente

und den Zeiten, zu denen sie genommen werden müssen. Dadurch verringert sich das Risiko, ein Medikament zweimal zu nehmen oder sich nicht mehr erinnern zu können, ob man eine bestimmte Tablette bereits genommen hat.

Um das Risiko einer Überdosis zu ermeiden, sollten Schlaftabletten nie in Reichweite des Bettes gelagert werden. Die Gefahr ist einfach zu groß, daß ein Patient im Halbschlaf zu viele Pillen nimmt. Bei jedem Verdacht, eine Überdosis genommen zu haben, sollte man medizinische Hilfe rufen.

Hier eine Liste möglicher, häufig auftretender Nebenwirkungen:
1. Alle auf das Zentralnervensystem wirkenden Medikamente können Schläfrigkeit verursachen – dazu gehören Beruhigungsmittel, Schlaftabletten, die meisten Medikamente, die zur Behandlung von Angstzuständen und Depressionen eingesetzt werden, sowie Medikamente gegen Epilepsie. Zu Schläfrigkeit kommt es auch bei Antihistaminen (die weitverbreitet gegen Allergien verschrieben werden, deshalb sollten sich zum Beispiel Patienten mit Heuschnupfen bewußt sein, daß sie durch ihre Medikation schläfrig werden können).
2. Übelkeit und Erbrechen kann durch viele verschiedene Medikamente hervorgerufen werden, einschließlich Schmerzmittel, Präparate zur Behandlung von Infektionen, Hormonmittel und Arzeimittel gegen Herzbeschwerden.
3. Aspirin führt oft zu Schwindelgefühl, jedoch können auch Arzneimittel, die gegen Bluthochdruck, nervöse Störungen wie Angstzustände und Depressionen sowie Infektionen eingesetzt werden, diese Nebenwirkung verursachen.
4. Medikamente wie Penizillin, die zur Behandlung von Infektionen eingesetzt werden, verursachen oft Durchfall, ebenso Medikamente, die bei Darmbeschwerden wie Magenverstimmung, Gastritis und Verstopfung verschrieben werden.
5. Kopfschmerz wird mit extrem vielen Medikamenten in Verbindung gebracht.
6. Arzneimittel zur Behandlung von Bluthochdruck und nervösen Störungen verursachen häufig ein trockenes Gefühl im Mund.

7. Schmerzmittel sowie Medikamente zur Behandlung von Infektionen und Steroide sind die rezeptpflichtigen Produkte, die oft zu Verdauungsstörungen und Blähungen führen.
8. Besonders häufig sind Hautausschläge zu beobachten bei der Einnahme von Arzneimitteln. Medikamente zur Behandlung von Infektionen – wie Penizillin und Sulfonamide – zeigen ebenfalls diese Nebenwirkung. Ein Hautausschlag kann auch ein Hinweis auf eine Medikamentenallergie sein.
9. Juckreiz in Verbindung mit Hautausschlag bedeutet fast immer, daß eine allergische Reaktion vorliegt.
10. Verstopfung ist eine häufig auftretende Nebenwirkung von Schmerzmitteln, Magensäuremitteln, Hustenmedikamenten und – wie sollte es anders sein – bei Medikamenten gegen Durchfall.
11. Weitere häufig beobachtete Nebenwirkungen rezeptpflichtiger Medikamente sind unter anderem: Verwirrtheit, Halluzinationen, Zittern, Schwächeanfälle, keuchender Atem, Herzklopfen, verschwommenes Sehen, Depressionen, Schwitzen, Ohrgeräusche und sexuelle Probleme wie Frigidität und Impotenz.

Hier sind einige wichtige Tips, wie Sie das Risiko von Nebenwirkungen bei rezeptpflichtigen Medikamenten vermindern können.
1. Befolgen Sie stets genau die Anweisungen, die Ihnen von Ihrem Arzt gegeben werden. Lesen Sie das Etikett auf der Verpackung und beachten Sie das dort Geschriebene.
2. Sollten Sie Ihre Medikamente nicht verwenden, so bewahren Sie diese in einem verschließbaren Schrank auf, außerhalb der Reichweite von Kindern. Der Raum sollte eine gleichmäßige Temperatur haben. Ungeeignet für die Aufbewahrung von Medikamenten ist deshalb das Badezimmer. Weit besser geeignet ist Ihr Schlafzimmer, da dort wahrscheinlich eine konstante Temperatur herrscht.
3. Nehmen Sie niemals Medikamente ein, die jemand anderem verschrieben wurden. Bringen Sie alle nicht verbrauchten Medikamente zurück in die Apotheke.

4. Es ist vernünftig, davon auszugehen, daß alle rezeptpflichtigen Medikamente schläfrig machen können. Solange Sie das für Ihre Arznei nicht ausschließen können, sollten Sie weder Auto fahren noch Maschinen bedienen.
5. Medikamente vertragen sich nicht mit Alkohol. Möchten Sie Alkohol trinken, während Sie Medikamente nehmen, sollten Sie Ihren Arzt fragen, ob das ungefährlich ist.
6. Nehmen Sie niemals rezeptfreie Medikamente, wenn Sie schon rezeptpflichtige Medikamente nehmen müssen, es sei denn, Ihr Arzt findet das unbedenklich.
7. Setzen Sie ein Medikament nicht plötzlich ab, wenn Ihnen eine volle Tablettenkur verordnet wurde. Können Sie aus irgendeinem Grund Ihr Medikament nicht weiter nehmen, so informieren Sie Ihren Arzt. Einige Medikamente müssen nach und nach abgesetzt werden.
8. Achten Sie auf Nebenwirkungen. Denken Sie immer daran: Falls Sie den Eindruck haben, daß neue Beschwerden auftreten, während Sie ein rezeptpflichtiges Arzneimittel nehmen, so ist es durchaus möglich, daß diese neuen Symptome durch Ihre Medikation hervorgerufen wurden.
9. Berichten Sie Ihrem Arzt über alle Nebenwirkungen, und fragen Sie ihn, ob er dies den zuständigen Behörden meldet. Die überwiegende Mehrheit der Ärzte macht sich nie die Mühe, Nebenwirkungen zu melden – mit dem Ergebnis, daß möglicherweise gefährliche Medikamente länger auf dem Markt bleiben, als sie sollten.
10. Müssen Sie in der Zeit, in der Sie ein Medikament nehmen, einen Arzt aufsuchen, so teilen Sie ihm auf jeden Fall mit, welches Medikament Sie gerade nehmen – besonders dann, wenn er Ihnen ein weiteres Medikament verordnen will. Viele Wirkstoffe vertragen sich nicht und könnten in der Kombination sogar in gefährlicher Weise miteinander reagieren.
11. Gehen Sie nicht davon aus, daß ein Arzt, den Sie früher einmal aufgesucht haben, sich noch erinnern kann, was er Ihnen damals verschrieben hat.
12. Lernen Sie die Namen und den Zweck der Arzneimittel, die Sie nehmen. Sind Sie sich nicht mehr sicher, wann Sie ein

Medikament, daß Ihnen gegeben wurde, einnehmen sollen, dann fragen Sie Ihren Arzt oder Apotheker. Wenn Sie glauben, Sie könnten diese Informationen wieder vergessen, dann bitten Sie um eine schriftliche Notiz. Der Name des Medikaments sollte immer auf der Verpackung stehen.

13. Entfernen Sie Medikamente nie aus der Originalverpackung – außer zu den Zeiten, zu denen Sie diese Medikamente nehmen sollen, oder um sie in einen anderen Behälter umzulagern, der dafür entworfen wurde, Ihnen das Einnehmen leichter zu machen.
14. Bleiben Sie möglichst lange bei demselben Arzt. Sollten Sie Arzneimittel von verschiedenen Ärzten verschrieben bekommen, besteht ein erhöhtes Risiko, daß es zu einer Wechselwirkung verschiedener Medikamente kommt, die sich nicht gut miteinander vertragen.
15. Nutzen Sie Arzneimittel mit Sorgfalt und Vorsicht, aber nehmen Sie diese, wenn es wirklich notwendig ist. Die Ärzte teilen ihre Patienten bisweilen in zwei Gruppen ein: Diejenigen, die willens sind, bei jedem kleinen Symptom Medikamente zu nehmen und das Gefühl haben, daß ihnen etwas vorenthalten wird, wenn ihnen keine pharmazeutische Lösung für jede noch so kleine Beschwerde angeboten wird. Und dann gibt es diejenigen, die unter keinen Umständen Medikamente nehmen wollen. Versuchen Sie, in keine dieser beiden Kategorien zu passen.

Kapitel 12

Sollten Sie eine zweite Meinung einholen?

Viele Patienten vertrauen ihrem Arzt – und gehen ganz automatisch davon aus, daß er immer Recht hat. Das kann jedoch ein tödlicher Fehler sein. Es waren immer die Diagnosefähigkeiten, die einen guten von einem schlechten Arzt unterscheiden. Kranke zu behandeln ist leicht. Sind Sie Arzt und wissen Sie, was Ihrem Patienten fehlt, können Sie die korrekte Behandlung in zwei Minuten nachschlagen. Leider scheint vielen Ärzte aber die Fähigkeit abhanden gekommen zu sein, genau zu diagnostizieren.

1. Als Forscher die Krankenakten von 100 verstorbenen Patienten untersuchten, bei denen durch Obduktion Herzinfarkt festgestellt worden war, stellte sich heraus, daß der Herzinfarkt nur bei 53 Prozent dieser Patienten vorher diagnostiziert worden war.
2. Eine Untersuchung an 32 Krankenhäusern, in der die Diagnosen von 1800 behandelten Patienten mit denen verglichen wurden, die nach dem Tode dieser Patienten gestellt worden waren (als es also möglich war, sie gründlicher zu untersuchen), brachte ans Licht, daß die Ärzte eine Fehlerquote von fast 20 Prozent aufwiesen.
3. Eine Studie von 131 zufällig ausgewählten Patienten in der Psychiatrie zeigte, daß bei drei Vierteln von ihnen (75 Prozent) eine falsche Diagnose gestellt worden sein könnte.
4. Oft werden bei Patienten ernste psychische Störungen festgestellt – und dementsprechend behandelt –, obwohl ihre Symptome von Medikamenten verursacht worden waren, die man ihnen wegen physischer Beschwerden verordnet hatte. Es gibt ganze Stationen voller Patienten, die als schizophren

diagnostiziert, behandelt und eingeordnet wurden, obwohl sie eigentlich nur an Nebenwirkungen von Medikamenten leiden, die ihnen von verschreibungswütigen Ärzten verordnet wurden.
5. Als 80 Ärzte einmal Silikonmodelle von Brüsten untersuchen sollten, war nur etwa die Hälfte von ihnen in der Lage, die versteckten Knoten zu entdecken. Eine Fehlerquote von 50 Prozent – obwohl den Ärzten bekannt war, daß es sich um einen Test handelte und daß sie beobachtet wurden.
6. Eine weitere Untersuchung zeigte, daß Ärzte bei bis zu einem Viertel der sterbenden Patienten keine Diagnose gestellt hatten. Experten zogen daraus den Schluß, daß einer von zehn verstorbenen Patienten noch leben könnte, wenn die richtige Diagnose gestellt worden wäre.
7. In einer weiteren Studie wurde festgestellt, daß bei zwei Dritteln der verstorbenen Patienten durch eine Obduktion ernste Krankheiten entdeckt wurden, die vorher nicht festgestellt worden waren.
8. Ein von Pathologen nach 400 Obduktionen veröffentlichter Bericht zeigte, daß in mehr als der Hälfte der Fälle eine falsche Diagnose gestellt worden war. Die Autoren dieses Berichtes stellten fest, daß bei 13 Prozent der Patienten behandlungsfähige Krankheiten übersehen wurden, 65 von insgesamt 134 Fälle von Lungenentzündung seien unentdeckt geblieben, und bei 51 Patienten, die einen Herzinfarkt erlitten hatten, waren die Ärzte 18 Mal nicht in der Lage gewesen, dieses zu erkennen.

All das ist erschreckend. Wenn der Arzt nicht in der Lage ist, die richtige Diagnose zu stellen, spielt es keine Rolle, wie viele wunderbare Medikamente ihm zur Verfügung stehen.

Es gibt viele Gründe, warum die Ärzte von heute so schlecht sind, wenn es um die Erstellung einer korrekten Diagnose geht.

Die Ausbildung ist oft jämmerlich, weil Dozenten die Medizinstudenten zu ausführlich über Organe und Gewebe unterrichten (statt ihnen etwas über lebende Patienten beizubringen) und sie dann auf ihre Fähigkeit prüfen, lange Namenslisten von Knochen, Blutgefäßen und pathologischen Einzelheiten zu rezitieren, ohne jemals den Nachwuchs darauf zu testen, ob er dieses erworbene Wissen auch praktisch anwenden kann.

Studien haben auch erwiesen, daß Ärzte dann am schlechtesten abschneiden, wenn sie ihrem Patienten gegenüber ein ungutes Gefühl haben. Eine engstirnige Ausbildung führt dazu, daß Ärzte bei vielen Patienten ratlos sind, wie sie mit ihnen umgehen sollen. Sie haben oft Schwierigkeiten, mit Menschen »anderer« Rassen, des anderen Geschlechts oder eines anderen sozialen Hintergrundes eine Verbindung herzustellen, mit ihnen zu sprechen und Informationen von ihnen zu erfragen.

Ein noch größeres Problem besteht darin, daß die Ärzte sich heutzutage viel zu sehr auf technische Geräte verlassen – und viel zu wenig darauf, selbst diagnostische Fähigkeiten zu entwickeln.

Altmodische Ärzte verließen sich noch darauf, was ihnen ihre Patienten mitteilten und was ihnen ihre eigenen Augen, Ohren, ihre Nase und das Fingerspitzengefühl sagten. Vielleicht das wichtigste von allem war jedoch ihr sechster Sinn, den sich die Ärzte durch jahrelange Praxis aneigneten.

Die heutigen Ärzte verlassen sich über Gebühr auf ihre Ausrüstung, die oft fehlerhaft, häufig schlecht eingestellt und meistens glatt irreführend ist.

Zum Beispiel wird die Fehlerquote von Ärzten bei Röntgenuntersuchungen in fast jeder Studie zu diesem Thema mit 20 bis 40 Prozent beziffert. An einem großen Krankenhaus tätige Radiologen wichen bei der Begutachtung von Bruströntgenbildern in 56 Prozent der Fälle voneinander ab. Und in 41 Prozent ihrer Berichte kam es zu potentiell signifikanten Fehlern. Selbst als man die Röntgenbilder ein zweites Mal analysierte, wurde nur ein Drittel der zuerst gemachten Fehler erkannt.

Daraus läßt sich eine einfache Lehre ziehen: Gehen Sie nicht automatisch davon aus, daß die Diagnose Ihres Arztes richtig sein muß. Wenn Sie mit einer Diagnose überhaupt nicht einverstanden sind und den Eindruck haben, Ihr Arzt könnte sich geirrt haben, dann bestehen Sie auf einer zweiten Meinung.

Kapitel 13

LASSEN SIE SICH NICHT VON IHREM ARZT EINSCHÜCHTERN

In Amerika überredete ein Hochstapler, der sich als Psychiater ausgegeben hatte, zehn verheiratete Frauen zum Sex mit völlig Fremden. Er rief die Frauen an, die er per Zufallsprinzip ausgewählt hatte, und behauptete, Psychiater zu sein, der ihre Ehemänner diskret wegen sexueller Störungen behandele. Der Mann sagte den Frauen, sie sollten aus dem Haus gehen und mit dem erstbesten Mann, der ihnen begegne, zurückkommen und weitere Anweisungen abwarten. Beim zweiten Anruf sagte er dann den Frauen – und den Fremden, die sie mitgebracht hatten –, sie sollten nun Sex haben. Er behauptete, dadurch würden die sexuellen Probleme des Ehemannes kuriert. Zehn Prozent der Frauen, die er angerufen hatte, befolgten die Anweisungen des Hochstaplers.

An einem italienischen Krankenhaus entdeckte man, daß einer der führenden Gehirnchirurgen dieser Einrichtung überhaupt kein ausgebildeter Arzt war. In England führte ein Fleischverkäufer in nur 24 Tagen 14 Operationen durch, und ein Biologielehrer gab sich sechs Monate lang als Gynäkologe aus, bevor er aufflog.

Es gibt mehr falsche Ärzte, als Sie sich wahrscheinlich vorstellen können. In den letzten Jahren konnte ich viele unglaubliche (aber wahre) Geschichten über Ärzte ohne Ausbildung erzählen, die es schafften, sowohl die Patienten als auch ihre medizinischen Kollegen zu täuschen.

Sollten Sie also Zweifel haben, ob Ihr Arzt auch ein richtiger Arzt ist, dann setzen Sie sich mit Ihrer örtlichen Ärztekammer in Verbindung und überprüfen Sie ihn.

Kapitel 14

Lassen Sie sich von Ihrem Arzt nicht zum Tode verurteilen

In unserer aufgeklärten, kultivierten Welt ist es Usus, Voodoo als primitiv und im besten Falle als amüsant abzutun. Wir fühlen uns absolut wohl dabei, schon über den bloßen Gedanken spotten zu dürfen, jemand könne sterben, nur weil ein Mann, bekleidet mit einem Rock aus Gras, mit bemaltem Gesicht und Hühnerfedern auf dem Kopf eine Weissagung ausgestoßen hat. Wir fühlen uns sicher in dem Bewußtsein, daß derartige Drohungen bei uns selbst nichts auszurichten vermögen.

Und doch sind wir, auf unsere eigene Art, ebenso verwundbar wie irgendein primitiver Eingeborener, der sich der Macht und dem Einfluß eines übelwollenden Medizinmannes ergibt.

Der Unterschied besteht in nichts anderem, als daß wir statt auf die Verwünschungen von Männern mit Grasröcken und Hühnerfedern auf dem Kopf an die angeblich wissenschaftlich begründeten Prognosen glauben und danach handeln, die von Männern in weißen Kitteln ausgesprochen werden.

Wenn ein Arzt, bekleidet mit einem weißen Kittel, einem Menschen erklärt, er müsse bald sterben, dann wird dieser womöglich tatsächlich sterben.

Ich kenne einen Mann, dem man vor einigen Jahren sagte, er würde bald an Krebs sterben. Er verlor an Gewicht, wurde unfähig, sich zu bewegen, und begann zu sterben. – Aber dann, als er im Bett lag und ruhig und ergeben auf den Tod wartete, erhielt seine Frau einen Anruf aus dem Krankenhaus. Dort habe man, so sagte eine Stimme, einen Fehler gemacht. Ihr Mann habe überhaupt keinen Krebs. Er habe nur eine Infektion, die sich behandeln ließe. Man habe im Labor etwas verwechselt.

Als der Mann diese frohe Botschaft vernahm, wurde er auf wundersame Weise gesund. Er hörte auf zu sterben, weil er nicht länger erwartete, sterben zu müssen.

Die Beweise bestätigen, daß Dinge wie diese ständig geschehen. Patienten hören auf Ärzte und nehmen sich das Gesagte zu Herzen. Und so werden die Vorhersagen der Ärzte wahr ... ob sie nun richtig waren oder nicht.

Ob das Gesagte von einem Mann kommt, in Federn gekleidet und mit einer Perlenkette um den Hals, oder von einem Mann in einem weißen Kittel, mit einem Stethoskop um den Hals ... es ist der Glaube, der den Schaden verursacht.

Wenn der Mensch, dem etwas gesagt oder geweissagt wird, an den Fluch oder die schlechte Nachricht wirklich glaubt, so erledigt seine Einbildungskraft den Rest. Patienten können – für wie intelligent und aufgeklärt sie sich auch immer halten mögen – ohne äußeren Impuls, sondern allein durch ihre eigene innere Einstellung in eine sich immer schneller drehende Spirale des Verfalls geraten. Sie können sich selbst einreden, sterben zu müssen. Irgendwann wenden sie ihre Blick zur Wand und bereiten sich auf den Tod vor.

All das ist furchterregend und beunruhigend.

Jedoch gibt es noch einen weiteren Blickwinkel, aus dem heraus man die Macht der Vorstellungskraft betrachten kann:

So wie Patienten starben, weil sie daran glaubten, sterben zu müssen, so haben Patienten überlebt und sind wiederaufgeblüht, weil sie sich innerlich weigerten, die schlechte Botschaft anzunehmen, die man ihnen mitgeteilt hatte.

Wie Angst und Furcht töten können, so können Hoffnung und Entschlossenheit den Tod aufhalten.

Durch die Nutzung ihrer inneren Stärke und der Macht ihrer Vorstellungskraft gelang es Menschen, denen man gesagt hatte, sie müßten bald das Zeitliche segnen, dem Tod zu entkommen.

Wir alle verfügen über Kräfte, derer sich nur wenige von uns bewußt sind. Diese Kräfte sollten wir nutzen.

(Ich habe die Kraft des Geistes ausführlich untersucht und mit vielen praktischen Beispielen in meinem Buch *Mindpower* beschrieben.)

Kapitel 15

WARUM SICH EINE PSYCHOTHERAPIE NICHT IMMER LOHNT

Die meisten Menschen glauben, eine Geisteskrankheit sei etwas, das nur den anderen passiert, nur andere Familien betrifft. Dem aber ist nicht so. Die Zahl der Menschen, die unter einer Geisteskrankheit leiden, nimmt stetig und rasant zu. Bei fast jedem dritten Amerikaner wurde schon eine geistige Störung diagnostiziert. In den meisten Ländern leiden zwischen zehn und 15 Prozent der Bevölkerung zu einer bestimmten Zeit ihres Lebens unter einer solchen Störung, die immerhin ernst genug ist, um die vorübergehende Einweisung in eine Klinik zu rechtfertigen.

Stellen Sie sich acht oder neun Menschen aus Ihrem Bekanntenkreis vor; dann ist es wahrscheinlich, daß eine Person aus dieser Gruppe entweder schon einmal in einer Nervenheilanstalt behandelt wurde oder in Zukunft einige Zeit dort wird verbringen müssen.

All das ist schon schrecklich genug.

Was mich aber wirklich erschreckt, ist die Art und Weise, in der psychiatrische Probleme heute behandelt werden, und die man bestenfalls als wirkungslos, schlimmstenfalls aber als barbarisch bezeichnen muß. Die Psychiatrie des 21. Jahrhunderts ist eher eine schwarze Kunst als eine Wissenschaft, und ich glaube, den meisten geistig kranken Patienten ginge es besser, würde man alle Psychiater nach Sibirien verbannen.

Wir stellen uns die Psychiatrie als Fach der Wissenschaft vor, aber sie basiert mehr auf Hörensagen, Verdächtigungen und Gerede als auf Wissenschaft. Hier einige Fakten über die heutige Psychiatrie, die Sie kennen sollten:

1. Gehirnchirurgie

Chirurgen haben in den zurückliegenden 40 Jahren tausende Geisteskranke am Gehirn operiert. Sie setzten im Gehirn Schnitte und entfernten Teile des Gehirns.

Jedoch habe ich keinen einzigen Beweis gesehen, daß die Gehirnchirurgie bei diesen Krankheiten etwas Gutes bewirkt. Ein erfahrener Psychiater, der heute bedauert, Patienten zu einer Operation am Gehirn überwiesen zu haben, drückte es auf diese Weise aus: »Es ist so, als würden Sie die Drähte aus einem Fernsehgerät entfernen, um ein besseres Bild zu bekommen.« In den 1960er Jahren wurde die Gehirnchirurgie zur Behandlung von Geisteskrankheiten enthusiastisch empfohlen. Spätestens 1974 äußerte sich die Weltgesundheitsorganisation bereits sehr kritisch in bezug auf die Gehirnchirurgie. WHO-Experten urteilten, daß »... die Verfahren in der zeitgenössischen psychiatrischen Gehirnchirurgie auf unzureichenden oder begrenzten Forschungsergebnissen beruhen und viele Risiken in sich bergen. Die psychiatrische Gehirnchirurgie zeigt viele unberechenbare Auswirkungen ...«

Man sollte annehmen, diese Praxis sei damit erledigt gewesen. Nicht im entferntesten! Noch immer gibt es in aller Welt Ärzte, die glauben, einem geistig Kranken könne man am besten helfen, indem man ihm ein Messer ins Gehirn steckt.

2. Psychotherapie

Sie müssen kein Arzt sein, um als Psychotherapeut arbeiten zu können. Jeder darf sich als Psychotherapeut oder Psychotherapeutin bezeichnen. Meine Katze Alice war eine der bestqualifizierten Psychotherapeutinnen der Welt.

Was tun Psychotherapeuten eigentlich? Eine gute Frage. Im Grunde genommen hören sie ihren Patienten zu (und sprechen gelegentlich auch mit ihnen).

Bewirken sie etwas Gutes? Das glaube ich nicht.

Ich denke, ein Schwätzchen mit dem Friseur oder dem Barkeeper bringt einem Patienten genauso viel wie ein Gespräch mit dem Psychotherapeuten. Außerdem bin ich folgender Meinung: Bei Patienten, die eine Psychotherapie machen, besteht eine etwas höhere Wahrscheinlichkeit, daß diese geisteskrank oder zum Alkoholiker werden oder ein schweres Verbrechen begehen, als bei Patienten, die keine Psychotherapie erhalten.

Ich halte viele Psychotherapeuten für verrückt. Viele von ihnen berechnen unverschämt hohe Gebühren. Einige wenige sind ihr Geld wert. Andere sollte man einsperren.

3. Elektrokonvulsionstherapie

Wenn wir ein paar Jahrhunderte zurückschauen, dann neigen wir dazu, die Art, in der man in dieser längst vergangenen, dunklen Zeit Geisteskranke behandelte, eher kritisch zu beurteilen. Im Jahre 1770 konnten Sie im *Bethlem Royal Hospital* zu London für einen Penny Eintritt zuschauen, wie die Depressiven und die Manischen zur Ader gelassen, geschlagen, in kaltes Wasser getaucht oder mit Stromstößen traktiert wurden.

Furchtbar.

Wir tun so etwas nicht mehr.

Wirklich nicht?

Nun, wir schlagen die Gemütskranken nicht mehr absichtlich oder lassen sie zur Ader (zumindest nicht offiziell), aber wir verabreichen ihnen noch immer Stromstöße. Die Elektrokonvulsionstherapie wird immer noch von vielen Psychiatern zur »Behandlung« geistig Kranker eingesetzt.

Ärzte haben Elektrizität schon seit Jahrhunderten zu Therapiezwecken genutzt. Schon im alten Rom versuchte Scriborus Largus, die Kopfschmerzen des Kaisers mit einem elektrischen Aal zu kurieren. Aber erst im Jahre 1938 wurde die Elektrizität als »Behandlung« von Geisteskrankheiten »wiederentdeckt«. Zwei Italiener, Cerletti und Bini, versuchten Schizophrenie zu heilen, indem sie hohe Ladungen elektrischen Stromes durch das menschliche Gehirn jagten. Sie entwickelten die Elektrokonvulsionstherapie (ECT), denn sie glaubten, daß Epilepsie und Schizophrenie nicht zusammen auftreten könnten. (Bei der ECT handelt es sich deshalb einfach um eine Art von künstlich hervorgerufenen Epilepsieanfällen.)

In einer ECT-Behandlung werden dem Patienten üblicherweise an einer oder zu beiden Seiten des Kopfes Elektroden angebracht, dann wird der Kopf Stromstößen ausgesetzt, die bis zu einer Sekunde dauern können und zwischen 80 und 100 Volt Spannung aufweisen. Diese Menge an Elektrizität ist ausreichend, um eine 100-Watt-Glühbirne zum Leuchten zu bringen. Es ist vielleicht nicht überraschend, daß dadurch im menschlichen Gehirn ein Anfall verursacht wird, den man auf einem Elektroenzephalogramm verfolgen kann.

Während einer solchen Behandlung stehen die Patienten normalerweise unter Narkose und erhalten ein Mittel zur Muskelentspannung. Ohne dieses Mittel könnten die Kontraktionen so stark sein, daß es zu Knochenbrüchen kommt oder die Zähne so aufeinanderschlagen, daß sie teilweise ausbrechen. Manchmal wird auch ein Elektrokardiogramm genutzt, um den Herzschlag zu beobachten, und einige Ärzte verabreichen zusätzlich Sauerstoff, um das Risiko von Hirnschäden zu verringern. (All das mag Ihnen den Eindruck vermitteln, daß eine ECT nicht unbedingt ohne Risiken ist.)

Nachdem der elektrische Schock verabreicht wurde, erlangen die Patienten langsam wieder das Bewußtsein, fühlen sich jedoch noch einige Zeit abgespannt und verwirrt. Einige Patienten klagen darüber, daß ihre Fähigkeit, sich an Ereignisse aus der Vergangenheit zu erinnern, verschwunden sei. Der Autor Ernest Hemingway war überzeugt, eine ECT hätte seine persönlichen Erfahrungen gelöscht und so seine Karriere als Schriftsteller ruiniert.

Nachdem Cerletti und Bini die ECT eingeführt hatten, wurde diese »Therapie« noch ungefähr 30 Jahre lang von Psychiatern in aller Welt angewandt, die sich offenbar um solche Nebensächlichkeiten wie das Fehlen jeglicher Beweise für den Nutzen dieser Methode keine allzu großen Sorgen machten.

Die Psychiatrie ist eine schwarze Kunst, und die ECT ist ganz gewiß die schwärzeste aller schwarzen Therapien.

Bis zu den 60er Jahren des 20. Jahrhunderts hatte sich eine wachsende Unruhe über diese Form der Behandlung entwickelt. Trotz des Mangels an Beweisen für die Nützlichkeit, einem Menschen Strom ins Gehirn zu pumpen, waren etliche Fachleute zu der Anschauung gelangt, es könnte schädlich sein. Viele Patienten hatten berichtet, wie sie niedergehalten oder fixiert worden waren und wie ihnen Elektrizität in riesiger Dosierung verabreicht wurde, wodurch es zu heftigen Konvulsionen kam. Das hörte sich alles sehr barbarisch an und klang eher nach einer mittelalterlichen Folterkammer als nach einer Klinik der Moderne. Dann, im Jahre 1975, kam der Film *Einer flog über das Kuckucksnest* in die Kinos. In diesem Film, der auf dem Buch von Ken Kesey basierte, konnte man sehen, wie der Schauspieler Jack Nicholson einer Elektroschocktherapie unterzogen wurde. Dadurch verfestigte sich die Meinung, die Elektroschocktherapie sei grausam, barbarisch und nicht zeitgemäß. Der öffentliche Druck auf die Ärzte, die Elektroschocktherapie nicht mehr anzuwenden, wuchs danach für eine gewisse Zeit.

Dann aber führten Psychotherapeuten ins Feld, sie hätten nichts Vergleichbares, um die ECT zu ersetzen, und die Popularität dieser Technik begann wieder anzusteigen.

Allerdings gab es auch weiterhin Unklarheit und Streit um die Frage, wie die ECT angewendet werden sollte und welchen Patienten damit geholfen werden könnte. Verschiedene Experimente waren durchgeführt worden – unter anderem auch in Buchenwald während des Zweiten Weltkrieges –, jedoch gab es immer noch keine Einigkeit darüber, wie man diese angebliche Behandlung bestmöglich einsetzt.

Dieser Streit und die allgemeine Verwirrung wurde, wie ich finde, gut in einer Arbeit zusammengefaßt, die zwei Psychiater in den 1970er Jahren im *British Medical Journal* unter dem Titel *Indikationen für die Anwendung der Elektrokonvulsionstherapie und ihr Einsatz durch erfahrene Psychiater* veröffentlichten.

Die Autoren hatten Fragebögen an eine Reihe von Psychiatern geschickt und kamen zu dem Schluß, daß es große Meinungsunterschiede hinsichtlich der bestmöglichen Anwendung dieser Therapie gab.

Erstens gab es starke Abweichungen bei der Frage, wie oft Psychiater eine ECT durchführen. Einige nannten eine Zahl von zehn bis 20 Patienten pro Monat. Einer sagte, er habe diese Therapie niemals angewandt.

Zweitens zeigte die Untersuchung, daß es große Unterschiede

bei den Gründen für die Anwendung einer ECT gab. Einige Psychiater meinten, diese Therapie sei bei der Behandlung von Depressionen nützlich. Andere sagten, sie würden sie gegen Schizophrenie einsetzen. Einige waren der Meinung, man könne damit manische Zustände kurieren.

Drittens fanden die Forscher heraus, daß mehr als ein Drittel der befragten Ärzte die Meinung vertrat, ein zeitweiliger Gedächtnisverlust sei bei der klinischen Nutzung der ECT unvermeidbar. Ungeachtet dessen – und der weiteren Risiken der ECT – führten weniger als 20 Prozent der Ärzte die ECT selbst aus. Die meisten überließen diese unangenehme Aufgabe untergebenen Mitgliedern ihrer Belegschaft.

Das überraschendste Ergebnis war jedoch, daß es in der Frage, wie eine ECT konkret angewendet werden sollte, keine Einigkeit gab. Einige Ärzte sagten, sie hielten vier Anwendungen für angezeigt, andere bevorzugten eine Serie von zwölf Behandlungen. Einige Ärzte plazierten die Elektroden auf einer Seite des Kopfes. Andere Ärzte plazierten sie auf beiden Seiten des Kopfes. Ich wäre nicht überrascht zu hören, wenn einige ihre Patienten dabei in eine Wanne kalter Vanillesoße gesetzt hätten.

Als ich diese alarmierende Studie zum ersten Mal las, hatte ich den Eindruck, daß die meisten Ärzte, die eine ECT anwenden, nicht die leiseste Vorstellung davon haben, was sie da eigentlich anrichten.

Die durch diese Studie ausgelöste Kontroverse führte 1981 zu einem großen Gutachten des britischen *Royal College of Psychiatrists* (RCP). Dieses Gutachten basierte auf 2755 Fragebögen, die von ECT anwendenden Ärzten auszufüllen waren. Das Gutachten machte deutlich, daß nicht eine der 100 Kliniken, in denen der Einsatz der ECT untersucht wurde, den von der RCP aufgestellten Richtlinien entsprach. In dem Gutachten wurde auch gesagt, daß veraltete Geräte zum Einsatz kämen.

Als Ergebnis dieses Gutachtens setzte der britische Gesundheits- und Sozialminister eine Arbeitsgruppe ein, die zu dem Schluß gelangte, daß es trotz mehr als 20 000 ECT-Behandlungen, die in Großbritannien pro Jahr durchgeführt wurden, »keine allgemeingültigen Regeln für den Einsatz bestimmter elektrischer Wellen, Frequenzen, Stromstärken, Höhe der Stromstärke pro Anwendung etc. gibt«, und daher gebe es auch »... keine Mindeststandards bei der effektiven und sicheren Nutzung der ECT, nach der sich die Hersteller von ECT-Geräten richten können«. Mit anderen Worten: Nach gut vier Jahrzehnten der Nutzung wußten die Ärzte noch immer nicht, wie die ECT wirkt, welche Patienten ihr unterzogen werden sollten, wie man sie anwendet oder wie die dafür verwendeten Geräte konstruiert sein sollten. Kein überwältigender Ausdruck des Vertrauens in ECT oder die Psychiatrie!

Dieses Gutachten zeigte erneut, daß sich Psychiater völlig uneins sind, welche Patienten mit einer ECT behandelt werden sollten. Einige halten sie bei der Behandlung schwerer Depressionen für nützlich. Einige sagten, sie würde sich für die Behandlung von Schizophrenie eignen. Andere widersprachen dieser Auffassung. Und wieder andere waren sich nicht sicher.

Im dem vom *Royal College of Psychiatrists* angefertigten Gutachten zeigte sich auch, daß offensichtlich nur wenige Ärzte wissen, wo die Elektroden angesetzt werden müssen. In drei Vierteln der Kliniken, welche die Ärzte zur Erstellung des Gutachtens besucht hatten, wurden die Einstellungen an den ECT-Geräten nie verändert, obwohl die Geräte so konstruiert worden waren, daß Stromstärke und Frequenz der Behandlung einer bestimmten Krankheit und den Erfordernissen jedes einzelnen Patienten angepaßt werden konnte. (Der Haken an der Sache ist: Obwohl diese Einstellungen verändert werden konnten, schien niemand zu wissen, *wie* man diese verändert.)

Bei einigen der zur Verfügung stehenden Geräte gab es keine Möglichkeit, die Zeit einzustellen, so daß die Dosis des elektrischen Stromes einzig und allein von demjenigen abhing, der das Gerät bediente. (Obwohl bekannt ist, daß zu hohe Dosierungen bei der ECT zu langfristigen Gedächtnisschäden führen.) Es wurde sogar herausgefunden, daß nur etwa die Hälfte der technischen Einrichtungen, die bei der ECT zum Einsatz kamen, regelmäßig gewartet wurden. Warum sich die Mühe machen, ein Gerät zu warten, wenn man nicht einmal weiß, wie das Ding funktioniert?

Seit Jahrzehnten bin ich ein vehementer Kritiker der ECT. Sie erschien mir immer als eine primitive, rohe und barbarische »Behandlungsmethode«. Als Medizinstudent mußte ich einmal zuschauen, wie sie angewandt wurde. Ich kann mich erinnern, daß ich mich zutiefst für die Profession schämte, in die einzutreten ich mich gerade anschickte.

Im Jahre 1988 schrieb ich in meinem Buch *The Health Scandal*: »Jedes Jahr erhalten zehntausende Patienten eine Behandlung, die noch immer nicht ausreichend getestet worden ist. Niemand kann sagen, warum sie funktionieren sollte oder ob sie funktioniert. Niemand kennt das Ausmaß des Schadens, den sie anrichten kann. Niemand weiß, wann sie verabreicht oder um alles in der Welt *nicht* angewandt werden sollte. Niemand weiß, welche Art von Geräten dazu benutzt werden und welche Dosis an Elektrizität gegeben werden sollte. Eigentlich weiß auch niemand, wo die Elektroden angesetzt werden sollten.«

Vor über einem Vierteljahrhundert erklärte mir ein kluger Psychiater: Elektrizität durch ein Gehirn zu jagen (ein Organ, über das wir heute nur wenig mehr wissen als damals) sei seiner Meinung nach genau so rational, logisch und wissenschaftlich, als würde man 30 000 Volt durch ein kaputtes Fernsehgerät ballern.

Trotz all dieser Diskussionen wird die ECT immer noch von tausenden Psychiatern angewandt, um ihre Patienten zu »behandeln«. Erschütternd? Natürlich ja!

Die Tatsache, daß die ECT immer noch eingesetzt wird, ist eine Schande für die Psychiatrie und den Ärztestand insgesamt. Ein Psychiater, der seine Patienten mit derartig bizarren, unwissenschaftlichen und pseudotherapeutischen Methoden angreift, ist meiner Ansicht nach nicht vertrauenswürdig.

Kapitel 16

SO SCHÜTZEN SIE SICH VOR ANSTECKENDEN KRANKHEITEN

Wenn Sie glauben, Bazillen seien unbedeutende Krankheitserreger, die nur Erkältungen, Magenverstimmungen oder andere kleinere Unannehmlichkeiten mit sich bringen, dann lassen Sie sich eines Besseren belehren. Infektionskrankheiten stellen eine große Gefahr für Ihre Gesundheit dar – und die Ihrer Familie.

Es gibt einige wichtige Erklärungen dafür, warum Infektionskrankheiten nun zurückkehren.

Erstens: Durch den modernen Flugverkehr können tödliche Krankheitserreger innerhalb von Stunden aus dem Dschungel in die Großstädte gelangen. Diese Gefahr war zu den Zeiten, als infizierte Reisende langsamere, traditionelle Arten der Fortbewegung nutzten, weitaus geringer. Patienten, die diese Krankheiten mit sich trugen, starben, lange bevor sie dichtbevölkerte Großstädte erreichten.

Zweitens: Krankheitserreger wie Viren verändern sich ständig – und werden stärker. Sie stellen sich auf neue, von Wissenschaftlern entwickelte Impfstoffe ein. Das tödliche Ebola-Virus wurde durch das Blut übertragen. Da das Virus aber im Labor verändert wurde, kann es jetzt auch über die Luft übertragen werden – so wie Grippe. In den Jahren 1918 und 1919 wurden in Europa 25 Millionen Menschen durch einen Grippeerreger getötet, der weit weniger gefährlich war als das Ebola-Virus. Genforscher haben (unter anderem für militärische Zwecke) mit Viren experimentiert und neue, noch stärkere tödliche Infektionen erschaffen.

Drittens: Bei Vivisektionen (Eingriffe am lebenden Tier zu Forschungszwecken), die in aller Welt stattfinden, werden Tiere ständig Viren ausgesetzt. Dabei kommen einige der seltensten und tödlichsten Viren zum Einsatz, die es überhaupt gibt. Einige dieser Forschungen werden im Auftrag des Militärs durchgeführt – das über noch gefährlichere Kampfstoffe für die biologische Kriegführung verfügen will. Die Probleme beginnen dann, wenn es Viren oder infizierten Tieren gelingt, aus Laboratorien zu entkommen. Jedes dieser Tiere kann eine tickende Zeitbombe sein.

Viertens: Das übertrieben häufige Verschreiben und der Mißbrauch von Antibiotika haben dazu geführt, daß Krankheitserreger inzwischen häufig immun geworden sind ... und damit noch stärker und gefährlicher.

Sie können folgende Maßnahmen treffen, um sich und Ihre Familie vor tödlichen Krankheitserregern zu schützen:
1. Ihr körpereigenes Immunsystem schützt Sie vor Infektionen. Befindet sich Ihr Immunsystem – Ihr eingebauter Abwehrmechanismus – in einem ausgezeichneten Zustand, sind Sie gegenüber diesen marodierenden Bazillen in weit geringerem Maße anfällig. Ihre Nahrung kann einen großen Einfluß auf die Stärke und Effektivität Ihres Immunsystems haben. Indem Sie Ihre Ernährung umstellen, können Sie Ihr Immunsystem stärken – und Ihre Verwundbarkeit gegenüber Infektionen (und Krebs) verringern. Sie müssen alles in Ihrer Macht stehende tun, um Ihr Immunsystem in einem perfekten Zustand zu erhalten. Es ist unbedingt notwendig, regelmäßig Lebensmittel zu sich nehmen, die Antioxidantien enthalten. Hierbei sind zu empfehlen: Äpfel, Spargel, gebackene Bohnen, Broccoli, brauner Reis, Rosenkohl, grüner Salat, Blumenkohl, junge Erbsen, Mais, Grapefruit, Linsen, Haferflocken, Orangen, Ananas, Kartoffeln, Sojabohnen, Spinat, Erdbeeren. Außerdem sollten Sie täglich einige Sonnenblumen- oder Kürbiskerne essen.
2. Sollte Ihre Ernährung nicht bereits Knoblauch enthalten, empfehle ich, Ihr tägliches Essen damit zu ergänzen.
3. Sollten Sie Fleisch verzehren ... geben Sie es auf, besonders

dann, wenn Sie wegen einer Infektionskrankheit mit Antibiotika behandelt werden. Die Ausbreitung einer Reihe von Infektionen konnte man bis zu bestimmten Fleischumschlagplätzen zurückverfolgen. Dafür gibt es eine einfache Ursache: Landwirte geben ihren Tieren routinemäßig Antibiotika, um sie gesund zu erhalten. Tiere, deren Futter Antibiotika enthält, entwickeln Organismen, die gegen Antibiotika immun sind. Folgen dieser Praxis waren wiederholt auftretende Probleme bei mit E.Coli-Bakterien infiziertem Fleisch. Es gibt immer noch keine Regeln und Vorschriften. Viele derjenigen, die nach dem Verzehr von infiziertem Fleisch erkrankten, hatten vorher Antibiotika genommen – zum Beispiel wegen Hals- oder Ohreninfektionen. Antibiotika, die bei Hals- oder Ohreninfektionen verschrieben werden, reinigen den Körper von vielen seiner eigenen natürlichen Infektionen; dadurch wird es sogenannten Superbazillen ermöglicht, einen Körper zu übernehmen, in dem es so gut wie keine konkurrierenden Erreger mehr gibt.
4. Streß schädigt Ihr Immunsystem und schränkt die Fähigkeit Ihres Körpers ein, sich gegen Infektionen zu wehren. Deshalb ist es wichtig, sich keinem unnötigen Streß auszusetzen. Machen Sie sich eine Liste aller Streßfaktoren, die es in Ihrem Leben gibt, und eliminieren Sie dann alle Ursachen, die sich irgendwie vermeiden lassen.
5. Meiden Sie Gebäude, die eine in sich geschlossene Klimaanlage haben. Wenn die gleiche Luft ständig nur zirkuliert, erhöht sich deutlich die Gefahr, sich zu infizieren. Niest oder hustet eine Person in diesem Gebäude, besteht das Risiko, daß jeder, der sich in diesem Gebäude aufhält, auch diesem Krankheitserreger ausgesetzt ist.
6. Sie sollten sich von Krankenhäusern, Kliniken und anderen Orten fernhalten, wo kranke Menschen zusammenkommen – und es möglicherweise viele gegen Antibiotika resistente Bakterien gibt. Eigentlich war ich immer der Meinung, große, offene Stationen in Krankenhäusern (so wie von Florence Nightingale entworfen) wären die geeignetsten, da die Patienten dort ständig von den Krankenschwestern im Auge

behalten werden können. Wegen der explosionsartigen Ausbreitung der gegen Antibiotika resistenten Krankheitserreger sollten Patienten, die sich stationär behandeln lassen müssen, Einzelzimmer bevorzugen.
7. Sofern es möglich ist, sollten Sie auf öffentliche Transportmittel verzichten, in denen verbrauchte Luft zirkuliert. In modernen Zügen lassen sich die Fenster nicht mehr öffnen. Wenn eine Person niest, sind alle rundum diesen Erregern ausgesetzt (und stecken sich möglicherweise an).
8. Wenn Sie Eier essen wollen, kaufen Sie nie Eier mit angeschlagener Schale, durch die Krankheitserreger eindringen können. Eier von Hühnern aus natürlicher Freilandhaltung sind oft gesünder als Eier von Hennen, die in Legebatterien gehalten werden.
9. Stellen Sie sicher, daß es in Ihrem Kühlschrank kalt genug ist.
10. Waschen Sie sich gründlich die Hände, bevor Sie sich Ihr Essen zubereiten. Staphylokokken können zum Beispiel durch einen Händedruck übertragen werden. Spülen Sie alle Geschirrteile und das Besteck gründlich in heißem Seifenwasser ab.
11. Frieren Sie niemals bereits aufgetaute Lebensmittel wieder ein. Durch das Auftauen vergrößert sich die Zahl der Bakterien; diese Nahrung wieder einzufrieren erhöht die Gefahr einer Infektion.
12. Wenn Sie Fleisch essen, achten Sie darauf, daß es vollständig aufgetaut ist, bevor Sie es zubereiten. Sonst besteht die Gefahr, daß es im Inneren noch gefroren ist, wenn Sie beginnen es zuzubereiten, und dann nicht richtig durchgebraten oder gekocht ist, wenn der Rest des Fleisches fertig ist. Rohes Fleisch kann voller Bakterien sein.
13. Bewahren Sie Lebensmittel im Kühlschrank getrennt voneinander auf, um das Risiko von Verunreinigungen zu verringern. Lagern Sie Fleisch (eine hochgradige Quelle von Infektionen) immer am Boden des Kühlschrankes, um es so von anderen Nahrungsmitteln fernzuhalten.
14. Kaufen Sie niemals Konservendosen, die rostig, eingedrückt oder beschädigt sind.

15. Prüfen Sie beim Kauf von Lebensmitteln unbedingt das Verfallsdatum – und lassen Sie sich zu nichts anderem verleiten.
16. Wenn Ihr Arzt Ihnen ein Antibiotikum verschreiben will, dann fragen Sie ihn, ob er das wirklich für notwendig hält – oder ob er Ihnen das Medikament nur deshalb verschreiben will, weil er glaubt, daß Sie es wollen. Nehmen Sie diese Medikamente nur dann, wenn es unbedingt erforderlich ist.
17. Essen Sie Joghurt mit lebenden Kulturen – dabei handelt es sich um »freundliche« Laktobakterien (auch in Soja-Joghurt enthalten).
18. Nehmen Sie niemals Medikamente (ob sie vom Arzt verschrieben wurden oder Sie sich diese selbst in der Apotheke gekauft haben), wenn Sie diese nicht dringend benötigen. Suchen Sie immer nach anderen Wegen, ihr Gesundheitsproblem zu lösen.
19. Erziehen Sie Kinder dazu, beim Niesen oder Husten ein Taschentuch zu benutzen.
20. Versuchen Sie, jeden Kontakt zwischen Ihren Fingern und Ihren Augen zu vermeiden, denn dadurch können sehr leicht Krankheitserreger in Ihren Körper gelangen.

In meinem Buch *Superbody* finden Sie weitere Ratschläge zu diesem Thema.

Kapitel 17
BESIEGEN SIE HERZKRANKHEITEN OHNE TABLETTEN UND OPERATIONEN

Als ich vor einigen Jahrzehnten damit begann, für mehrere Zeitungen eine Kolumne zu Gesundheitsthemen zu schreiben, und es anzudeuten wagte, Patienten mit Bluthochdruck könnten ihren Bedarf an Medikamenten reduzieren (oder gänzlich beseitigen), indem sie ihre Lebensweise ändern, brachte mir das eine Menge Ärger ein.

Ich empfahl eine Verringerung des Körpergewichtes, das Rauchen aufzugeben, Streß zu vermeiden, Entspannung zu üben, fette Speisen zu meiden und so weiter. Obwohl ich meine Ausbildung erst ein oder zwei Jahre zuvor beendet hatte, schienen mir diese Ratschläge doch vernünftig, sachlich und vollkommen unstrittig zu sein. Denn, so erinnere ich mich argumentiert zu haben, wenn Streß und fettes Essen zu Bluthochdruck führen, dann könnte eine Lebensweise ohne Streß und fettes Essen doch dazu beitragen, einen überhöhten Blutdruck zu senken.

Heute wird diese Annahme weitgehend als begründet, vernünftig und richtig akzeptiert. Die meisten Ärzte, die über ein rudimentäres Wissen medizinischer Zusammenhänge verfügen und deren Denken nicht völlig unter den Einfluß des plumpen Werbens der Pharmaindustrie geraten ist, erkennen an, daß Patienten mit Bluthochdruck durch Befolgen dieser einfachen Richtlinien eine medikamentöse Behandlung vermeiden können.

Damals jedoch wurde ich als gefährlicher Ketzer gebrandmarkt. Ich erinnere mich an einen angesehenen Arzt, zweifellos eine Säule der etablierten Medizin, der an eine der Zeitungen schrieb, in der meine Kolumnen veröffentlicht wurden: Eine medikamentöse Behandlung sei das einzige Mittel gegen Bluthochdruck, und wenn ich meine Ansichten in seinem Krankenhaus geäußert hätte, hätte er mir untersagt, weiter dort zu praktizieren. Andere Säulen des Ärztestandes verfaßten ähnlich entrüstete Briefe. Mehrere Herausgeber stoppten daraufhin die Veröffentlichung meiner Kolumnen, weil sie der Meinung waren, meine Ratschläge seien zu weit von den anerkannten Grundsätzen der Medizin entfernt, um noch hinnehmbar zu sein.

Die Ironie lag darin, wie ich heute meine, daß sichere, vernünftige, wirksame Ratschläge deshalb zensiert wurden, weil es einfache Ratschläge waren und aus zuviel gesundem Menschenverstand statt aus Hochtechnologie bestanden ... und weil sie der allmächtigen Pharmaindustrie keinen Raum für kommerzielle Ausbeutung boten. (Im Laufe der Jahre bin ich von gut 40 Provinzblättern »gefeuert« worden, weil ich die Unverfrorenheit besessen hatte, akzeptierte »medizinische Weisheiten« in Frage zu stellen und ortsansässige Mitglieder des medizinischen Establishments zu verärgern.)

Ich glaube, damals machte ich zum erstenmal die Erfahrung, als »kontrovers« bezeichnet zu werden, nachdem ich eine Verhaltensweise vorgeschlagen hatte, die mir als grundsätzlich richtig erschien. Unter dem Strich bleibt der traurige Verdacht, daß der Ansatz, Bluthochdruck durch eine Änderung der Lebensweise zu bekämpfen, vor allem deshalb kritisiert wurde, weil er keine Möglichkeit für Profitmacherei bot.

Eine ähnliche Situation hat sich in bezug auf Herzkrankheiten entwickelt.

Die meisten Patienten und fast alle Ärzte sehen in Operationen und Medikamenten die beiden einzigen Wege, Herzprobleme zu behandeln. Dreifach- und Vierfach-Bypaß-Operationen sind schon fast alltäglich – und eine der Haupteinnahmequellen von Ärzten in aller Welt. Es gibt über 60 verschiedene pharmazeutische Produkte zur Behandlung von Herzproblemen; viele davon gehören zu den meistverkauften und gewinnbringendsten Medikamenten überhaupt. Ärzte, die ihren Lebensunterhalt mit dem Skalpell verdienen, tendieren dazu, jedem Herzpatienten, der ihnen über den Weg läuft, eine Herzoperation nahezulegen, während Ärzte, die ihren Lebensunterhalt mit einem Kugelschreiber und einem Rezeptblock verdienen, wohl eher dazu tendieren werden, eine medikamentöse Behandlung zu empfehlen.

Daß die aus all den Operationen und der Flut an verschriebenen Medikamenten erwachsenden Konsequenzen nicht immer ideal sind, ist wohl das mindeste, was man sagen kann. Es läßt sich nicht leugnen, daß eine Anästhesie, das Öffnen des Brustkorbes und der physische Angriff auf das empfindliche Gewebe einer Person mit schwachem Herzen Jahr für Jahr zu Tausenden von Toten führt. Auch hier liegt die Ironie darin, daß Sie kerngesund sein müssen, wenn Sie die Absicht haben, einen Krankenhausaufenthalt mit Operationen überleben zu wollen.

Auch Tabletten sind nicht notwendigerweise sicher. Medikamente bergen immer ein gewisses Risiko; und starke Medikamente, die auf das Herz wirken, können schädigende, unangenehme und manchmal auch tödliche Nebenwirkungen hervorrufen. Und natürlich sollte man sich stets daran erinnern, daß sich viele Herzpatienten einer Operation unterziehen *und gleichzeitig* Medikamente nehmen müssen. In der Tat kommt die etablierte Medizin einem »ganzheitlichen« Ansatz dann am nächsten, wenn sie Operationen und Tabletten zusammen anbietet.

Die gute Nachricht ist jedoch, daß inzwischen Beweise vorliegen, daß Operationen und Medikamente nicht die einzigen Möglichkeiten sind, Herzkrankheiten zu besiegen.

Seit längerem ist bekannt, daß sich Herzkrankheiten durch eine Veränderung des Lebensstiles verhindern lassen. Ererbte Veranlagung spielt bei der Entstehung von Herzkrankheiten eine große Rolle, ohne daß Sie an Ihren Eltern oder Großeltern etwas ändern könnten. Aber unabhängig davon, ob Sie nun aus einer Familie mit gesundem oder schwachem, anfälligem Herzen stammen, können Sie Ihre Chancen, Herzprobleme zu vermeiden, durch das Befolgen einfacher Regeln deutlich erhöhen: zum Beispiel auf fette Speisen verzichten, regelmäßig und maßvoll Sport treiben, richtig mit Streß umgehen und um Tabak einen möglichst großen Bogen machen.

Der kürzlich erzielte Durchbruch (hauptsächlich ermöglicht durch die Arbeit eines amerikanischen Arztes namens Dr. Dean Ornish) bestand darin nachzuweisen, daß es tatsächlich möglich ist, Patienten mit bereits bestehenden Herzkrankheiten zu behandeln, indem sie signifikante Veränderungen in ihrer Lebensführung vornahmen. Dr. Ornish war der erste klinische Arzt, der nachprüfbare Beweise vorlegte, daß Herzkrankheiten durch einfache Veränderungen in der Lebensweise am Fortschreiten gehindert oder sogar rückgängig gemacht werden konnten. Nach einem Jahr zeigte die Mehrheit (nämlich 82 Prozent) der Patienten, die umfassende Änderungen ihres Lebensstiles vorgenommen hatten, wie diese von Dr. Ornish empfohlen worden waren, einen meßbaren Rückgang an Arterienverstopfungen.

In einem Programm, das wie als perfektes Beispiel ganzheitlicher Medizin in praktischer Anwendung erscheint, haben Dr. Ornish und seine Kollegen bewiesen, daß es häufig möglich ist, koronare Arterienverstopfungen zu lösen und sich von Schmerzen in der Herzgegend zu befreien, wenn man Patienten dazu gebracht hat, einige einfache Verhaltensregeln zu befolgen: täglich eine halbe Stunde maßvolle sportliche Betätigung, dazu mindestens eine Stunde Entspannungsübungen, das Erlernen von Techniken zur Streßkontrolle sowie eine fettarme, vegetarische Ernährung.

Diese Ratschläge werden sich selbstverständlich bei Chirurgen und der Pharmaindustrie keiner großen Beliebtheit erfreuen. Ich befürchte, daß die Chance, aus diesem »Behandlungsprogramm des gesunden Menschenverstandes« Profit zu ziehen, viel zu gering ist, als daß sie beim medizinischen Establishment auf Gegenliebe stoßen wird. Sollte Ihr Arzt von dieser operationsfreien und medikamentfreien Therapie bisher nichts gehört haben, dann liegt das wahrscheinlich daran, daß er all seine weiterbildenden Informationen von Dozenten und Publikationen bezieht, die von der Pharmaindustrie finanziert werden.

Dr. Ornish ist nicht der einzige Arzt, der eine wichtige Arbeit zu diesem Thema vorgelegt hat. In einem Artikel mit dem Titel *Die natürliche Heilung koronarer Herzkrankheiten* (veröffentlicht im Jahre 2003 in der Fachzeitschrift *Nutrition and Health*) kommt Dr. Allan Withnell zu dem Schluß, daß die medizinische Literatur »... deutliche Hinweise bietet, daß die Lebensweise und insbesondere die Ernährung sowohl Ursache als auch Heilungschance koronarer Herzerkrankungen ist. Der Beweis läßt sich erbringen, indem man den Herzpatienten davon überzeugt, seine Lebensweise im empfohlenen Umfang zu ändern, und das Ergebnis beobachtet.« Dr. Withnell legt besondere Betonung auf die Worte »im empfohlenen Umfang«, denn dieser Punkt ist wichtig. Es reicht eben nicht, statt zwei Hamburgern nur noch einen zu essen.

Natürlich müssen am Herzen erkrankte Patienten zunächst den Rat ihres Arztes einholen, bevor sie mit einem solchen Programm beginnen können. Für Patienten, die bereits mit Medikamenten behandelt werden, ist es von größter Wichtigkeit, diese nicht abrupt abzusetzen (so etwas könnte sehr gefährlich sein, denn viele moderne Medikamente sind derart stark, daß man sie Schritt für Schritt absetzen muß, wenn die Zeit dafür gekommen ist).

Mein Rat an alle jene Menschen, die an einer Herzkrankheit leiden, ist einfacher Natur: Bevor Sie sich auf eine Operation einlassen oder einer Behandlung mit Medikamenten zustimmen, die sich als sehr langwierig erweisen könnte, fragen Sie Ihren Arzt oder Ihre Ärztin, ob sie bereit sind, Ihnen bei der Umsetzung der von Dr. Ornish entwickelten Methode behilflich zu sein. Sollte Ihr Arzt noch nichts von dieser Methode gehört haben oder auch nicht besonders daran interessiert sein, dann schlage ich Ihnen vor, sich einen anderen medizinischen Ratgeber zu suchen. Einen Arzt, der so unter dem Einfluß der Propaganda der Pharmaindustrie steht, daß er nicht einmal bereit ist, diese Methode minimaler Intervention zu überdenken, sollten Sie nicht weiter beehren.

Selbst wenn diese ganzheitliche Vorgehensweise Ihre Symptome nicht vollständig beseitigen sollte (die Wahrscheinlichkeit, daß sie das doch tut, ist allerdings ausgesprochen hoch), so wird sie wenigstens dafür sorgen, daß Sie generell gesünder und kräftiger sein werden. Dadurch können Sie auch den Folgen einer Operation oder medikamentösen Therapie – falls diese noch nötig sein sollten und wie auch immer sie aussehen mögen – besser gewachsen sein.

Diese Philosophie hat natürlich auch denen einiges zu bieten, die sich zu den Glücklichen zählen dürfen, die nicht an einer Herzerkrankung leiden.

Wenn sich bereits bestehende Herzprobleme dadurch bessern lassen, daß man lernt, sich zu entspannen, angemessen und maßvoll Sport zu treiben und sich fettarm und vegetarisch zu ernähren, dann meine ich schon, daß sich durch die gleiche Methode auch das Entstehen von Herzproblemen verhindern läßt. Klar, es ist weder modern noch spannend, einfache Ratschläge zu geben; ich habe aber ein größeres Interesse daran, richtige, ehrliche und wirksame Ratschläge zu geben, als Ihnen aufregend klingende Heilmittel zu empfehlen, von denen niemand je gehört hat und die Sie nur kaufen können, nachdem Sie in Dutzenden Läden danach gesucht haben. Meine Absicht ist es, Ihnen mit Tips und Informationen zu einem langen und gesunden Leben zu verhelfen – und nicht, Sie mit einer Handvoll seltener guatemaltekischer Bohnen zu beeindrucken oder Ihnen zu raten, täglich einen farbenfrohen Cocktail aus bislang ungetesteten Tabletten und chemischen Substanzen zu trinken.

Der Schlüssel zum Erfolg, sich ein gesundes Herz zu erhalten oder wiederzuerlangen, ist, diese Ratschläge enthusiastisch und regelmäßig zu befolgen. Alle zwei Wochen einen kleinen Spaziergang machen, etwas weniger Butter essen, und ein paar halbherzige Versuche, sich zu entspannen, wenn Sie das Gefühl haben, Ihre Muskeln würden sich verknoten ... das wird keine entscheidenden Verbesserungen bringen.

Falls es keine gesundheitlichen Hindernisse gibt – was ich einmal voraussetze –, sollten sie, um einen wirklich spürbaren Erfolg zu erzielen, einige Dinge tun, um den guten Zustand Ihres Herzens aufrechtzuerhalten.

Erstens sollten Sie dreimal pro Woche einen Spaziergang in strammem Tempo unternehmen, jeweils mindestens eine halbe Stunde lang. Lassen Sie sich nicht davon abbringen, nur weil es windig ist oder Sie viel zu tun haben.

Zweitens sollten Sie ernsthaft anfangen, den Fettgehalt Ihrer Nahrung zu reduzieren. Im folgenden einige kurze Bemerkungen, wie sie das bewerkstelligen können:

1. Werden Sie zum Vegetarier oder Veganer. Die meisten Fleischsorten sind sehr reich an Fett. Rind- und Schweinefleisch sind wirklich von Übel, doch selbst Hühnerfleisch enthält noch zu viel Fett für diese Diät.
2. Grillen, dünsten, schmoren, backen oder kochen sie Ihre Lebensmittel, aber verzichten Sie darauf, diese zu braten oder zu rösten. (Kurzgebratenes ist in Ordnung.)
3. Meiden Sie Butter, Sahne, Margarine und Vollmilch. Nehmen Sie statt dessen Sojamilch. Benutzen Sie beim Kochen von Gemüse Kräuter statt Butter (oder Salz). Bevorzugen Sie fettarme Brotaufstriche, die keine Molkereiprodukte sind, und mehrfach ungesättigte Fettsäuren statt gesättigter Fettsäuren.
4. Sollten Sie Fertignahrung oder vorgekochte Mahlzeiten bevorzugen, dann kaufen Sie nur Produkte, die als fettarm gekennzeichnet sind. Überprüfen Sie die Zutaten und vergessen Sie nicht, daß Sie eine Diät halten wollen, die aus weniger als 20 Prozent Fett besteht. (Der empfohlene Wert liegt bei zehn Prozent). Stellen Sie die Waren wieder zurück ins Regal, wenn Sie lesen, daß sie mehr als 20 Prozent Fett enthalten. (Manchmal wird ein Fettgehalt von 30 Prozent als akzeptabel beschrieben, das ist meiner Meinung nach aber viel zu hoch).

Drittens: Sie sollten sich wirklich darum bemühen, sich so wenig wie möglich vermeidbarem Streß auszusetzen. Das geht ganz einfach, indem Sie sich eine Liste anfertigen mit allen Aktivitäten und Verpflichtungen, die in Ihrem Leben Streß verursachen. Dann fragen Sie sich selbst, welche dieser Aktivitäten und Verpflichtungen Ihr Leben wirklich bereichern und welche Sie vermeiden oder einfach abschaffen können.

Und schließlich sollten Sie viertens lernen, wie Sie sich geistig und körperlich entspannen können, und das Gelernte dann auch regelmäßig wiederholen. (In meinen Büchern *Bodypower* und *Mindpower* finden Sie Beispiele, wie Sie sich mental und physisch entspannen können.)

Kapitel 18

LERNEN SIE, AUF IHREN KÖRPER ZU HÖREN

Wenn Sie bereit sind zuzuhören, dann kann Ihnen Ihr Körper eine Menge mitteilen. Kleinere Symptome, die Sie nur als lästig empfinden oder voreilig behandeln wollen, könnten Zeichen dafür sein, daß etwas nicht in Ordnung ist. Andere Anzeichen ignorieren Sie vielleicht, weil Sie sich der Bedeutung nicht bewußt sind.

Hier einige Anhaltspunkte, die Ihnen dabei helfen sollen, ein wenig genauer auf Ihren Körper zu hören.
1. Wenn Sie beim Heben oder Tragen einen leicht stechenden Schmerz spüren, sollten Sie das als Warnung betrachten. Setzen Sie Ihre Arbeit dann einfach fort, können Sie sich leicht eine Muskelzerrung oder einen Gelenkschaden zuziehen. Sollten Sie beim Umgraben des Gartens Rückenschmerzen verspüren, dann wäre es töricht, nicht darauf zu achten. Die meisten Fälle, bei denen Schmerzen auftreten, sollten als Frühwarnung angesehen werden – je länger Sie einen Schmerz ignorieren, desto größer ist die Wahrscheinlichkeit, daß sich daraus ein ernstes Problem entwickelt.
2. Erbrechen und Durchfall mag man als äußerst unangenehm empfinden, jedoch sind dies wichtige Abwehrmechanismen, die von unserem Körper für bestimmte Zwecke eingesetzt werden. Treten diese Symptome ohne weitere Anzeichen auf, dann handelt es sich sehr wahrscheinlich um eine Infektion im Verdauungssystem, die Ihr Körper loszuwerden versucht. Wenn Sie nun versuchen, diese Symptome zu kontrollieren oder zu unterdrücken, dann führt das möglicherweise dazu, daß die Infektionserreger länger in Ihrem Körper verweilen.

Bei diesen Symptomen sollten Sie außerdem unverzüglich Ihren Arzt informieren.
3. Der Hustenreflex ist ein ausgeklügelter Verteidigungsmechanismus. Er sorgt dafür, daß alles Unwillkommene aus Ihren Atemwegen entfernt wird. Bei dieser Aufgabe sollten Sie Ihrem Körper helfen und alles, was Sie aushusten, auch ausspucken. Sollten Sie an hartnäckig und ständig wiederkehrendem Husten leiden, könnte das ein Hinweis auf eine mögliche Lungeninfektion oder Lungenirritation sein. Oder ein Reizerreger befindet sich in der Luft, die Sie atmen. Es ist nicht immer sinnvoll, den Husten zu unterdrücken, wenn Sie husten müssen – denn Husten ist ein Schutzmechanismus Ihres Körpers. Die beste Lösung ist es, den Rat Ihres Arztes einzuholen, um die Ursache Ihres Hustens festzustellen.
4. Kommt es bei Ihnen zu einem ungewöhnlichen oder unerwarteten Hautausschlag, dann sind Sie wahrscheinlich mit einem Reizstoff in Verbindung gekommen. Ihre Haut erkennt den Reizstoff als Bedrohung und entwickelt bestimmte chemische Abwehrstoffe, um sich dagegen zu wehren. Dadurch kommt es dann zur Reaktion Ihrer Haut. Sicher ist es möglich, diese Reaktion Ihrer Haut durch starke Medikamente abzumildern; jedoch ist es viel vernünftiger, den Reizstoff zu finden und zu eliminieren.
5. Krämpfe in den Beinen entstehen durch eine Beeinträchtigung der Durchblutung. Der Krampf wird durch angesammelte Rückstände von Stoffwechselprozessen ausgelöst, die ablaufen, wenn Sie Ihre Muskeln anspannen. Die geminderte Durchblutung bedeutet, daß diese Rückstände nicht mehr abtransportiert werden. Der Krampf soll Ihnen signalisieren, eine andere Position einzunehmen. Sobald das geschehen ist und Ihr Blut leichter zirkulieren kann, können diese Stoffwechselrückstände wieder ausgeschwemmt werden, und der Schmerz verschwindet.
6. Wenn Sie sich falsch ernähren oder zu schnell essen, kann es zu einer Magenverstimmung kommen. Dadurch teilt Ihnen Ihr Magen mit, daß Sie etwas falsch gemacht haben. Durch Magensäuremittel oder Tabletten lassen sich diese Probleme

kurzzeitig abstellen. Die Schmerzen treten dann aber wahrscheinlich nach kurzer Zeit erneut auf. Um diese Symptome dauerhaft loszuwerden, ist es notwendig, daß Sie auf die Signale Ihres Körpers achten. Vielleicht sollten Sie Ihre Ernährung umstellen. Oder Ihre Eßgewohnheiten ändern. Wahrscheinlich benötigen Sie guten medizinischen Rat.
7. Passieren Ihnen immer wieder Mißgeschicke, dann stehen Sie wahrscheinlich zu sehr unter Druck. Es besteht ein deutlicher Zusammenhang zwischen der Anfälligkeit für Unfälle und Streß.
8. Treten bei einer Frau unregelmäßige Menstruationsperioden auf, dann ist es gut möglich, daß sie sich über etwas zu recht Sorgen macht. Mädchen, denen Prüfungen bevorstehen, haben oft verspätete Regelblutungen, genauso wie junge Frauen, die glauben, sie seien schwanger.
9. Kopfschmerzen werden oft durch zu große Anspannung, Druck und Ängste und verspannte Muskeln ausgelöst. Eine Entspannung der Muskeln hilft oft schneller gegen Kopfschmerzen als eine Tablette. Durch eine frühzeitige Lockerung der Muskeln und den richtigen Umgang mit der zugrunde liegenden Anspannung kann man erreichen, daß Kopfschmerzen erst gar nicht entstehen. Hartnäckig und wiederholt auftretende Kopfschmerzen sollten auf jeden Fall von einem Arzt untersucht werden.
10. Bluthochdruck ist oft ein Ergebnis von Streß. Taxifahrer, Lehrer und Chirurgen sind deshalb weit stärker anfällig für Bluthochdruck als Buchhalter, Pfarrer oder Landwirte. Teilt Ihr Arzt Ihnen mit, daß Sie an Bluthochdruck leiden, dann greift der Streß möglicherweise Ihre Gesundheit an. Sie können sich selbst dadurch helfen, daß Sie sich weniger Streß aussetzen oder Ihre Streßresistenz erhöhen.

Mehr darüber, wie Sie auf Ihren Körper hören können, finden Sie in meinem Buch *Bodypower*. Denken Sie daran, daß Sie bei Problemen, die sich über mehr als fünf Tage erstrecken oder wiederholt auftreten oder Ihnen Sorgen bereiten, immer einen Arzt konsultieren sollten.

Kapitel 19

LERNEN SIE DEN SCHMERZ OHNE IHREN ARZT ZU BEHERRSCHEN

Schmerz ist der häufigste Grund für Menschen, ärztlichen Rat einzuholen. Es ist der wichtigste Grund für sie, Medikamente einzunehmen. Er verursacht mehr Leid als alle anderen Symptome zusammen. Er zerstört Leben und ruiniert Karrieren. Und doch sind viele Ärzte fast überfordert, wenn es um den Umgang mit Schmerz geht. Experten behaupten, zwei Drittel aller Patienten mit hartnäckigen Schmerzen würden unzureichend und schlecht behandelt.

Dafür gibt es, wie ich glaube, zwei entscheidende Gründe. Erstens: Bei der Ausbildung des medizinischen Nachwuchses wird zu wenig Kenntnis über den Umgang mit Schmerz vermittelt. In vielen Standardwerken der medizinischen Ausbildung kommt das Wort Schmerz gar nicht vor. Zweitens: Die Ausbildung der Ärzte wird weitgehend von der Pharmaindustrie kontrolliert, die ein ureigenes Interesse daran hat, neue, kostspielige und profitbringende Produkte zu verkaufen.

Hier also eine kurze Zusammenfassung einiger Dinge, die Sie wirklich über Schmerz wissen sollten, sowie über Techniken, ihn zu beherrschen. Sie sollten diese Techniken nur mit der Zustimmung Ihres Arztes anwenden. Behandeln Sie Schmerz niemals allein, ohne vorher ärztlichen Rat eingeholt zu haben. Sollte Ihr Arzt von diesen Methoden nichts wissen (eine überraschend große Zahl von ihnen hat beispielsweise noch nichts von TENS-Geräten gehört), dann bitten Sie ihn oder sie, sich ein wenig mit diesem Thema zu befassen und Ihnen dann ihre Ansicht mitzuteilen.

Medikamente
Medikamente sind die gebräuchlichste Art, Schmerz zu behandeln. Wenn Ärzte ein Rezept für ein Schmerzmittel ausstellen, stehen ihnen reihenweise Produkte zur Auswahl. Und wohl ebenso viele Präparate können Sie rezeptfrei in der Apotheke erwerben. Obwohl Schmerzmittel sehr wirksam sind, werden sie nicht immer in der richtigen Weise angewandt. Schmerzmittel sollten stets so genommen werden, wie es in den Empfehlungen und Hinweisen geschrieben steht oder wie es Ihnen empfohlen wurde.

TENS-Geräte
Hier scheint es ein Komplott zwischen Ärzten und der Pharmaindustrie zu geben – mit der Konsequenz, daß Millionen von Schmerzpatienten eine einfache, preiswerte und verläßliche Linderung ihres Leidens verwehrt wird und die Pharmahersteller weiterhin hohe Gewinne erzielen.

Liegt eine Gewebeschädigung vor, so gibt es zwei voneinander getrennte Nervenstränge, welche die Botschaft über die Verletzung ans Gehirn senden. Die größeren Stränge transportieren Informationen über andere Wahrnehmungen als Schmerz, während die kleineren Stränge den eigentlichen Schmerz weiterleiten. Die Botschaften, die über die größeren Stränge transportiert werden, treffen meist vor den durch die kleineren Stränge weitergeleiteten Informationen im Rückenmark ein. Werden nun ausreichend andere Empfindungen über die großen Nervenfasern geführt, so haben die Schmerzempfindungen keine Chance durchzukommen. Reiben Sie zum Beispiel eine wunde Stelle ihres Körpers, dann erhöhen Sie die Anzahl der schmerzlosen Botschaften – und blocken umgekehrt das Schmerzempfinden ab.

Als Wissenschaftler entdeckt hatten, daß man den Schmerz durch das Reiben einer wunden oder schmerzenden Stelle lindern kann, bestand der nächste Schritt darin, etwas zu entwickeln, womit man den Fluß schmerzloser Informationen gründlicher stimulieren konnte.

Man wußte, daß sich alle Nerven bis ungefähr zwei Zentimeter unter der Hautoberfläche durch auf der Haut befestigte Elektroden stimulieren lassen. Dies brachte Forscher auf die Idee, Patienten kleine batteriebetriebene Stimulatoren in Taschengröße zur Verfügung zu stellen, die in kontinuierlichen Intervallen elektrische Impulse aussenden. Über Silikonelektroden, die mit einer besonderen leitfähigen Paste auf der Haut befestigt werden, können diese Impulse dann direkt in die größeren Nervenstränge des Körpers weitergeleitet werden. Diese elektrischen Impulse – die keine Informationen über Schmerz enthalten – unterdrücken also die Schmerzsignale.

Noch spannender war die Entdeckung, daß die *Transkutane elektrische Nervenstimulation* (die rasch als TENS bekannt wurde) nicht nur den Fluß sensorischer Impulse stimuliert und damit die Weiterleitung von Schmerzimpulsen hemmt, sondern den Körper auch zur Produktion eigener schmerzstillender Hormone, sogenannter Endorphine, anregt.

TENS-Geräte sind bequem, sicher und wirksam. Außerdem sind sie billig in der Anschaffung und im Betrieb.

In einer Studie mit Patienten, die an rheumatischer Arthritis litten, zeigte sich, daß TENS-Geräte bei 95 Prozent der Patienten zu einer Linderung der Schmerzen führten und jeder zweite Patient eine langfristige Besserung verspürte.

Aber nicht nur Arthritis-Patienten profitieren von TENS-Geräten. Sie haben inzwischen ihre Wirksamkeit bei allen Arten von Schmerz erwiesen.

Nun müßte man eigentlich annehmen, daß bei einem solch großen Erfolg (erzielt von kleinen, preiswerten, tragbaren und langlebigen Geräten, die ohne besondere Kenntnisse zuhause eingesetzt werden können und keine Nebenwirkungen hervorrufen) die Ärzte Millionen von Patienten diese Geräte empfehlen und diese bald die Regale in den Geschäften füllen.

Dennoch werden Sie Schwierigkeiten haben, ein solches Gerät käuflich zu erwerben.

Wieso?

Zyniker mögen einwenden, der Pharmaindustrie sei es nicht recht, wenn sich Schmerzpatienten auf schnelle und preiswerte Weise selbst helfen können. Die Pharmaunternehmen verdienen riesige Summen am Verkauf von Medikamenten an Patienten, die unter Schmerzen leiden; TENS-Geräte würden folglich diese Unternehmen ein Vermögen an entgangenen Verkaufserlösen kosten.

Selbst Regierungen (die alles versuchen, um die Pharmaindustrie zufriedenzustellen) tun ihr bestes, die Öffentlichkeit davon abzuhalten, TENS-Geräte zu kaufen.

Eigentlich sollte es Ihnen möglich sein, so einen Apparat in Ihrer Apotheke zu kaufen; ich bezweifle aber, daß Ihnen dies gelingen wird. Wenn Sie ein solches Gerät einmal ausprobieren wollen, so fragen Sie Ihren Arzt oder besuchen Sie im Internet die Seite www.tenspen.com.

Jetzt werden Sie vielleicht verstehen, warum ich behaupte: Sollte irgendein Wissenschaftler jemals ein Heilmittel für Krebs oder Herzkrankheiten entdecken, würde es von der Pharmaindustrie sofort unterdrückt. Sie hat ein wesentlich stärkeres Interesse daran, weiterhin riesige Mengen pharmazeutischen Mülls zu verkaufen, als Menschen wirklich zu heilen.

Der Schaukelstuhl

Eine der effektivsten Arten, lang andauernde, hartnäckige Rückenschmerzen in den Griff zu bekommen – woran auch Ärzte scheitern –, ist die Entspannung in einem Schaukelstuhl. Er stimuliert die Produktion von Nervenimpulsen, die eine effektive und dauerhafte Linderung des Schmerzes bringen. Da Schmerzen in der Regel gegen Abend zunehmen, ist es sicher eine gute Idee, es sich in einem Schaukelstuhl bequem zu machen und zu entspannen, während Sie fernsehen.

Hitze

Hitze kann bei jeder Art von Schmerz helfen. Am besten geeignet ist sie jedoch bei der Behandlung von Schmerzen, die von Blutergüssen, Zerrungen und entzündeten Gelenken hervorgerufen werden. Um die Hitze auf die entsprechenden Körperpartien aufzubringen, können Sie es mit erwärmten Handtüchern, einem Heizkissen, einer Sonnenlampe oder der guten alten Wärmflasche versuchen.

Bei der Wärmflasche sollten Sie darauf achten, daß der Stöpsel gut paßt, der Gummi nicht brüchig ist und die Flasche in ein Handtuch eingewickelt ist, um Verbrennungen zu vermeiden.

Eis
Schmerzspezialisten haben gezeigt, daß die Anwendung von Eis bei 80 Prozent der Patienten mit Kopfschmerzen und bei 50 Prozent der Patienten mit Zahnschmerzen eine Linderung brachte. Eis eignet sich auch für Hämatome, Gelenkschmerzen und Rückenschmerzen. Stimmt Ihr Arzt zu, füllen Sie zerstoßenes Eis in eine Wärmflasche oder wickeln Sie Eiswürfel in ein dünnes Handtuch. Legen Sie das Eis niemals länger als fünf Minuten auf die Haut und entfernen Sie es, sobald sich die betreffende Stelle taub anfühlt.

Musik
Vor 4000 Jahren ließen Hindu-Ärzte bei Operationen beruhigende, sanfte Musik spielen. Auch auf den Krankenstationen spielten Musiker. Die Ärzte hatten entdeckt, daß Musik den Menschen hilft, sich zu entspannen und den Schmerz zu vertreiben. Kürzlich wurde von Wissenschaftlern in Warschau gezeigt, daß sich Musik hervorragend dazu eignet, Schmerz zu lindern. Natürlich müssen Sie selbst ausprobieren, welche Art von Musik Ihnen am meisten hilft. Dabei kann sich ein tragbarer Kassetten- oder CD-Spieler als nützlich erweisen.

Kapitel 20

SEIEN SIE VORSICHTIG, WENN SIE SICH EIGENMÄCHTIG MEDIKAMENTE KAUFEN

Der Verkauf von Arzneimitteln, ohne Rezept über den Ladentisch, ist ein großes Geschäft. Mein Rat lautet jedoch: Überlegen Sie genau, ehe Sie eine Menge Geld für rezeptfreie Arzneimittel ausgeben. Viele der Produkte, die in Tausenden von Geschäften zum Verkauf angeboten wurden, haben sich niemals als wirksam oder nützlich beweisen müssen, und einige dieser Produkte können ohne Zweifel gefährlich sein.

Neben dem Risiko von Nebenwirkungen besteht die zweite große Gefahr beim eigenmächtigen Kauf von Arzneimitteln darin, daß Sie möglicherweise eine falsche Selbstdiagnose gestellt und vielleicht eine ernste, den Symptomen zugrunde liegende Krankheit übersehen haben.

Leiden Sie zum Beispiel an einer anhaltenden Magenverstimmung und nehmen längere Zeit ein Mittel dagegen, so besteht das Risiko, daß sich ein Magengeschwür bildet, das bluten und Sie sogar töten könnte. Suchen Sie wegen einer hartnäckigen Magenverstimmung Ihren Arzt auf; dann wird er, hoffentlich, dieser Sache auf den Grund gehen wollen.

Wenn Sie anhaltenden Durchfall haben und ständig Medikamente kaufen, um die Symptome zu unterdrücken, könnten Sie eventuell die frühen Anzeichen einer Darmkrebserkrankung übersehen.

Müssen Sie ständig husten und nehmen Sie immer wieder Hustensaft, so riskieren Sie, eine ernste Lungenerkrankung zu übersehen, die Ihrem Arzt nicht verborgen geblieben wäre, hätten Sie ihn früh genug konsultiert.

Um das Risiko zu minimieren, etwas Ernstes zu übersehen, heißt meine Faustregel: Bei Beschwerden, die länger als fünf Tage anhalten oder ständig von neuem auftreten, keine Medikamente nehmen, die Sie sich selbst gekauft haben. Ebensowenig sollten Sie über den Ladentisch gekaufte Medikamente konsumieren, wenn Sie bereits andere, rezeptpflichtige Medikamente nehmen. Außerdem sollten Sie ärztlichen Rat einholen, falls Sie an der Diagnose und der Behandlung zweifeln.

Selbst gekaufte Arzneimittel können bequem sein und einen unnötigen Gang zum Arzt ersparen. Und wenn Sie ein gutes Verhältnis zu einem vertrauenswürdigen Apotheker haben, ist das zweifellos sehr nützlich. Aber bedenken Sie immer: Die Mehrzahl der Symptome, die mit Hilfe der von Ihnen über den Ladentisch erworbenen Arzneimittel verschwunden sind, wäre auch ohne irgendwelche Arzneimittel abgeklungen.

Kapitel 21

SO MACHEN SIE DAS BESTE AUS EINEM ARZTBESUCH

Woche für Woche verschieben Tausende von Menschen aus Angst oder Scheu einen Termin für eine ärztliche Untersuchung. Das Verschieben eines Arztbesuches, weil man »Nervenflattern« vor einer Untersuchung hat, kann jedoch gefährlich sein. Hier also meine Ratschläge (besonders an die gerichtet, denen es peinlich ist oder die nervös werden, wenn sie einen Arzt aufsuchen müssen), wie man das beste aus einem Arztbesuch machen kann.

1. Niemals hinausschieben. Wenn Sie ein Problem haben, das Ihnen Sorgen bereitet, dann vereinbaren Sie sofort einen Termin und stellen Sie sicher, daß Sie Ihren Arzt so schnell wie möglich sehen. Je länger Sie warten, desto größer werden Ihre Sorgen – und um so schlimmer wird die Situation.
2. Seien Sie auf eine körperliche Untersuchung vorbereitet. Wären Sie einverstanden, wenn ein Mechaniker Ihren Automotor zu reparieren versuchte, ohne wenigstens die Motorhaube zu öffnen? Kleiden Sie sich so, daß Sie sich schnell an- und ausziehen können. Bei Frauen sind Strümpfe gewöhnlich einfacher auszuziehen als Strumpfhosen. Reißverschlüsse lassen sich schneller öffnen als Knöpfe. Tragen Sie keine Unterwäsche, die Sie in Verlegenheit bringen könnte.
3. Sorgen Sie sich nicht darum, daß Ihnen etwas peinlich sein muß oder Sie Ihren Arzt schockieren könnten. Es gibt keine Erklärung oder Frage, womit Sie ihn schockieren könnten. Jede Woche gehen tausende Frauen, die »ein Problem da unten« haben, in eine Arztpraxis, klagen dann über einen kleinen Hautausschlag oder eine geschwollene Vene und ver-

lassen die Praxis wieder, ohne ein Wort gesagt zu haben, was sie wirklich bedrückt.
4. Überlegen Sie sich vorher, was sie Ihrem Arzt sagen wollen. Machen Sie sich eine Liste der wichtigsten Anzeichen, Symptome, Beschwerden und Sorgen. Frauen, die noch nicht die Menopause hinter sich haben, sollten Aufzeichnungen ihrer letzten Perioden mitnehmen.
5. Fühlen Sie sich durch Fragen, die Ihr Arzt Ihnen stellt, nicht beleidigt oder erschreckt. Haben Sie einen Ausfluß, so wird Ihr Arzt wissen wollen, wie lange Sie ihn schon haben und wie er aussieht. Bei einem gynäkologischen oder urologischen Problem gehören Fragen zum Intimleben zur Routine.
6. Entscheiden Sie im voraus, welche Fragen Sie Ihrem Arzt stellen wollen – und was er tun soll. Denken Sie daran, daß es zu den Aufgaben eines Arztes gehört, Ihnen etwas zu erklären. Sind Sie von einem Arzt im Krankenhaus behandelt worden und haben nicht verstanden, was er sagte, dann bitten Sie Ihren Hausarzt, den Medizinjargon für Sie zu übersetzen.
7. Ihr Arzt wird sich aufschreiben, was Sie ihm mitteilen. Es ist sinnvoll, daß Sie sich ebenfalls aufschreiben, was er Ihnen sagt – besonders wenn es sich dabei um Ratschläge und Anweisungen handelt.
8. Sind Sie am Ende der Konsultation nicht zufrieden, dann bitten Sie darum, eine zweite Meinung einholen zu können. Lehnt Ihr Arzt es rundheraus ab, eine entsprechende Überweisung auszuschreiben, dann schlage ich vor, daß Sie den Arzt wechseln.

Kapitel 22

WANN IST DIE ALTERNATIVMEDIZIN SINNVOLL?

Ist die Alternativmedizin sicher? Funktioniert Sie?
Hier einige kurze Anmerkungen zu einigen der bekanntesten Formen der Alternativmedizin. Beachten Sie aber: Konsultieren Sie Ihren Arzt, bevor Sie eine Form der Alternativmedizin ausprobieren. Vergewissern Sie sich, daß er Ihren Plänen zustimmt. Vergewissern Sie sich auch, daß der Heilpraktiker, den Sie aufsuchen wollen, richtig ausgebildet ist.

Diese Notizen sind keineswegs als vollständig anzusehen; sie sollen lediglich als kurze Einführung in ein riesiges Themengebiet verstanden werden.

Akupressur

Das ist Akupunktur mit Fingern statt Nadeln. Wie bei der Akupunktur geht es darum, den Energiefluß entlang der Energiekanäle des Körpers zu stimulieren. Akupressur ist eine Kreuzung zwischen Akupunktur und Massage und soll sich sehr gut für die Behandlung von Kopfschmerz, Rückenschmerzen oder Muskelschmerz eignen.

Akupunktur

Die Chinesen, von denen die Akupunktur stammt, glauben, daß sich im menschlichen Körper zwölf Kanäle befinden, durch welche die inneren Energien fließen. Ist einer dieser Kanäle blockiert, entwickeln sich Krankheiten. Bei der Akupunktur sticht der Therapeut Nadeln in die Haut, um die Blockaden in den Kanälen zu lösen und einen kontinuierlichen Energiefluß wiederherzustellen. Bislang wurden mehr als 1000 Akupunkturpunkte identifiziert. Akupunktur hilft; sie ist besonders wirksam bei der Behandlung von Schmerz und wird von der Weltgesundheitsorganisation WHO empfohlen. Neben der Schmerzbehandlung ist die Akupunktur auch bei vielen anderen Beschwerden hilfreich.

Alexander-Technik
Diese Technik wurde an der Wende des 19. zum 20. Jahrhunderts von dem australischen Schauspieler F. M. Alexander begründet. Er war überzeugt, viele Krankheiten würden sich entwickeln, weil wir nicht richtig sitzen, stehen oder gehen. Viele Menschen, die in der Alexander-Technik unterwiesen wurden, behaupten, sie hätte viele Gesundheitsprobleme behoben –, insbesondere Knochen- und Gelenkbeschwerden, Rückenschmerzen und durch Streß verursachte Probleme.

Aromatherapie

Aromatherapeuten behaupten, sie seien in der Lage, durch Massagen mit süßlich duftenden Ölen eine Vielzahl an physischen und psychische Beschwerden behandeln zu können. Sie wählen duftendes Öl spezieller Blumen, Pflanzen und Bäume aus, um auf Stimmungen einzuwirken und Krankheiten zu lindern. Die Massage selbst kann beruhigend und entspannend sein.

Chiropraktik

Die Chiropraktik wurde von dem Kanadier Daniel Palmer entwickelt, der davon ausging, daß 95 Prozent aller Krankheiten durch Knochenfehlstellungen in der Wirbelsäule verursacht werden und demzufolge durch ein Zurechtrücken dieser Knochen geheilt werden können. Es gibt ernstzunehmende Hinweise darauf, daß die Chiropraktik erfolgreich bei der Behandlung von Knochen- und Gelenkbeschwerden, wie zum Beispiel Rückenschmerzen, eingesetzt werden kann.

Heiler

Es gibt tausend praktizierende Heiler. Heiler arbeiten auf verschiedene Weise. Einige legen die Hand auf, andere sagen, sie müßten ihre Patienten nicht berühren. Viele bieten ihre Dienste kostenlos an. Es gibt Beweise für »wundersame« Erfolge durch Heiler. Niemand kann sagen, ob diese Ergebnisse dadurch erzielt wurden, daß die Selbstheilungskräfte des Körpers erstarkten oder ob mysteriöse Mächte im Spiel waren. Beim Heilen gibt es praktisch keine Risiken oder Nebenwirkungen.

Pflanzenheilkunde
Hierbei handelt es sich um einen der ältesten Zweige der Medizin. Viele moderne Medikamente sind von pflanzlichen Heilmitteln abgeleitet. Hersteller pharmazeutischer Produkte konzentrieren einen Großteil ihrer Forschung auf die Suche nach nützlichen Bestandteilen, die aus Pflanzen gewonnen werden. Ungefähr ein Drittel der von Ärzten verordneten Medikamente basiert auf pflanzlichen Produkten. Heute wenden sich Millionen von Menschen von der Schulmedizin ab und bevorzugen pflanzliche Heilmittel. Diese stehen für fast jede nur vorstellbare Krankheit zur Verfügung.

Es besteht kein Zweifel daran, daß viele Pflanzenheilmittel tatsächlich wirken, ob sie nun selbst gekauft oder von einem Therapeuten verschrieben wurden.

Homöopathie
Die moderne Homöopathie wurde im 19. Jahrhundert von Samuel Hahnemann erfunden. Er glaubte, er könnte Krankheiten durch eine winzige Dosis heilen. Der Theorie zufolge kann der Selbstheilungsmechanismus des Körpers durch eine unglaublich kleine Dosis bestimmter Stoffe ausgelöst werden. Die Homöopathie hat viel mit Impfungen gemein, bei denen geringe Mengen fremder Substanzen in den Körper des Patienten eingebracht werden, um den körperlichen Abwehrmechanismus anzuregen. Das scheint tatsächlich zu funktionieren.

Hypnosetherapie
Die moderne Hypnose nahm ihren Anfang im 18. Jahrhundert durch Franz Mesmer in Wien. Angewandt von einem gut ausgebildeten Experten, kann sie nützlich und effektiv sein. Es

gibt Hinweise darauf, daß Hypnose Patienten hilft, sich zu entspannen und mit Streß besser umzugehen.

Hydrotherapie

Dabei handelt es sich einfach um eine Behandlung, bei der Wasser eingesetzt wird. Die Hydrotherapie wird in vielen Gesundheitsfarmen und Kliniken, die auf alternativer Basis arbeiten, angewandt. Sie können im Wasser sitzen, damit besprüht werden oder es trinken. Es kann sehr kalt oder sehr heiß angewandt werden. Diejenigen, die an die Hydrotherapie glauben, behaupten, daß sie sich zur Behandlung aller möglichen Krankheiten eignet.

Musiktherapie

Vor 4000 Jahren ließen Hindu-Ärzte beruhigende Musik spielen, während Chirurgen operierten. Auch dort, wo die Kranken untergebracht waren, spielte Musik – sie glaubten, es würde den Patienten bei der Genesung helfen. Damit können sie recht gehabt haben. Der Wert der Musiktherapie scheint klar zu sein. Musik hilft, emotionale und mentale Probleme zu beseitigen – und den Schmerz zu hemmen.

Meditation

Viele Krankheiten der heutigen Zeit entstehen durch Streß – und unsere Unfähigkeit, uns zu entspannen. Meditation ist eine Entspannungstechnik, die wirkt, und leicht für den Hausgebrauch erlernbar ist. Mein Buch *Mindpower* enthält dazu weitere Informationen.

Naturopathie

Die Naturopathie wurde um 400 v. Chr. von Hippokrates begründet. Er lehrte, der beste Weg, gesund zu bleiben, bestehe darin, sorgfältig und maßvoll zu essen und Sport zu treiben. Naturopathie beinhaltet einfach eine gesunde Lebensweise.

Osteopathie

Begründet im Jahre 1874 von dem Amerikaner Andrew Tayler Still. Er glaubte, viele Krankheiten würden durch ein fehlerhaftes

Knochensystem hervorgerufen werden. Osteopathen behaupten, sie könnten Krankheiten behandeln, indem sie Knochen – besonders die Wirbelsäule – in die richtige Position bringen. Ich glaube, es gibt keinen großen Unterschied zwischen Chiropraktik und Osteopathie. Die Osteophatie ist hervorragend geeignet bei Rückenschmerzen. Einige Experten sagen, die Hälfte aller Patienten eines Osteopathen litten an Rückenschmerzen. Auch viele Ärzte mit diesen Beschwerden suchen Hilfe bei Osteopathen.

Fünf Gründe, warum Alternativmedizin nützlich sein kann:
1. Alternative Heilmittel sind oft »natürlicher« als schulmedizinische Heilmittel, und regen den Körper dazu an, sich selbst zu heilen.
2. Es ist oft möglich, alternative Methoden für den Hausgebrauch zu erlernen und dadurch von Fachleuten unabhängig zu werden.
3. Die meisten – jedoch nicht alle – Formen der alternativen Medizin sind relativ sicher. Für gewöhnlich ist das Risiko von Nebenwirkungen gering.
4. In der Regel stehen Alternativmediziner nicht in dem Maße unter Zeitdruck wie Schulmediziner – und haben mehr Muße, mit Patienten zu sprechen.
5. Normalerweise gibt es bei alternativen Behandlungen kaum Wartelisten.

Kapitel 23

VERBESSERN SIE IHRE GESUNDHEIT DURCH EINE ERNÄHRUNGSUMSTELLUNG

Vielen Patienten, die medizinische Hilfe suchen, könnte es durch eine einfache Ernährungsumstellung besser gehen. Und noch viel größer ist die Zahl derer, die durch bewußteres Essen eine Erkrankung hätten vermeiden können. Die Nahrung, die Sie zu sich nehmen, kann Sie fit, stark und gesund erhalten. Oder aber krank machen. Die Liste der Lebensmittel, die mit Erkrankungen in Verbindung gebracht werden, scheint jedes Jahr länger zu werden.

Um Ihnen zu helfen, sich gesund zu ernähren, habe ich eine Liste der Beschwerden zusammengestellt, die mit bestimmten Eßgewohnheiten in Verbindung gebracht werden. Durch eine sorgfältige Auswahl Ihrer Nahrung können Sie eine Verbesserung Ihres Zustandes erreichen – oder verhindern, daß bereits bestehende Beschwerden schlimmer werden.

Doch zunächst ein warnendes Wort. Sprechen Sie zuerst mit Ihrem Arzt, falls Sie gerade eine medizinische Behandlung erhalten und planen, Ihre Ernährung umzustellen. Ihr Bedarf an Medikamenten kann sich verändern, wenn sich Ihr Gesundheitszustand infolge einer Ernährungsumstellung bessert.

Allergien

Allergien verursachen oft Heuschnupfen und Ekzeme. Von den im Jahre 1946 geborenen Menschen waren nur zwei von 1000 von Ekzemen betroffen; in der nachfolgenden Generation jedoch waren es schon zwölf von 1000. Dabei kann Fastfood eine Rolle spielen. Verzehren Sie weniger optimierte und mit Zusätzen angereicherte Lebensmittel, sondern mehr frisches Obst und Gemüse. Verzichten Sie auf genmanipulierte Lebensmittel. Ich habe den leisen, wenn auch unbewiesenen Verdacht, daß die steigende Zahl der Heuschnupfenallergien auf die zunehmende Verwendung von genmanipuliertem Getreide zurückzuführen ist. Mein eigener Heuschnupfen, der schon mehr oder weniger abgeklungen war, trat vor kurzem wieder auf, was den Verdacht nährt, daß dafür ein neues Allergen – möglicherweise Pollen von genmanipuliertem Getreide – verantwortlich ist. Es gibt keine Beweise, daß genmanipulierte Nahrungsmittel gefährlich sind, denn niemand hat diesbezügliche klinische Tests durchgeführt. Aber deshalb davon zu reden, genmanipulierte Nahrungsmittel seien »sicher«, ist genauso logisch, als würde man sagen, jemand mit Knüppeln auf den Kopf zu schlagen wäre sicher, da es keine wissenschaftlichen Beweise dafür gäbe, daß es gefährlich sei.

Anämie
Um Anämie zu vermeiden, brauchen Sie Eisen. Sie müssen aber nicht eine Menge fettiges saftiges Fleisch zu sich nehmen, um das Eisen zu bekommen, das Sie brauchen. Grünes Gemüse und Bohnen enthalten Eisen, und frisches Obst und Gemüse hilft Ihrem Körper, aufgenommenes Eisen besser zu absorbieren.

Angstgefühle
Reduzieren Sie Ihren Konsum an Koffein und verringern Sie den Zuckeranteil Ihrer Nahrung.

Asthma
Nehmen Sie weniger Molkereiprodukte zu sich, also Milch, Butter und Käse. Reduzieren Sie Ihren Verbrauch an fettem Fleisch. Essen Sie mehr Gemüse, Obst und Nüsse.

Krebs
Zwischen 30 und 50 Prozent aller Krebserkrankungen können mit der Ernährung in Verbindung gebracht werden. Essen Sie weniger Fett, verzichten Sie auf Fleisch, verzehren Sie dafür mehr Früchte, mehr Gemüse und mehr Vollkornprodukte.

Verstopfung
Essen Sie viel Faser- und Ballaststoffe.

Diabetes
Schränken Sie den Verzehr an Zucker und Fett ein, nehmen Sie mehr Ballaststoffe zu sich.

Gallenblasenleiden
Essen Sie weniger fette Speisen. Erhöhen Sie die Aufnahme faserreicher Früchte, Gemüse und Vollkornprodukte.

Gicht
Um Gicht zu vermeiden oder in den Griff zu bekommen, sollten Sie Ihren Alkoholkonsum reduzieren und weniger Fleisch essen. Begrenzen Sie ebenfalls die Menge an Fisch, Erbsen und Bohnen.

Kopfschmerz
Um das Risiko von Kopfschmerzattacken einzuschränken, sollten Sie weniger Schokolade essen, weniger Alkohol trinken und Ihren Verbrauch an fetten Speisen und Lebensmitteln mit vielen Zusatzstoffe reduzieren. Außerdem weniger Koffein!

Herzkrankheiten
Verringern Sie den Fettanteil Ihrer Nahrung. Butter, Milch, Sahne, Fettkäse und fettes Fleisch sollten auf ein Minimum reduziert werden.

Bluthochdruck
Schränken Sie Ihren Salzkonsum ein, indem Sie den Verbrauch an Fertig-, Konserven- und Schnellgerichten, Fastfood, Chips, gesalzenen Erdnüssen, gesalzener Butter oder Käse, Wurst, Schinken und Speisesalz verringern.

Magenverstimmung
Vermeiden Sie fritierte und fettige Speisen.

Reizdarm
Vermeiden Sie Fett und schränken Sie Ihren Verbrauch an Molkereiprodukten ein.

Menstruationsbeschwerden
Reduzieren Sie die Menge an Koffein, Milch, Zucker und Salz, die Sie aufnehmen.

Rheumatische Arthritis
Halten Sie eine fettarme Diät ein. Verzichten Sie auf Fleisch.

Mehr darüber, wie Lebensmittel Ihre Gesundheit beeinflussen, finden Sie in meinem Buch *Food for Thought*.

Kapitel 24

VERRINGERN SIE IHR KREBSRISIKO UM 80 PROZENT

Ärzte wenden enorme Mengen an Zeit, Energie und Geld für die Behandlung von Krebs auf, investieren aber nicht viel Zeit ihren Patienten mitzuteilen, was sie tun können, damit Krebs *gar nicht erst entsteht.*

Das ist um so erstaunlicher, als die Ärzte heute die Ursache von rund 80 Prozent aller Krebserkrankungen kennen. Aus meiner Sicht sollten Sie also in der Lage sein, Ihr Krebsrisiko um 80 Prozent zu verringern, indem Sie alle »Auslöser« von Krebs möglichst meiden.

Dies sind meine Ratschläge:

1. Rauchen Sie nicht und halten Sie sich von Menschen fern, die rauchen.
2. Schränken Sie den Konsum fetter Speisen ein.
3. Essen Sie kein Fleisch.
4. Essen Sie viel frisches Obst und Gemüse.
5. Essen Sie viele Ballaststoffe und Vollkornprodukte.
6. Vermeiden Sie unnötige Röntgenuntersuchungen.
7. Halten Sie sich nicht zu lange in der prallen Sonne auf.
8. Leben Sie nach Möglichkeit nicht unter oder in der Nähe von Hochspannungsleitungen oder in der Nähe von Umspannwerken. Schlafen oder sitzen Sie nicht zu nah an elektrischen Geräten.
9. Vermeiden Sie Nahrungsmittel mit vielen Zusatzstoffen.
10. Achten Sie auf Ihr Körpergewicht.
11. Beschränken Sie Ihren Alkoholkonsum auf ein Minimum.
12. Meiden Sie geräucherte, eingelegte, gepökelte und gegrillte Speisen.

Kapitel 25

VERZICHTEN SIE AUF EINE ZWEITE PORTION UND BLEIBEN SIE IHR LEBEN LANG SCHLANK UND GESUND

Nur wenige Einzelfaktoren haben auf Ihre Gesundheit und Ihre Lebenserwartung einen größeren Einfluß als Ihr Körpergewicht. Wenn Sie lange und gesund leben wollen, dann müssen Sie dünn sein. Vergessen Sie all den Unsinn über Mollige, die trotzdem glücklich und gesund sind. Jemand, der dick ist, mag zufrieden sein. Aber nicht lange. In einem bedeutenden Forschungsprojekt – in dem über 100 000 Frauen länger als ein Jahrzehnt beobachtet wurden – fand man heraus, daß viele Krebstote und die Hälfte aller kardiovaskulären Todesfälle auf Übergewicht zurückzuführen waren. Selbst bei geringem Übergewicht ist Ihre Gesundheit in Gefahr.

Frauen, die 30 Prozent über ihrem Idealgewicht liegen, haben eine viermal höhere Wahrscheinlichkeit, an einer Herz-Kreislauf-Erkrankung zu sterben, und ein zweimal höheres Risiko, an Krebs zu sterben, als schlanke Frauen. Übergewichtige Frauen scheinen eine größere Wahrscheinlichkeit zu haben, an Dickdarmkrebs, Brustkrebs und Gebärmutterkrebs zu sterben. Auf Männer treffen möglicherweise die gleichen Zahlen zu. Auch wenn Sie nur 20 Pfund mehr wiegen als mit 18 Jahren, besteht möglicherweise schon ein Risiko.

Sie haben die Wahl. Dick zu sein heißt nicht nur, sich nicht modisch kleiden zu können. Es bedeutet auch, früher zu sterben.

Obwohl es aus gesundheitlichen Gründen wichtig ist abzunehmen, sind die Ärzte gar nicht gut darin, wenn es darum geht, Menschen bei der Gewichtsabnahme behilflich zu sein. Statt die Patienten vernünftige Ernährungsgewohnheiten zu lehren, zeigen Ärzte einen furchtbaren Hang zu »Wunderheilungen«. Zum Beispiel war bei vielen Ärzten das Verordnen amphetaminer Schlankheitspillen beliebt (die zu einer Abhängigkeit führen können), oder sie rieten bei Fettleibigkeit zu einer Operation.

Jahr für Jahr riskieren tausende Menschen, die abnehmen wollen, ihr Leben und ihre Gesundheit bei Operationen ... die bestenfalls zu einer minimalen und vorübergehenden Gewichtsreduzierung führen, allzu oft aber auch zu lebenslangem Leiden oder einem frühzeitigen Tod.

Seit ein englischer Chirurg im 19. Jahrhundert dadurch ein Vermögen erwarb, indem er seinen korpulenten Patienten Tausende von Metern Darm entfernte, haben Chirurgen ihren Patienten enthusiastisch eine sofortige Lösung im »Handumdrehen« angeboten, wenn diese ohne die angeblichen Qualen einer Diät abnehmen wollten.

Alle Operationen bergen Risiken. Sobald ein Chirurg Sie mit einem Messer bearbeitet, kann möglicherweise etwas schiefgehen. Handelt es sich dabei um eine lebensrettende Operation, ist das Risiko vertretbar. Operationen zum Schlankwerden jedoch können normalerweise nicht als lebensrettend eingestuft werden – und ich glaube nicht, daß sie jemals die Risiken wert sein werden.

Meiner Meinung nach gibt es Dutzende sichere und funktionierende Varianten zum Abnehmen; Operationen gehören nicht dazu. Operationen gegen Fettleibigkeit anzuwenden ist so, als würde man Atomwaffen gegen randalierende Fußballfans einsetzen – ein völlig unangemessener Gebrauch moderner Kunstfertigkeit und Technologie.

(Weitere Ratschläge zum sicheren und dauerhaften Abnehmen finden Sie in meinem Buch *Food for Thought*).

Kapitel 26

Bleiben Sie gesund durch Umarmen, Küssen und Kuscheln

Höchstwahrscheinlich umarmen und drücken Sie die Personen, die Sie lieben, viel zu selten. Berühren – und berührt zu werden – tut jedem gut. Die geliebten Menschen zu umarmen und zu drücken kann dazu beitragen, Sie ebenso wie diese Menschen vor Krankheiten zu schützen.

Bekommen Kleinkinder nicht genügend körperliche Aufmerksamkeit, so werden sie sehr schnell depressiv. Es kann sein, daß sie nicht mehr essen wollen und einfach immer schwächer werden. Es ist erwiesen, daß ein Kind aus Mangel an Liebe stirbt. Aber selbst wenn es nicht so schlimm kommt, so erleiden Kinder, die nicht oft genug gedrückt und umarmt werden, sehr häufig bleibende Schäden. Kinder, denen keine physische Zuneigung geschenkt wird, neigen später zu häufigem Partnerwechsel – unfähig zu einer dauerhaften Beziehung mit einem Partner, angetrieben von einer nicht enden wollenden Suche nach mehr und mehr Liebe.

Es sind aber nicht nur Kinder, die unter dem Entzug von Umarmungen und körperlicher Zuneigung leiden. Ohne regelmäßige Zeichen physischer Aufmerksamkeit werden wir alle spröde, instabil und verwundbarer durch Druck und Streß.

Fragen Sie sich doch selbst einmal, wie oft Sie in den letzten 24 Stunden die Menschen, die Ihnen am nächsten stehen, umarmt haben, wie oft Sie die geliebten Menschen berührt haben.

Umarmen, streicheln oder berühren Sie andere nicht oft, kann das daran liegen, daß Sie sich des Gefühls erwehren müssen, derartige äußerliche Zeichen der Zuneigung seien falsch.

Wurden Sie von Ihren Eltern nicht oft genug umarmt oder gedrückt, dann mag es Ihnen schwer fallen, selbst Gefühle zu zeigen. Vielleicht wurde Ihnen sogar eingeredet, Dinge wie Umarmen, Streicheln oder Berühren seien peinlich oder theatralisch. Jungs werden oft ausgeschimpft, wenn sie eine Umarmung wünschen. »Für so etwas bist Du doch schon zu alt«, mag ein Vater zu seinem Sohn sagen, weil er sich bei dem Gedanken an engen körperlichen Kontakt unwohl fühlt.

Wenn Sie meinen, daß Sie andere Menschen häufiger berühren möchten, und selbst öfter berührt werden wollen, dann fangen Sie gleich heute damit an.

Begrüßen Sie einen geliebten Menschen – selbst wenn Sie sich nur für ein paar Stunden nicht gesehen haben –, legen Sie Ihren Arm um sie oder ihn. Sie müssen nicht unbedingt mit einer langen und herzlichen Umarmung beginnen, wenn Ihnen das peinlich ist. Bauen Sie eine Umarmung langsam auf.

Wenn Sie enge Freunde begrüßen, dann gewöhnen Sie sich an, sie zu berühren, ihre Hand zu ergreifen, den Unterarm zu berühren oder auch den Arm um sie zu legen.

Verlassen Sie jemanden – und sei es wiederum nur für einige Stunden –, dann berühren Sie seinen Arm oder Schulter. Und versuchen Sie auch hier eine Umarmung aufzubauen.

Lassen Sie sich nicht hereinlegen, wenn Kinder sich bei dem Versuch, sie zu umarmen, loszuwinden versuchen. Alle Kinder suchen körperliche Zeichen der Zuneigung (obwohl es ihnen in der Öffentlichkeit peinlich sein mag ... besonders dann, wenn die Eltern anderer Kinder sich nicht ebenso verhalten). Warten Sie ab, bis sie sich in privater Umgebung befinden, um Ihre Gefühle zu zeigen.

Geben sie jemandem einen Abschieds- oder Begrüßungskuß, dann lassen Sie es nicht bei einem flüchtigen Kuß auf die Wange bewenden, sondern umarmen Sie ihn richtig.

Umarmen, Berühren und Küssen gibt es nicht nur für Verliebte. Wenn Sie regelmäßig alle umarmen, berühren und küssen, die Ihnen wichtig sind, so werden Sie sich besser fühlen ... und die betreffenden Menschen ebenso.

Kapitel 27

BEI NEUN VON ZEHN ERKRANKUNGEN HEILT SICH DER KÖRPER SELBST

Viele derer, die von Ärzten verletzt wurden, hätten eigentlich gar keine ärztliche Hilfe in Anspruch nehmen müssen.

Der menschliche Körper besitzt eine enorme Vielfalt an Selbstheilungsmechanismen: In neun von zehn Fällen wird Ihr Körper von allein genesen.

Es ist wichtig, daß Sie Ihren Körper zu verstehen lernen und sich Ihrer Selbstheilungskräfte bewußt werden. Daß Sie sich zu der wunderbaren Vielfalt an Techniken Ihres Körpers, mit Bedrohungen und Krankheiten fertig zu werden, innerlich bekennen und unterscheiden, wann Ihr Körper sich selbst wird helfen können ... und wann Sie professionelle Hilfe brauchen.

Der Haken bei den meisten Medizinern – und das trifft zu auf Akupunkteure, Osteopathen, Aromatherapeuten und alle anderen mit alternativen Methoden praktizierende genau so wie auf Schulmediziner – ist folgender: Sie neigen allesamt dazu, ihre Patienten als Schlachtfeld, die Krankheit als Feind und ihr eigenes Rüstzeug aus Medikamenten und Techniken als Waffen zu sehen, mit denen sie Krankheiten bekämpfen.

Ob Sie Nadeln durch die Haut gestochen, Kräutertee zu trinken oder ein Medikament verschrieben bekommen, der Therapeut muß irgend etwas tun oder Ihnen etwas verabreichen, um seine Gebühren zu rechtfertigen.

Die Beweise, daß die interventionistische Philosophie falsch ist, sind unwiderlegbar. Werden Sie krank, heißt das nicht notwendigerweise, daß irgend etwas mit Ihnen gemacht werden muß. Ihr Körper ist mit einer solch großen Auswahl an subtilen und ausgeklügelten Reaktionsmechanismen ausgestattet, daß er sich durchaus sehr gut selbst helfen kann.

Ihr Körper kann sich selbst heilen, sich selbst schützen und sich selbst vor Tausenden von Bedrohungen absichern.

Ihr Körper verfügt über eingebaute Mechanismen, geschaffen, um automatisch kleinere Verletzungen zu beheben, Ihr Sehvermögen zu stärken, in der Kälte zu überdauern, mit Angst umzugehen und sich selbst gegen so bedrohliche Krankheiten wie Krebs zur Wehr zu setzen.

Ihr inneres Appetitkontrollzentrum kann dafür sorgen, daß sie nur das essen, was ihr Körper braucht, und dazu beitragen, daß Sie nie übergewichtig werden.

Die schmerzstillenden Hormone, über die Ihr Körper verfügt, sind so stark wie Morphium. Jedoch müssen Sie wissen, wie Sie sich diese schmerzstillenden Hormone zunutze machen können.

Im menschlichen Gehirn gibt es sogar eine natürliche Droge, die dazu bestimmt ist, Ihnen gegen Ihre Ängste zu helfen.

Ihr Körper ist wunderbar. Er verfügt über eine riesige Anzahl von außerordentlich starken Selbstheilungsmechanismen. Es kann sein, daß Sie viele davon nicht einmal kennen. Und wenn Sie darüber nichts wissen, werden Sie sie wahrscheinlich auch nicht nutzen können.

Natürlich kann Ihr Körper nicht alles bewältigen.

Es mag vorkommen, daß selbst Ihr hochentwickelter Selbstheilungsmechanismus überwältigt wird und Unterstützung braucht.

Diese Mechanismen einfach abzutun, weil sie keine vollständige Antwort auf sämtliche gesundheitlichen Probleme sind, wäre so, als würde man argumentieren, es würde sich nicht lohnen, schwimmen zu lernen, nur weil man gelegentlich einen Rettungsschwimmer brauchen könnte.

Ich glaube fest daran, daß Sie auf vielfältige Weise davon profitieren werden, wenn Sie lernen, diese Kräfte Ihres Körpers zu nutzen.

Erstens reduzieren Sie natürlich die Gefahr, Schaden durch einen sogenannten Fachmann zu erleiden. Jedes Jahr müssen Tausende von Menschen unter den Behandlungsmethoden der

Schulmediziner oder der alternativen Behandlungsmethoden leiden. Zweitens wird diese Erkenntnis zu Ihrem eigenen Nutzen sein, weil ein Eingriff von außen sich gewöhnlich genauso gegen die Reaktionen Ihres eigenen Körpers richtet wie gegen den Erreger von außen, der diese Reaktion ursprünglich hervorgerufen hat. Das ist jedoch nicht unbedingt eine gute Lösung. Alle Symptome sind stets ein Zeichen dafür, daß in Ihrem Körper ein Abwehrkampf stattfindet. Sofern eine Behandlung »von außen« nicht sorgfältig genug darauf abgestimmt worden ist, den Abwehrkampf Ihres Körpers zu unterstützen, kann sie sehr schnell zu einer Schädigung oder einer Schwächung der internen Mechanismen Ihres Körpers führen und Sie noch verletzlicher und abhängiger von Ärzten und Ihren Behandlungen machen.

Es ist äußerst wichtig, daß Sie lernen, die Kräfte Ihres Körpers zu nutzen – aber auch nüchtern zu erkennen, wann Sie professionelle Unterstützung brauchen. Jedoch sollten Sie insgesamt die Kontrolle darüber behalten, was mit Ihrem Körper geschieht, und dabei Heiler als Berater und Techniker einbeziehen.

Haben sie erst einmal die Vorstellung verinnerlicht, die eigenen Heilkräfte Ihres Körpers einzusetzen, so werden sie sich einer inneren Freiheit erfreuen, die Sie andernfalls vielleicht niemals kennengelernt hätten.

Ich habe die vielen wunderbaren Möglichkeiten, mit denen Ihr Körper für sich selbst sorgen kann, in meinem Buch *Bodypower* beschrieben. Darin wird erklärt, wie Sie die Selbstheilungskräfte Ihres Körpers nutzen können, um neun von zehn Erkrankungen ohne die Hilfe eines Arztes besiegen zu können. Dieses Buch ist als »Besitzerhandbuch« (für den menschlichen Körper) beschrieben worden.

Kapitel 28

So werden Sie 100 Jahre alt

Hier sind 50 Tips, wie Sie Ihre Lebenserwartung (falls Sie sich danach richten) entscheidend erhöhen können.

1. Bleiben Sie morgens nicht im Bett liegen. Menschen, die 100 Jahre alt werden, sind ausnahmslos Frühaufsteher.
2. Achten sie darauf, nicht zu viel zu essen. Die Wahl Ihrer Lebensmittel ist wichtig. Aber auch die Menge spielt eine Rolle. Zu viel Essen belastet Ihren Körper und führt zu Fettleibigkeit – die ein echter Killer ist. Die meisten von uns essen viel zu viel, besonders im Winter, wenn Fettpolster unter mehreren Lagen dicker Kleidung verborgen bleiben. Zu viel Essen macht Sie lethargisch und müde. Wenn Sie Ihren Teller füllen, dann fragen Sie sich, ob Sie wirklich so viel *brauchen*. Lautet die Antwort »nein«, dann nehmen Sie weniger.
3. Fühlen Sie sich niedergeschlagen, so gehen Sie am besten ins Reisebüro und besorgen sich einen Stapel Prospekte. Einfach von einem wunderbaren Urlaub zu träumen kann Ihnen helfen, sich zu entspannen und sich wohl zu fühlen.
4. Trinken Sie maßvoll Alkohol. Ein wenig Alkohol kann Ihrer Gesundheit zuträglich sein. Aber zuviel Alkohol wird Ihre Gesundheit ruinieren.
5. Schwelgen Sie nicht zu oft in vergangenen Zeiten. Wenn Sie ständig schimpfen, in der »guten alten Zeit« sei alles besser gewesen, verringern Sie Ihre Chancen auf ein langes, glückliches Leben. Wollen Sie zehn Jahrzehnte überstehen, müssen Sie anpassungsfähig und darauf vorbereitet sein, daß sich die Welt um Sie herum ständig verändert.
6. Aufhören zu arbeiten ist oft ein Signal an den Körper, kürzer-

zutreten. Planen Sie das Ende Ihres Arbeitslebens, suchen Sie etwas, womit Sie sich beschäftigen können.
7. Seien Sie so unabhängig wie möglich. Lassen Sie sich nicht von anderen herumschubsen oder in Ihr Leben hineinreden. Je mehr Sie Herr über Ihr eigenes Schicksal sind, desto gesünder bleiben Sie. Entgegen allen Mythen leiden Chefs nur selten so unter Streß wie Ihre Angestellten.
8. Nehmen Sie so wenig Tabletten wie möglich. Ständig Medikamente einzunehmen (sowohl die verschriebenen als auch die selbst gekauften aus der Apotheke), schädigt Ihren Körper.
9. Versuchen Sie, sich keine Sorgen über Ihre Gesundheit zu machen. Wenn Sie ständig erwarten, krank zu werden, dann werden Sie auch krank. Menschen, die lange und gesund leben, machen sich nur selten Sorgen um ihre Gesundheit oder den Tod ... sie leben einfach ihr Leben.
10. Vermeiden Sie Diäten. Ständiges Ab- und Zunehmen zerstört Ihren Körper.
11. Rauchen Sie nicht. Halten Sie sich fern von Rauchern. Passivrauchen kann Ihre Gesundheit dauerhaft schädigen.
12. Versuchen Sie, ein Hobby zu finden, das Ihnen Freude macht – und gehen Sie ihm so enthusiastisch nach, wie Sie nur können. Tun Sie etwas, das Sie schon immer tun wollten. Nehmen Sie an Volkshochschulkursen teil, leihen Sie sich ein Buch aus der Bücherei aus oder absolvieren Sie ein Fernstudium. Ein neues Hobby bringt wieder Leidenschaft und Spannung in Ihr Leben.
13. Meiden Sie stark zuckerhaltiges Essen.
14. Meiden sie fettes Essen.
15. Essen Sie viel frisches Obst und Gemüse. Und kaufen Sie weniger abgepackte Lebensmittel. Lesen Sie zehn Minuten lang die Inhaltsstoffe auf den Lebensmittelverpackungen, und Sie werden entsetzt sein, wie viele Chemikalien Sie zu sich nehmen. Durchschnittliches Essen besteht eigentlich aus einer Mischung von Fett und Chemikalien.
16. Essen Sie kein Fleisch. Fleisch verursacht Krebs. Ihr Körper braucht kein Fleisch.

17. Teilen Sie Ihre Gefühle mit den Menschen, die Ihnen am nächsten stehen. Fressen Sie Ihre Gefühle nicht in sich hinein. Wenn Sie weinen müssen – dann weinen Sie. Wenn Sie sich ärgern – dann schreien Sie.
18. Sagen Sie mindestens einmal am Tag »Ich liebe Dich« zu der Person, die Sie am meisten lieben. Und achten Sie darauf, daß auch andere Menschen Ihnen ihre Zuneigung zeigen. Diese drei Worte geben uns das Gefühl, gebraucht zu werden. Wir leben in einer Welt, die nur zu oft grausam und rücksichtslos, voller Haß und Wut ist. Zu wissen, daß man geliebt wird, schützt uns vor krankmachendem Streß.
19. Treiben Sie wenigstens dreimal pro Woche Sport – noch besser jeden Tag. Die geeignetsten Sportarten sind: Laufen, Radfahren, Schwimmen und Tanzen. Sporttreiben sollte niemals Schmerzen verursachen, sondern nur Spaß bereiten. Wenn Sie danach aber nicht duschen oder baden müssen, haben sie vermutlich nicht ausreichend trainiert. (Sie sollten sich zuerst von Ihrem Arzt untersuchen lassen, bevor Sie anfangen, Sport zu treiben). Sollten Sie ein Fitneßstudio besuchen, dann achten Sie darauf, daß Sie von einem gut ausgebildeten Trainer angeleitet werden. Gehen Sie in Ihr örtliches Schwimmbad. Bemühen Sie sich um körperliche Betätigung. Es ist zu einfach, sich vor dem Fernseher in den Sessel fallen zu lassen. Ihr Körper muß regelmäßig arbeiten können. Ohne Übung können Sie einrosten, schlaff und anfällig für Krankheiten werden. Halten Sie beim Sporttreiben das richtige Maß ein. Zu viel davon kann ebenso schlecht für Sie sein wie zu wenig. Drei Viertel der Bevölkerung hat zu wenig Bewegung. Wenn Sie an fünf Abenden in der Woche bis zur Erschöpfung im Fitneßstudio trainieren, dann sind Sie ausgelaugt und geschwächt und besonders anfällig für Infektionen. Ich kenne viele Frauen und Männer, die in anstrengenden Trainingskursen ihrem Körper das Äußerste abverlangen. Zu viel Sport schädigt das Immunsystem. Um fit zu bleiben, müssen Sie im Fitneßstudio nicht bis an die Grenzen gehen. Was Sie brauchen, ist regelmäßige sportliche Betätigung, die

Spaß macht. Beachten Sie: Sprechen Sie erst mit Ihrem Arzt, bevor Sie anfangen zu trainieren.
20. Seien Sie einen halben Tag pro Woche egoistisch. Die meisten von uns versuchen, zu viele vernünftige und nützliche Dinge in ihr Leben zu stopfen. Tun Sie in dieser Zeit nur das, was Ihnen Spaß bereitet. Gehen Sie schwimmen. Gehen Sie tanzen. Machen Sie einen Spaziergang. Setzen Sie sich in einen Park. Verwöhnen Sie sich. Nehmen Sie sich einen halben Tag pro Woche, der nur Ihnen gehört.
21. Nehmen Sie viel Flüssigkeit auf – besonders frisches Wasser. Ihre Nieren brauchen ausreichend Wasser, um gut funktionieren zu können.
22. Essen sie jeden Tag eine Banane. Bananen sind besser als Äpfel. Sie stecken voller Faserstoffe und Vitamine. Am wichtigsten ist jedoch, daß sie gut verpackt geliefert werden, so daß Sie sich keine Sorgen darüber machen müssen, ob sie mit Chemikalien oder Bakterien verunreinigt sein könnten. Und: Bananen haben nur wenige Kalorien, machen also nicht dick.
23. Achten sie darauf, daß Sie jede Menge Spaß im Leben haben. Trübsinnige Arbeitssüchtige sterben früh. Menschen, die lange und gesund leben, betrachten das Leben als Abenteuer, das man genießen muß. Wichtig ist Humor. Lesen Sie Bücher, die Sie zum Lachen bringen. Schauen Sie sich unterhaltsame Videos an. Legen Sie sich einen Vorrat an Büchern und Videos zu, die Sie zur Hand nehmen können, sobald Sie sich schlecht fühlen. Versuchen Sie jeden Tag etwas zu finden, worüber Sie lachen können.
24. Wenn Sie sich über etwas Sorgen machen, dann fragen Sie sich, was wohl der Extremfall wäre, was schlimmstenfalls passieren könnte. Haben Sie sich erst einmal das Schlimmste vor Augen geführt, werden Sie überrascht feststellen, wie viele Befürchtungen plötzlich bedeutungslos sind.
25. Hören Sie auf, Ihr Leben zu vergeuden. Legen Sie bei unerwünschten Anrufen einfach auf, und schließen Sie bei unerwünschten Vertretern einfach die Tür. Das bringt Ihnen einige Stunden Zeitersparnis pro Woche – genug Zeit, um etwas wirklich Erfreuliches zu tun. Durch unerwünschte Vertreter

– die uns Dinge verkaufen, die wir weder wollen noch brauchen – werden Stunden vergeudet. Und weil sie Ihre wertvolle Zeit kosten, verursachen sie Streß.
26. Kaufen Sie ein Telefon mit Ein/Aus-Schalter. Oder kaufen Sie einen Anrufbeantworter, um Anrufe zu Zeiten aufzunehmen, zu denen Sie sich entspannen möchten. Wie oft wurden Sie schon vom Telefon gestört, wenn Sie sich gerade ausruhen wollten? Wie oft schon hat abends ein unwichtiger Anruf ein gemütliches Beisammensein unterbrochen? Wir gestatten dem Telefon, unser Leben zu beherrschen ... und wir lassen ihm schlechtes Benehmen durchgehen, das wir bei Kindern niemals tolerieren würden.
27. Führen Sie ein Tagebuch. Sie müssen die Seiten nicht mit Ihren innersten Gedanken füllen oder langweilige und banale Tagesereignisse aufzeichnen. Ein Tagebuch zu führen hilft Ihnen, Ihr Leben besser zu planen und so viel unnötigen und unerwarteten Streß zu vermeiden. Ein Tagebuch bietet auch die Gelegenheit, gelegentlich »Dampf abzulassen«.
28. Arbeiten Sie sich körperlich aus, wann immer Sie sich ärgerlich fühlen. Oder frustriert. Oder im Stich gelassen. Gehen Sie raus. Klopfen Sie den Teppich aus. Graben Sie den Garten um. Wenn Sie nicht fit genug sind, um den Teppich auszuklopfen oder den Garten umzugraben, so gehen Sie irgendwo hin, wo Sie allein sind, und schreien Sie. Indem Sie den Ärger hinauslassen, schützen Sie sich vor Streß.
29. Wenn Sie jeden Abend stets zur gleichen Zeit zu Bett gehen, dann versuchen Sie, gelegentlich länger aufzubleiben – schauen Sie sich einen Film an, besuchen Sie eine Party oder laden Sie Freunde zum Reden ein.
30. Rechnen Sie nach, wie viel Ihrer Wachzeit Sie damit verbringen, Dinge zu tun, die Sie tatsächlich tun wollen ... und wie viele Dinge Sie tun, die eigentlich andere von Ihnen verlangen. Wenn Sie mehr als die Hälfte Ihrer Zeit damit verbringen, Dinge für andere zu tun, dann bemühen Sie sich, mehr Zeit für sich selbst zu finden.
31. Wenn Ihr Haus schlecht beleuchtet ist, dann kaufen Sie größere Glühlampen. In halbdunklen Räumen zu leben kann Sie

depressiv machen. Eine größere Glühbirne wird sich auf Ihrer Stromrechnung kaum bemerkbar machen, aber das zusätzliche Licht wird Ihr Leben freundlicher erscheinen lassen.
32. Machen Sie Pläne, damit Sie sich jede Woche auf etwas freuen können. Es muß nichts kompliziertes oder teures sein. Treffen Sie einen Freund, gehen Sie spazieren oder schauen Sie sich einen Film an. Und achten Sie darauf, daß Sie nicht in letzter Minute einen Rückzieher machen, um sich statt dessen vor den Fernseher zu hocken!
33. Wenn Sie Kaffee oder Tee trinken, so trinken Sie ihn schwach. Koffein – das in Kaffee und Tee vorkommt – ist eine starke Droge.
34. Arbeiten Sie an Ihrem Erscheinungsbild. Selbst wenn das Wetter schlecht ist und Sie nirgendwo hingehen können: Farbenfrohe, helle Kleidung zu tragen – und gut auszusehen – vermittelt Ihnen ein besseres Gefühl. Versuchen Sie, dunkle Kleidung zu vermeiden.
35. Frustration, Anspannung, Ärger und Sorgen führen zu Muskelverspannungen. Das Ergebnis sind dann häufig Kopfschmerz und andere Schmerzen. Massieren Sie jeden Abend Ihre Schläfen mit den Fingerspitzen. Sie werden sich frischer fühlen, wenn Sie Ihr ganzes Gesicht auf diese Weise sanft massieren.
36. Tragen Sie die aufreizendste, schärfste und verführerischste Unterwäsche, die Sie finden – und sich leisten können. Sie wird zwar nicht besonders gut wärmen, aber Ihnen während des Tages ein gutes Gefühl geben.
37. Schicken sie verrückte Postkarten an Ihre fünf besten Freunde – ohne besonderen Anlaß. Das wird Ihnen und Ihren Freunden gut tun.
38. Wenn Sie sich körperlich erschöpft fühlen oder alles einfach satt haben, dann verbringen Sie eine halbe Stunde in der warmen Badewanne und lesen dazu ein gutes Buch oder ein Magazin.
39. Lesen Sie sich die Programmzeitschrift durch und suchen Sie sich Sendungen aus, von denen Sie wissen, daß sie Ihnen

gefallen werden. Die Vorfreude auf diese Sendungen wird Sie positiv stimmen.
40. Seien Sie wählerisch bei der Auswahl Ihrer Fernsehsendungen. Jeder Mann, jede Frau und jedes Kind sehen täglich durchschnittlich drei, vier, fünf Stunden fern. Jeden Tag! Welch eine Vergeudung kostbarer Lebenszeit.
41. Probieren Sie diese einfache Übung, um Ihren ganzen Körper zu beruhigen: Atmen Sie tief ein, spannen Sie die Bauchmuskeln so stark an, daß Ihr Bauch so hart wie möglich wird, zählen sie bis fünf, entspannen Sie die Muskeln, lassen Sie die Luft aus Ihren Lungen strömen. Wiederholen Sie das einige Male, bis Sie sich entspannt fühlen.
42. Unterschätzen Sie nie die Kraft Ihrer Gedanken. Sie können krank machen, aber auch heilen.
43. Denken Sie immer daran: Treten während der Behandlung bestimmter Beschwerden neue Symptome auf, so ist es sehr wahrscheinlich, daß diese von der Behandlung stammen, die Sie wegen Ihrer bestehenden Beschwerden erhalten.
44. Benutzen Sie keine öffentlichen Duschen. Umkleidekabinen in Schulen und Sportanlagen – wo verschwitzte Menschen versammelt sind und schnaufend und keuchend Ihre Krankheitserreger verteilen – sind bestens geeignet, sich mit einer Krankheit anzustecken. Gemeinschaftsduschen sollten verboten werden. Mein Rat: Ziehen Sie sich nach dem Sport warm an und gehen Sie zum Duschen oder Baden nach Hause.
45. Lernen Sie, auf Ihren Körper zu hören. Als ich in den frühen 1980er Jahren als Fernseharzt im Frühstücksfernsehen auftrat und meinen Zuschauern empfahl, auf ihren Körper zu hören, schrieb mir eine Frau, sie könne das nicht tun, denn sie sei taub. Sie brauchen aber keine Ohren, um auf Ihren Körper zu hören. Sie sollten auf Ihren Körper hören, indem Sie einfach Ihre Wahrnehmung erhöhen. Achten Sie auf frühe Anzeichen und unternehmen sie alles, was Ihr Körper ihnen als angebracht mitteilt.
46. Treten Sie die Verantwortung für Ihre Gesundheit, Ihren Körper und Ihr Leben niemals an Ärzte oder andere Men-

schen ab. Sollten Sie ärztliche Hilfe in Anspruch nehmen müssen, dann achten Sie darauf, daß Sie die Kontrolle behalten. Nehmen Sie die Experten wegen ihrer technischen Fähigkeiten in Anspruch, aber denken Sie daran, daß Sie immer die Verantwortung und Autorität bewahren. Wann immer es möglich ist, bleiben Sie im Bilde darüber, was man mit Ihnen tun will und wie hoch die Risiken sind – bevor es getan wird. Erinnern Sie sich daran, daß Ihre Selbstheilungskräfte (die ich »Bodypower« nenne) es Ihnen ermöglichen, bei neun von zehn Krankheiten auch ohne Hilfe von außen wieder gesund zu werden. Doch selbst wenn sie professionelle Hilfe benötigen, kann Ihnen Ihre »Bodypower« von Nutzen sein.

47. Haben Sie keine Angst davor, Schulmedizin und alternative Methoden miteinander zu verbinden – aber stellen Sie sicher, daß jeder Sie behandelnde Mediziner weiß, welche weiteren Behandlungen Sie erhalten.
48. Lernen Sie sich anzupassen. Unsere Welt verändert sich heute schneller als jemals zuvor in der Geschichte. Um zu überleben, müssen Sie Veränderungen akzeptieren und dafür gerüstet sein, sich anzupassen.
49. Seien sie bereit, »Nein« zu sagen, wenn ein »Ja« Sie unnötigem Streß aussetzen würde oder wenn Sie es später bedauern müßten.
50. Atmen Sie saubere frische Luft, so oft Sie können. Arbeiten Sie in einem Gebäude, in dem ständig dieselbe Luft zirkuliert (um die Heizkosten zu senken), dann sollten Sie sich bewußt sein, daß Sie jeden Husten und jede Erkältung mit allen anderen in diesem Gebäude werden teilen müssen.

Kapitel 29

Einfache Tips, die Ihnen helfen, Ihren Arzt zu manipulieren

Ärzte benutzen ihren Schreibtisch, um Autorität zu demonstrieren. Sie sitzen hinter ihm und nutzen ihn als Barriere, um ihre Überlegenheit zu unterstreichen. Ich kenne einen Arzt, der die Füße an den Stuhlbeinen des Stuhles entfernte, auf dem die Patienten saßen. Weil Sie nun ständig nach vorn rutschten, fühlten sie sich immer etwas unwohl und wollten nie zu lange bleiben.

Wenn Sie in eine Sprechstunde gehen und Ihr Arzt läßt Sie auf einem Stuhl Platz nehmen, der einige Meter von seinem Schreibtisch entfernt steht, bringt er Sie damit in eine ungeschützte und verwundbare Position. Er besitzt den Schreibtisch und wird durch dessen massige Form geschützt. Sie sitzen allein, und Ihre Intimsphäre ist ungeschützt.

Aber wie ich in meinem Buch *People Watching* beschrieben habe, ist es sehr leicht, die Situation umzudrehen und die Kontrolle zu übernehmen.

Wenn Sie das Sprechzimmer betreten, dann rücken Sie den Stuhl ein paar Zentimeter nach vorn, damit er sich näher am Schreibtisch befindet. Setzen Sie sich dann so, daß Sie sich nach vorn lehnen und die Ellenbogen auf dem Schreibtisch abstützen können. Haben Sie eine Briefablage vor sich, dann schieben Sie diese sanft, aber bestimmt zur Seite. Legen Sie dann Ihren Hut, Handschuhe, Zeitung, Einkäufe, Handtasche oder Notizblock auf den Schreibtisch.

Fast sicher wird Ihr Arzt darauf reagieren, indem er sich zurücklehnt und damit die Kontrolle über den Schreibtisch aufgibt, auch wenn er sich normalerweise nach vorn lehnt, um seine territorialen Rechte über den Schreibtisch zu verteidigen. Seine

Reaktion kommt ganz automatisch. Sie können dann Ihre Konsultation aus einer viel stärkeren Position heraus beginnen. Sie haben bei der Konsultation die Oberhand – und eine weitaus bessere Position demjenigen gegenüber, den Sie um Rat bitten.

Kapitel 30

ERHEBEN SIE IHRE STIMME, UND SIE WERDEN SICH BESSER FÜHLEN

Wir leben in einer Welt, in der Grausamkeit geehrt, Unehrlichkeit belohnt und die Macht von den Boshaften und Brutalen übernommen wird, in der die Ungeschickten, die Unfähigen und die Rücksichtslosen gedeihen.

Wir leben in einer Welt, in der man Integrität verhöhnt, Ehrlichkeit als umstritten bezeichnet, in der man Leidenschaft als etwas Peinliches betrachtet und in der die Wahrheit ein gefährliches Gut ist.

Wir werden von aufgeblasenen Politikern regiert, die ihre belanglosen Ambitionen und ihre persönliche Habgier mit gestohlener Macht und falschem Ruhm verhüllen ... aber unwillig sind, Verantwortung für Gerechtigkeit zu übernehmen. So stürmen sie weiter voran, die Millionen apokalyptischer Reiter, grimmig entschlossen, Wahrheit, Ehrlichkeit und Mitgefühl zu zerstören.

Moral und Ethik sind zu abstrakten Themen universitärer Debatten geworden, statt Richtlinien unseres Verhaltens zu sein. Niemand befaßt sich mehr mit der Frage, was Recht ist. Niemand kümmert sich mehr um die Armen, die Schwachen, die Sanftmütigen und die Liebenswürdigen. Niemand interessiert sich mehr für die Unschuldigen.

Unsere Gesellschaft schert sich nur noch um das, was passend und »normal« ist. Die Freude des Gebens ist ein Objekt des Hohnes und der Verachtung geworden. Adel und Ehre sind zur Handelsware verkommen und werden ungehindert ge- und verkauft.

Unser Land haben wir verschmutzt, unsere Luft und unser

Wasser verunreinigt. Wir leben in unserem eigenen Dreck, der täglich schlimmer wird und unser aller Leben verseucht. Wir applaudieren und belohnen fette Geschäftsleute, welche die Armen dieser Welt betrügen. Wir knien vor den Repräsentanten des Bösen nieder und erneuern täglich unseren Treueid auf eine geistlose Mittelmäßigkeit ohne Leidenschaft. Wir behandeln die, mit denen wir diesen Planeten teilen, mit Eitelkeit, Roheit und Verachtung. Wir benutzen sie für unsere Zwecke, ohne einen Gedanken an ihr Wohlergehen, ihr Glück oder ihre Würde zu vergeuden. – Dennoch behaupten wir, in dieser geistigen Korruption die Unschuldigen zu sein. Wir geben »denen«, die unsichtbar sind, die Schuld an den Schrecken der Welt. Wir geben »denen« die Schuld an Grausamkeit, Bosheit und dem Elend. Wir leben in Ruhe und Zufriedenheit, lassen uns vor dem Fernsehgerät in den Sessel fallen, taub gegen die Ungerechtigkeiten, die unsere Welt kennzeichnen.

Es ist ein raffinierter Streich, den wir uns da selbst spielen.

Denn »sie« sind wir, und wir sind »sie«.

Wenn Sie wissen wollen, um wen es sich bei den mysteriösen »sie« handelt, müssen Sie nur in den Spiegel schauen. Wir haben diese Gesellschaft errichtet. Es ist unsere Verantwortung. Wir können uns nicht aus der Verantwortung stehlen, indem wir den Mund halten. Das Böse geschieht in Ihrem Namen, und wenn Sie weiter schweigen, dann geschieht es mit Ihrem Segen.

Bedenken Sie, es liegt an Ihnen, »Halt« zu rufen, wenn Sie genug von all den Gemeinheiten um Sie herum haben.

Wollen Sie etwas verändern, dann setzen Sie sich für Ihre Überzeugungen ein; protestieren Sie und ruhen Sie nicht eher, bis man Sie wahrnimmt. Tun Sie nichts, dann sind Sie ebenfalls ein stilles Teilchen des Bösen, das unsere Welt verdirbt und zerstört.

Was haben Sie in der Vergangenheit getan, um Grausamkeit und Ungerechtigkeit zu bekämpfen?

Noch wichtiger ist: Was werden Sie in Zukunft tun?

Meine Leser fragen mich oft, ob es sich lohnt zu agitieren.

Die Antwort lautet ja. Es kostet oft viel Zeit, aber der Einsatz kann sich lohnen.

Zum Beispiel begann ich bereits im Jahre 1973, die Ärzteschaft vor einer bedenkenlosen Verschreibung von Benzodiazepinen (Beruhigungsmitteln) zu warnen. Alles, was mir die Kampagne in den ersten zehn Jahren einbrachte, war eine nicht abreißen wollende Kette persönlicher Beleidigungen. Viele davon stammten von gekränkten Ärzten, weil es jemand wagte, das medizinische Establishment in Frage zu stellen. Herausgeber, die meine Kampagne unterstützten, wurden ermahnt, daß die meisten Ärzte mit mir uneins seien. Wegen meiner fortgesetzt vertretenen Position bezüglich der Beruhigungsmittel bekam ich unablässig Schwierigkeiten. Zahlreiche Ärzte erklärten öffentlich, Benzodiapezine seien völlig unbedenklich; es sei im Gegenteil unverantwortlich, die Öffentlichkeit durch Artikel, Bücher und Rundfunksendungen über diese Medikamente zu verunsichern.

Zu Beginn der 1980er Jahre, nach einem zehnjährigen Feldzug, stimmte mir endlich eine wachsende Anzahl an Ärzten zu. Nach und nach zogen viele weitere Journalisten und Rundfunkmacher an meiner Seite in die Schlacht. Am Anfang stand ich mit meiner Stimme, die man relativ leicht beiseite wischen konnte, allein da. Plötzlich befanden sich diejenigen, welche die großflächige Nutzung benzodiapeziner Beruhigungsmittel und Schlaftabletten verteidigten, in der Defensive.

Im Jahre 1988 war es schließlich soweit, und die britische Regierung handelte. Sie räumte sogar ein, es aufgrund meiner Artikel getan zu haben. Eine 15jährige Kampagne war am Ende siegreich!

Die Kampagne zu Benzodiazepinen war ermüdend, teuer und zeitaufwendig. Dadurch wurde aber klar, daß Sie und ich Macht besitzen. Wir können etwas verändern! Wir müssen zusammen kämpfen. Ärzte und Politiker reagierten auf die Kampagne zu den Benzodiapezinen erst, als sie die Proteste nicht länger ignorieren konnten. Die Lehre daraus lautet, daß wir hartnäckig und entschlossen sein müssen.

Wenn Ihnen die Welt, in der wir leben, am Herzen liegt, und Sie wollen, daß sie ein besserer, sicherer Ort für Menschen und Tiere wird, so müssen Sie Ihre Stimme erheben. Lassen Sie sich durch abschätzige Bemerkungen und Spott nicht beunruhigen. Geben Sie nicht auf, wenn Sie auf Hohn und offene Verachtung treffen oder zu wenig Unterstützung und Ermutigung von anderen erfahren.

Halten Sie sich vor Augen, daß es Vordenker mit Kreativität und Einfallsreichtum schon immer schwer hatten. Schauen Sie in die Geschichte zurück. Sie werden zahllose Beispiele entdecken, wo Bürger schikaniert wurden und staatlicher Verfolgung ausgesetzt waren, weil sie es gewagt hatten, selbständig zu denken ... und ihre Gedanken mit anderen zu teilen.

In unserer Welt waren die Unkonventionellen, die Herausfordernden, die Inspirierenden und die Leidenschaftlichen noch nie willkommen. Die Charakterlosen wurden schon immer denen vorgezogen, die durch unabhängiges Denken provozieren.

Wer Mut hatte, etwas gegen das Establishment zu sagen, wurde stets als gefährlicher Ketzer angesehen. Der Bilderstürmer war in keinem Zeitalter eine gern gesehene Figur.

Der chinesische Philosoph Konfuzius wurde von seinen politischen Herren verstoßen, sein Werk wurden verbrannt. Wer seine Bücher nicht innerhalb von 30 Tagen vernichtete, wurde gebrandmarkt und zu Zwangsarbeit verurteilt. 2500 Jahre später wurde der Einfluß von Konfuzius noch immer als so gefährlich angesehen, daß der Vorsitzende Mao dessen Werke verbieten ließ.

Vom Orakel in Delphi als der weiseste Mann der Welt beschrieben, wurde der griechische Lehrer Sokrates beschuldigt, die Jugend Athens zu verderben. Er wurde als Übeltäter und »Person, die Neugier zeigt und die Dinge unter der Erde und über den Himmeln erforscht, und ihre Lehren an all die anderen weitergibt« eingesperrt. Schließlich wurde Sokrates zum Tode verurteilt.

Dante, der italienische Dichter, wurde aus Florenz verdammt und zum Tod auf dem Scheiterhaufen verurteilt, sollte man seiner habhaft werden.

Nachdem sie es nicht geschafft hatten, ihn durch Drohungen und Bestechung zum Schweigen zu bringen, wurde Spinosa von den jüdischen Ratsherren Amsterdams exkommuniziert. Er hatte es abgelehnt, der offiziellen Lehrmeinung zu folgen und das zu denken, was andere ihm zu denken vorgaben. Statt dessen bestand er auf seiner intellektuellen Unabhängigkeit. Seine Werke wurden als »in der Hölle durch einen abtrünnigen Juden und den Teufel gefälscht« denunziert.

Galileo, der italienische Mathematiker, Astrologe und Wissenschaftler des 17. Jahrhunderts, geriet in furchtbare Schwierigkeiten mit der allmächtigen Kirche. Er hatte es gewagt, Kopernikus tollkühner These zuzustimmen, die Erde drehe sich um die Sonne.

Aureolus Philippus Theophrastus Bombastus von Hohenheim (bei seinen Kameraden als Paracelsus bekannt) schuf sich in ganz Europa Feinde, als er im 16. Jahrhundert versuchte, die Medizin zu revolutionieren. Seit Hippokrates war Paracelsus der einflußreichste Denker der Medizin, doch das Establishment betrachtete ihn als Unruhestifter.

Der österreichische Geburtshelfer Ignaz Semmelweis, der erkannt hatte, daß Kindbettfieber von Ärzten verursacht wird, die sich die Hände nicht waschen, wurde vom Ärztestand geächtet: Er hatte es gewagt, klinisches Verhalten zu kritisieren.

Henry David Thoreau, bestimmt der wohlmeinendste, weiseste Philosoph, der je gelebt hat, wurde inhaftiert, weil er seinen Idealen treu blieb.

Vordenker und Menschen, die sich nicht stromlinienförmig an das bestehende System anpaßten, sind niemals gut angekommen. Daran hat sich nichts geändert. Heute werden Unfähigkeit und Mittelmäßigkeit durch unsere zunehmend bürokratische und aufdringliche Gesellschaft subventioniert, unterstützt und ermutigt. Lehrer und Sozialarbeiter fördern Mittelmäßigkeit, da sie selbst mittelmäßig sind. Vor echten Talenten haben sie unbändige Furcht. Bei den Bürokraten und Verwaltungsbeamten sind Unfähigkeit und Mittelmäßigkeit geachtete Tugenden; diese in Anzüge gekleideten Trottel verehren das Banale und beten glattes, nichtssagendes Gehabe an.

Das Außergewöhnliche und Exzentrische wird gern lächerlich gemacht und verhöhnt. Politiker fürchten sich vor allem Neuen oder Herausfordernden. Sie lehnen die Innovativen, die Kreativen und die Einfallsreichen ab und bevorzugen statt dessen die Angepaßten, die Bequemen und die Gewöhnlichen. So überrascht es nicht, daß die Empfindsamen, die Nachdenklichen, die Phantasievollen und die Mitfühlenden das Leben in der heutigen Zeit als fast zu schmerzlich empfinden, um es zu ertragen.

Wenn Sie glauben, daß etwas falsch ist, und Sie der festen Überzeugung sind, daß etwas getan werden sollte, dann stehen Sie für Ihre Prinzipien ein, erheben Sie Ihre Stimme und verschaffen Sie sich Gehör. Es ist möglich, daß einige Sie für verrückt halten werden. Ich habe keinen Zweifel, daß viele kleinkarierte Zeitgenossen sich über Sie lustig machen werden und sagen, Sie versuchen, die Welt zu verbessern. Unehrlichkeit, Korruption und Ungerechtigkeit ausrotten zu wollen, ist ein Kampf gegen Windmühlen. Es gibt aber die Chance, daß man Sie wahrnimmt, daß andere darauf reagieren und Sie Ihren Kampf gewinnen. Die positiven Seiten des Sieges überwiegen sicher die Beleidigungen durch die Bedeutungslosen. Erst wenn Sie etwas gefunden haben, wofür es sich quasi zu sterben lohnt, werden Sie wirklich wissen, was das Leben ausmacht.

Kapitel 31

LASSEN SIE SICH NICHT VON IHREM ARZT EINSCHÜCHTERN

Haben Sie Zähne mit Wurzelfüllungen? Dann nehmen Sie sich in acht! Es könnten Zeitbomben sein, die nur darauf warten, irgendwann hochzugehen.

Nun hat man endlich erkannt, daß Zähne mit Wurzelfüllungen möglicherweise eine Reihe von Krankheiten verursachen können – einschließlich einige der häufigsten und unangenehmsten Degenerationserscheinungen wie Arthritis, Herzkrankheiten, Muskelprobleme und viele andere Beschwerden.

Eine Wurzelfüllung kann möglicherweise auch zum Tode führen.

In einer Wurzelfüllung eingeschlossene Keime können sich jahrelang dort aufhalten – scheinbar ohne Schaden anzurichten. Bricht jedoch eine andere Krankheit aus – oder belastet Streß das Immunsystem –, so können diese Keime plötzlich aktiv werden.

Niemand vermag genau zu sagen, wie gefährlich Wurzelfüllungen eigentlich sind. Viele Zahnärzte weisen den Einwand, daß eine Gefahr damit verbunden sein könnte, weit von sich. Einige behaupten, sie könnten alle Bakterien abtöten, ehe sie die Füllung einsetzen.

Ich finde diese Zuversicht fehl am Platz.

Nach meiner Ansicht besteht durchaus ein Risiko.

Ich vermute, daß Wurzelfüllungen zu späteren Gesundheitsproblemen führen können.

Wenn Sie unter einem ernsten, chronischen Gesundheitsproblem leiden und gleichzeitig eine Wurzelfüllung haben, so kann meiner Ansicht durchaus ein Zusammenhang bestehen.

Auf dieses Problem gibt es jedoch keine einfache Antwort.

Aber ich sage Ihnen eines: Hätte ich ein langwieriges, lästiges Gesundheitsproblem und gleichzeitig eine Wurzelfüllung, würde ich meine Ärzte und meinen Zahnarzt zu bedenken geben, ob beides zusammenhängt. Das Entfernen der Füllung brächte möglicherweise eine »wundersame« Heilung.

In Zukunft werde ich meinem Zahnarzt nur sehr widerstrebend gestatten, mir eine Wurzelfüllung einzusetzen ... und auch erst, nachdem ich gründlich darüber nachgedacht habe.

Kapitel 32

RITALIN – KINDESMISSBRAUCH AUF REZEPT?

Hausärzte werden heute oft unter Druck gesetzt (für gewöhnlich von Lehrern und Sozialpädagogen, die keine Vorstellung von einer medikamentösen Behandlung haben), Kindern Ritalin zu verordnen. Das betrifft vor allem Kinder, die man des schlechten Verhaltens beschuldigt. Von denen man sagt, sie seien nicht gut in der Schule. Oder die am »Aufmerksamkeitsdefizit/Hyperaktivitäts-Syndrom« (ADHS) leiden.

Seit einigen Jahrzehnten werden Kindern, bei denen verschiedene Typen einer Gehirndysfunktion und Hyperaktivität diagnostiziert wurden, Ritalin und andere Medikamente verschrieben. (Zu anderen Psychostimulantia gehört unter anderem Dexedrine, das als Konkurrenz zu Ritalin angesehen wird).

Das Problem beginnt damit, daß es sich beim »Aufmerksamkeitsdefizit/Hyperaktivitäts-Syndrom« (und anderen Arten der Hyperaktivität) um eine ziemlich vage Diagnose handelt, derer sich die Lehrer, Sozialarbeiter und Eltern gern bedienen, wenn es darum geht, inakzeptables oder unkontrollierbares Verhalten von Kindern zu erklären.

Eltern von Kindern, deren Verhalten in jeder Hinsicht als anders oder ungewöhnlich betrachtet wird, will man aus zwei einfachen Gründen glauben machen, ihr Kind leide an einer Krankheit. Erstens ist die soziale Akzeptanz höher, wenn man einem Kind ein pseudowissenschaftliches Etikett aufdrückt, als zugeben zu müssen, daß es sich einfach schlecht benimmt.

Zweitens: Ist ein Kind erst einmal so eingestuft, kann man eine Behandlung vorschlagen. Häufig wird dann etwas angeboten, das aus Medikamenten besteht und Menschen der näheren Umgebung von jeder Verantwortung entbindet ... und außerdem jemandem einen Profit verschafft.

ADHS (beziehungsweise Aufmerksamkeitsdefizit-Störung, ADS, oder Hyperkinetisches Syndrom, HKS, Minimale Gehirnschädigung, Minimale Cerebrale Dysfunktion und Psycho-organisches Syndrom bei Kindern) ist eine bemerkenswert unspezifische Störung. (Krankheiten, die eine Reihe von Namen besitzen, machen mich immer mißtrauisch. Diabetes ist einfach Diabetes. Und ein gebrochenes Bein ist eben ein gebrochenes Bein.)

Die Symptome, welche die ADHS – oder als was es sonst noch bezeichnet werden mag – kennzeichnen, können sich zusammensetzen aus: chronisches Auftreten einer kurzen Aufmerksamkeitsspanne, Ablenkbarkeit, emotionale Labilität, Impulsivität, moderate oder starke Hyperaktivität, kleine neurologische Anzeichen sowie ein abnormes EEG. Die Lernfähigkeit kann davon betroffen sein, muß aber nicht.

Wenn Sie sich diese unsinnige Liste aufmerksam durchlesen, werden Sie feststellen, daß wahrscheinlich fast jedes Kind an ADHS leiden könnte.

Welches Kind ist nicht dann und wann impulsiv? Welches Kind weint und lacht nicht (das bedeutet dann emotional impulsiv)? Und welches Kind läßt sich nicht ablenken?

Gemäß dieser Definition könnte man Ritalin jedem Kind verschreiben, das gelangweilt oder unruhig erscheint oder über ungewöhnliche Anzeichen von Intelligenz oder Geschick verfügt. Lesen Sie die Biographien der Genies und fragen Sie sich dann, was unsere Generation den Hochbegabten antut.

Ein Autor schrieb: »Ist Ritalin ein Medikament, das eine Krankheit sucht?« Seine Frage scheint leicht nachvollziehbar zu sein.

Seit den 1960er Jahren wird Ritalin zur Behandlung von Funktions- und Verhaltensstörungen empfohlen. Bis zum Jahre 1966 hatten »Experten« eine Definition der Art von Kindern erstellt, denen man Ritalin verschreiben sollte.

Kinder, die an Minimaler Cerebraler Dysfunktion (MCD) leiden, waren die ersten, zu deren Behandlung Ritalin empfohlen wurde. Die entsprechende Definition lautete:»... Kinder, leicht unterdurchschnittlicher, durchschnittlicher oder überdurchschnittlicher Intelligenz, mit bestimmten Lern- oder Verhaltensbehinderungen, die von leicht bis schwer sein können, verbunden mit abweichenden Funktionen des Zentralnervensystems. Diese Abweichungen können sich manifestieren durch verschiedene Kombinationen aus Einschränkung der Wahrnehmung, der begrifflichen Erfassung, der Sprachfähigkeit, des Erinnerungsvermögens sowie der Kontrolle der Aufmerksamkeit, der Impulse und der Motorik.«

Andere von Kindern gezeigte Symptome, die als MCD beschrieben werden konnten, umfaßten: ruhig und ausgeglichen zu sein, kooperativ und freundlich, leichtgläubig und leicht steuerbar, schnell einzuschlafen, gut zu schlafen und so weiter und so fort.

Mit dieser Liste als Arbeitsgrundlage scheint es mir fast schwierig zu sein, ein Kind zu finden, das (theoretisch) nicht von Ritalin profitieren würde.

Im Ergebnis ist es für Sozialarbeiter und Lehrer einfach geworden, von einem Kind, das sich schlecht benimmt oder nicht »richtig« lernt, zu behaupten, es leide an MCD oder ADHS. Eine bequeme Diagnose, die Eltern, Lehrer und Sozialpädagogen von jeglicher Verantwortung und jedem Gefühl der Schuld befreit. Was kann man Eltern und Lehrern schon vorwerfen, wenn das Kind doch krank ist und Medikamente braucht?

Kommerziell wurde Ritalin ein großer Erfolg. Bis zum Jahre 1975 waren rund eine Million amerikanischer Kinder als MCD-Betroffene diagnostiziert worden. Der Hälfte von ihnen wurden Medikamente verschrieben, 50 Prozent davon Ritalin.

(Der Vollständigkeit halber möchte ich darauf hinweisen, daß Ritalin keineswegs ausschließlich und exklusiv zur Behandlung von Kindern mit Verhaltensstörungen eingesetzt wurde. Wie Dr. Andrew Malleson in seinem 1973 veröffentlichten Buch *Need Your Doctor Be So Useless* berichtet, hatte das Pharmaunternehmen CIBA Ärzten vorgeschlagen, das abhängig machende Medikament Ritalin auch bei »Depressionen durch Umweltbelastungen«, verursacht durch »ein neues Gesellschaftsproblem« – Lärm – zu verschreiben.)

Hilft Ritalin?
Eine verzwickte Frage. Verzeihen Sie mir, daß ich sie stelle ... besonders, weil ich sie nicht beantworten kann.

Ich glaube, daß es niemanden gibt, der diese Frage beantworten könnte. Das Pharmaunternehmen, das zur Zeit im Vereinigten Königreich für Ritalin verantwortlich ist, räumt ein, daß »die Daten zur Wirksamkeit bei langfristiger Anwendung von Ritalin noch nicht vollständig sind«.

Da angeblich eines von 20 Kindern an MCD leidet (oder ADHS oder HKS oder XYZ oder wie man dies auch immer nennen mag) und Ritalin mittlerweile seit drei Jahrzehnten auf dem Markt ist und zur Behandlung dieser Beschwerden eingesetzt wird (Experten sagen, allein in den USA würden ungefähr eine Million Kinder pro Jahr Ritalin erhalten), ist diese Aussage ein wenig enttäuschend. Wie lange dauert es denn, bis man herausgefunden hat, ob das Medikament Ritalin nun wirkt oder nicht? Bin ich ein unverbesserlicher Zyniker, wenn ich vermute, daß es den Interessen des Pharmaherstellers zuwiderlaufen würde festzustellen, ob Ritalin tatsächlich wirkt? Fände man durch Langzeitstudien heraus, daß Ritalin nichts bewirkt, würde ein sehr gewinnbringendes Medikament vermutlich einen Teil seines Reizes einbüßen.

Ein wenig Forschung wurde doch betrieben. Eine fünf Jahre umspannende Untersuchung hyperaktiver Kinder, die am Kinderkrankenhaus von Montreal Ritalin erhalten hatten, erbrachte das Ergebnis, daß sich diese Kinder – auf lange Sicht betrachtet – nicht von anderen hyperaktiven Kindern unterschieden, die das Medikament nicht erhalten hatten. Eine in Johannesburg erstellte Studie mit 14 Kindern zeigte, daß nur bei zwei von ihnen eine positive Wirkung erzielt wurde. Bei einem Kind wurde eine leichte Verschlimmerung festgestellt, bei einem zweiten eine deutliche Verschlechterung.

Mindestens ein Forscher berichtete, daß Ritalin eine Verschlechterung der schulischen Lernfähigkeit verursachen könnte.

Einige Eltern äußerten, daß die Symptome von MCD (oder welche Bezeichnung man auch wählen mag) während der Schulferien auf wundersame Weise verschwunden seien. Das Bild wird durch die Tatsache verzerrt, daß bei Kindern, die Ritalin bekommen, eine kurzfristige Besserung des Verhaltens auftreten kann. Ist das aber eine wirkliche Verbesserung? Oder steht das Kind dann einfach unter Drogen und tut schon deshalb nichts, was Eltern, Sozialarbeiter oder Lehrer aufregen könnte?

Ein Kind, das Ritalin bekommt, mag weniger stören, und ich verstehe, daß dieses Medikament deshalb an Schulen willkommen ist. Aber hilft es dem Kind wirklich? Sollten wir ihm wirklich ein starkes und möglicherweise gefährliches Medikament einflößen, nur damit es ruhig ist?

Es gibt Hinweise darauf, daß hyperaktive Kinder durch Zusatzstoffe in Lebensmitteln und eingeatmetes Blei aus den Autoabgasen vergiftet worden sein könnten. Wenn das stimmt, sollen wir ihnen zusätzlich noch ein – möglicherweise giftiges – Medikament verabreichen?

Aus meiner Sicht darf man Ritalin aus gutem Grund als potentiell giftig bezeichnen. Dieses Medikament wurde als »sehr sicher« beschrieben, aber hier ist der Ordnung halber eine Liste von Nebenwirkungen, die mit dem Gebrauch von Ritalin verbunden sein können: Nervosität, Schlaflosigkeit, Appetitlosigkeit, Kopfschmerz, Schläfrigkeit, Schwindelgefühl, Gliedersteife, verschwommenes Sehen, Schüttelkrämpfe, Muskelkrämpfe, Ticks, Tourette-Syndrom, toxische Psychosen (manchmal mit sichtbaren oder gefühlten Halluzinationen), vorübergehende depressive Stimmungen, Bauchschmerzen, Übelkeit, Erbrechen, trockener Mund, Herzrasen, Zittern, Herzrhythmusstörungen, Veränderungen des Blutdruckes und des Pulses, Angina Pectoris, Hautausschlag, Juckreiz, Nesselausschlag, Fieber, Gelenkschmerz, Alopezie, Thrombozytose, Hautflecken, Hautentzündung mit stellenweiser Ablösung, Hautrötung, krankhafte Vermehrung weißer Blutkörperchen, Blutarmut, leichte Wachstumsverzögerung bei fortgesetzter Anwendung bei Kindern.

Ärzte, die Ritalin verschreiben und Zeit und Lust haben, die dem Medikament beiliegenden Warnungen zu lesen, werden entdecken, daß Ritalin nicht an Personen verschrieben werden sollte, die unter starken Angstgefühlen, leichter Erregbarkeit oder Anspannung leiden, da sich diese Symptome verschlimmern könnten. Ritalin sollte nicht angewendet werden bei Patienten mit Ticks (auch solchen, bei denen diese Veranlagung in der Familie liegt) oder dem Tourette-Syndrom. Ebensowenig ist es anwendbar bei Patienten mit schwerer Angina Pectoris, Herzrhythmusstörungen, Glaukom (grüner Star), Überfunktion der Schilddrüse, bei bekannter Empfindlichkeit auf Methylphenidat, und es sollte bei Patienten mit Hypertonie nur äußerst vorsichtig eingesetzt werden (der Blutdruck sollte in regelmäßigen Abständen überwacht werden).

Ritalin sollte bei Kindern unter sechs Jahren nicht eingesetzt werden, ebensowenig zur Behandlung von schweren Depressionen, ob exogenen oder endogenen Ursprungs. Es kann außerdem bei psychotischen Kindern eine Verschlimmerung der Verhaltens- und Denkstörungen bewirken.

Das herstellende Unternehmen stellt fest: Obwohl vorliegende klinische Untersuchungen darauf hindeuten, daß die Behandlung mit Ritalin während der Kindheit die Wahrscheinlichkeit einer Abhängigkeit nicht erhöht, kann der chronische Mißbrauch von Ritalin dennoch zu einer merklichen Toleranz und psychischen Abhängigkeit führen ... mit verschiedenen Graden abnormen Verhaltens.

Es wird gewarnt: Bei emotional instabilen Patienten, die beispielsweise früher drogen- oder alkoholabhängig waren, sollte Ritalin nur mit Vorsicht angewandt werden, denn sie könnten die Dosis eigenmächtig erhöhen.

Auch bei Patienten, die an Epilepsie leiden, sollte Ritalin nur vorsichtig eingesetzt werden, da sich die Häufigkeit der Anfälle erhöhen könnte.

Bei Kindern, die das Medikament über einen längeren Zeitraum erhalten, sollte man Wachstum und Körpergewicht sorgfältig beobachten, da es zu einer Wachstumsverzögerung kommen könnte. (Ein Kind kann etliche Zentimeter seiner möglichen

Körpergröße einbüßen – obwohl es nach Absetzen des Medikamentes normalerweise zu einem Wachstumsschub kommt). In diesem Zusammenhang sollte meines Erachtens eines angesprochen werden: Ein Medikament, das stark genug ist, um Wachstum zu hemmen, könnte vielleicht auch stark genug sein, andere Auswirkungen auf den Körper und im Körper zu haben.

Die Ärzte werden ausdrücklich aufgefordert, Patienten sorgsam zu überwachen, bei denen das Medikament abgesetzt wird, da Depressionen sowie erneute Überaktivität zutage treten können. Bei einigen Patienten kann eine langfristige Nachbetreuung notwendig werden.

Es wird auch von Kindern berichtet, die nach Absetzen des Medikamentes Selbstmord begingen. Eine Studie zeigte, daß unter den ausschließlich mit Stimulantia behandelten Kindern eine vergleichsweise überdurchschnittliche Zahl an Verhaftungen zu verzeichnen war bzw. von Kindern, die in Gewahrsam genommen werden mußten.

Man geht davon aus, daß die langfristige Nutzung von Ritalin zu einer erhöhten Reizbarkeit und Hyperaktivität führt (also genau jene Symptome, die das Medikament angeblich heilen sollte). In einem Bericht des *Psychiatric Research* mit dem Titel *Kortikale Atrophie bei jungen Erwachsenen mit hyperaktiver Vorgeschichte* wurde festgestellt: Bei mehr als der Hälfte von 24 mit Psychostimulantia behandelten jungen Erwachsenen ist es zu einem Zellschwund im Gehirn gekommen (wobei ich nicht sagen kann, ob es die Psychostimulantia waren oder nicht, die zu der Gehirnatrophie geführt haben; doch der mögliche Zusammenhang sollte denjenigen, die das Medikament verschreiben, den Lehrern und Eltern, die Anhänger von Ritalin sind, eine Überlegung wert sein).

Schließlich teilt das Ritalin verkaufende Unternehmen den Ärzten mit, daß »die Daten bezüglich der Sicherheit und Wirksamkeit beim langfristigen Gebrauch von Ritalin nicht vollständig sind«. Aus diesem Grund empfiehlt es bei Patienten, die das Medikament langfristig brauchen könnten, diese sorgfältig zu überwachen und regelmäßig ein großes Blutbild anzufertigen ... einschließlich einer Blutplättchenzählung.

Mag sein, daß ich ein wenig zu anspruchsvoll bin. Doch wenn man bedenkt, daß dieses Medikament bereits seit Anfang der 1960er Jahre auf dem Markt ist, scheint die Erwartung ganz und gar nicht unbegründet, daß der betreffende Pharmahersteller die Auswertung der Daten in der Zwischenzeit abgeschlossen haben sollte. Er sollte ebenfalls im Stande sein zu sagen, ob dieses Medikament nun sicher ist oder nicht.

Aber vielleicht bin ich da einfach nur hartnäckig.

Immerhin gab es einige Ritalin-Forschungen an Mäusen.

Als in einem frühen Stadium Sicherheitstests an Mäusen durchgeführt wurden, entdeckten Forscher einen Anstieg an Leberzellengeschwulsten und – nur bei männlichen Mäusen – eine Zunahme an Hepatoblastomen bzw. Leberkrebs (als »bei Nagetieren relativ selten auftretende Krebsart« beschrieben).

Der Hersteller von Ritalin reagierte: »Was diese Ergebnisse für den Menschen bedeuten, ist nicht bekannt.«

Hier also ein weiterer Beweis für die totale Wertlosigkeit von Tierversuchen und die rücksichtslose und zynische Einstellung der Pharmaunternehmen und Regierungsstellen, die angeblich zu dem Zweck existieren, die Öffentlichkeit vor unsicheren Medikamenten zu schützen.

Wiederholt argumentierte ich: Pharmaunternehmen, die vor der klinischen Prüfung Tierversuche durchführen, bei denen keine Probleme auftreten, können diese dazu nutzen, die Behörden von der Sicherheit des betreffenden Medikaments zu überzeugen.

Außerdem gilt zu berücksichtigen: Verursacht ein Medikament im Tierversuch Probleme, dann lassen sich diese Ergebnisse mit der Begründung ignorieren, es sei »nicht bekannt, welche Bedeutung dieses Resultat für den Menschen habe«.

Hier stellt sich eine einfache Frage: Wenn die Ergebnisse darüber, daß Ritalin bei Mäusen Krebs verursacht, irgend etwas wert sind, warum wird dieses Medikament dann immer noch Kindern verschrieben? Wenn aber die Experimente ohne Gefahr ignoriert werden können (mit der Begründung, Tiere würden sich so stark von Menschen unterscheiden, daß die Ergebnisse solcher Versuche irrelevant sind), warum finden diese Versuche dann überhaupt statt?

Ich erwarte keine Antworten. Ich stelle einfach gern Fragen.

Wann immer ich über Ritalin schreibe, werde ich mit Briefen, Faxen und E-Mails von Eltern und Sozialpädagogen überschwemmt, die auf dem Standpunkt beharren, Ritalin sei »sehr sicher«. Ich vermute, diese optimistischen Zeitgenossen können entweder nicht lesen oder sie sind zu bequem, um die Sicherheit eines Produktes zu untersuchen, das sie derart enthusiastisch empfehlen. Nach Jahren der Erfahrung überrascht mich die von den Sozialpädagogen an den Tag gelegte haarsträubende Dummheit nicht im entferntesten. Überrascht bin ich allerdings von den zahlreichen Lehrern, die eine derart durchschlagende Mischung aus Ignoranz und falschverstandenem Vertrauen zeigen.

Teilweise scheint diese Begeisterung von Sozialpädagogen und Lehrern ein Grund dafür zu sein, daß Ritalin heute so weit verbreitet ist.

Theoretisch sollte Ritalin gar keinem Kind verordnet werden, es sei denn, ein Arzt hat eine gründliche Einschätzung vorgenommen. Ungeachtet dessen entdeckte eine Forschungsgruppe der Betäubungsmittelkontrollkommission der Vereinten Nationen, welche die Unterlagen von fast 400 Ärzten prüfte, die Ritalin verschrieben hatten, daß bei der Hälfte der Kinder, bei denen MCD (oder HKS oder was auch immer) diagnostiziert wurde, keine psychologischen oder pädagogischen Tests vorgenommen worden waren. Die Vereinten Nationen kamen zu dem Schluß, daß frustrierte Eltern, Lehrer und Ärzte Kindern mit Verhaltensauffälligkeiten (oder, um genauer zu sein, Kindern, deren Verhalten die Eltern, Lehrer und Ärzte verärgerte) allzu voreilig das Etikett HKS angeheftet hatten.

Ich bin von diesem Medikament weit weniger begeistert. Aus meiner Sicht wäre die Welt sicherer, wenn man alle Vorräte dieses verdammten Zeugs einbetonieren und vergraben würde. Ich würde Ritalin niemals verschreiben – an niemanden.

Andere Ärzte stimmen mir da keineswegs zu. Einige Beobachter beschrieben Ritalin als Medikament, welches das Potential eines Kindes offenlegen könne. Und obwohl die Schätzungen über die Anzahl der Kinder, die Ritalin bekommen, voneinander abweichen, wurde berichtet, daß allein zwölf Prozent aller amerikanischen Jungen im Alter von sechs bis 14 Jahren Ritalin verschrieben bekamen, um verschiedene Verhaltenstörungen zu behandeln. Es ist durchaus nicht ungewöhnlich, daß die Schulen die Vergabe von Ritalin an Kinder veranlassen, ohne die Zustimmung der Eltern einzuholen.

Mir ist mitgeteilt worden, daß mehrfach Jungen Ritalin verabreicht wurde, weil sie lärmend auf einem Spielplatz umherrannten. *Um Himmels Willen, weil sie lärmend auf einem Spielplatz umherrannten!*

Obwohl Ärzte, Eltern und Lehrer seit nunmehr drei Jahrzehnten die Nutzung von Ritalin (und ähnlicher Medikamente) begeistert empfohlen haben, ist es wert, noch einmal daran zu erinnern, daß es bei der Behandlung von MCD (oder ADHS oder XYZ) noch immer eine ganze Reihe unbeantworteter Fragen gibt.

Ich glaube nicht, daß irgend jemand definitiv sagen kann, ob dieses Medikament wirkt oder Langzeitschäden verursacht, ob dieses Medikament mehr schadet als nutzt. Doch das wahrscheinlich erstaunlichste ist: Obwohl bei Millionen von Kindern ADHS, MCD oder HKS diagnostiziert wurde, die daraufhin starke Tabletten verabreicht bekamen, wissen wir noch nicht einmal mit Bestimmtheit zu sagen, ob eine dieser Krankheiten tatsächlich existiert.

Bereits im Jahre 1970 untersuchte ein Ausschuß des US-Repräsentantenhauses die Anwendung verhaltensmodifizierender Medikamente bei Kindern. Zu dieser Zeit wurden in den USA ungefähr 200 000 bis 300 000 Kindern pro Jahr diese Medikamente gegeben. Es wurde ausgesagt, Hyperaktivität werde deshalb als Krankheit eingestuft, weil sie es Schulen schwierig mache, »... um des Komforts und der Bequemlichkeit der Lehrer und der Verwaltung willen wie Hochsicherheitstrakte im Gefängnis geleitet zu werden ...«

Verändert hat sich seither als einziges nur, daß die Popularität von Ritalin gnadenlos weiter und weiter gestiegen ist.

Das Verschreiben von Ritalin ist meiner Ansicht nach Kindesmißbrauch auf Rezept ... in einem riesigen, globalen Ausmaß. Und die Dinge werden sich wohl leider nicht ändern.

Als ich im Januar 1999 ein Papier verfaßte, in dem ich meine Zweifel an Ritalin ausdrückte (ein Papier, das mehrere wichtige Zeitungen dazu veranlaßte, den Sinn der weitverbreiteten Nutzung dieses Medikamentes zu hinterfragen), erhielt ich eine Lawine Post von wutentbrannten Patienten, Lehrern und Sozialpädagogen.

»Ich werde Ihren Bericht nicht lesen«, so der Vater eines Kindes, das mit Ritalin behandelt wurde, »denn ich weiß, er ist Schund.«

Höchst besorgniserregend ist jedoch, daß Eltern, die sich weigern, ihren Kindern Ritalin zu geben, gesagt wurde, ihnen würden die Kinder weggenommen, falls sie nicht kooperieren. Das wäre allerdings nicht der erste Fall von »obligatorischer Medikation«. In einigen Ländern (bemerkenswerterweise in Teilen der USA) können Eltern, die sich weigern, ihre Kinder impfen zu lassen, zu einer Gefängnisstrafe verurteilt werden. Und der Fluor-Zusatz im Trinkwasser ist in vielen Ländern der Welt ohnehin gängige Praxis.

Kapitel 33

WASSER, ÜBERALL WASSER – UND DOCH KEIN TROPFEN, DEN MAN TRINKEN KANN!

Vermutlich denkt niemand bei Wasser an ein Lebensmittel, und doch ist es genau so wichtig wie alles, was Sie essen. Immerhin bestehen 60 bis 65 Prozent Ihres Körpers aus Wasser. (Bei Neugeborenen liegt dieser Wert sogar noch höher; circa 75 Prozent des Gewichtes eines Säuglings entfallen auf Wasser.) Hören Sie auf zu essen und zu trinken, dann sterben Sie zuerst an Wassermangel. Sie können wochenlang ohne Nahrung überleben, aber ohne Wasser würden Sie schon nach Tagen sterben.

Jedoch ist es dank der Ärzte keineswegs sicher, daß Ihr Leitungswasser auch als Trinkwasser geeignet ist.

Meine Befürchtungen wurden schon im Jahre 1982 geweckt, als ein kleines, weitgehend unbeachtetes Forschungsprojekt zutage förderte, daß Abwasser, das in eine Kläranlage in den USA einfloß, ausgeschiedenes Aspirin, Koffein und Nikotin enthielt. Ein zweites, ähnlich ignoriertes Forschungsprojekt entdeckte Spuren eines cholesterinsenkenden Medikaments in einem Trinkwasserreservoir. Dieses Medikament war offenbar mit dem Wasser aus einer Trinkwasseraufbereitungsanlage in das Reservoir gelangt.

Daraus schloß ich, daß jeder, der ein Glas Leitungswasser trinkt, gleichzeitig Medikamente aus zweiter Hand aufnimmt.

Sollte meine Theorie stimmen, dann nehmen heute Millionen von Menschen regelmäßig starke Arzneimittel wie Schlaftabletten, Schmerzmittel und hormonelle Verhütungsmittel zu sich.

Diese Theorie läßt sich leicht begründen.

Wenn ein Medikament eingenommen wird, gelangt es in den

Stoffwechsel und wird zersetzt, ehe es wieder ausgeschieden wird. Aber einige der stärksten und am häufigsten verschriebenen Medikamente verlassen den Körper genau so, wie sie in ihn hineinkamen. Zum Beispiel verlassen 75 Prozent einer Dosis Diazepam (eines der stärksten und bei Ärzten beliebtesten benzodiazepinen Beruhigungsmittel) den Körper im Urin. Ein Drittel einer Dosis Ampicillin (ein oft verschriebenes Antibiotikum) wird innerhalb von sechs Stunden, nachdem die Tablette oder Kapsel geschluckt wurde, ebenfalls mit dem Urin ausgeschieden.

Sobald das Abwasser unsere Häuser verläßt, wird es zu einer Aufbereitungs- oder Kläranlage zum Reinigen weitergeleitet. Dort werden normalerweise Techniken angewendet (viele davon wurden bereits im 19. Jahrhundert erdacht und perfektioniert), durch die das Wasser von Bakterien und anderen Verunreinigungen gesäubert werden soll. Sind diese unerwünschten Bestandteile erst einmal entfernt, wird das scheinbar »saubere« Wasser wieder in den Trinkwasserkreislauf eingespeist. Es ist aber nicht sauber. Es enthält noch immer Arzneimittelrückstände. Und nach jedem Kreislauf wächst die Belastung durch diese Rückstände an.

Obwohl diese Wasserreinigungsmethoden gut funktionieren – sofern es um die Entfernung von Bakterien und anderen Rückständen aus »schmutzigem« Wasser geht –, schaffen es diese Reinigungsverfahren nicht, alle Arzneimittel oder Hormonrückstände aus dem Abwasser herauszufiltern.

Fließt dieses angeblich reine häusliche Abwasser nun wieder in unsere Leitungen zurück, so führt dieses Wasser viele verschiedene Medikamentenrückstände mit sich: chemische Stoffe aus Antibiotika, Herzmitteln, Beruhigungsmitteln, Schlaftabletten, Antidepressiva, Schmerzmitteln und Antibabypillen. (Unvermeidlich enthält dieses Wasser auch Rückstände weiterer Chemikalien, die von Waschmitteln, Schampoos, Kosmetika sowie Garten- und Küchenprodukten stammen.)

Wenn Sie also Ihren Wasserhahn öffnen, um die Kaffeemaschine zu füllen, dann könnte das Wasser Beruhigungsmittel, Herztropfen, Verhütungsmittel aus zweiter Hand sowie andere chemische Substanzen enthalten. Und im Laufe der Jahre verstärkt sich dieser Prozeß immer mehr. Wenn irgendwo irgend jemand in diesem Kreislauf eine weitere Tablette schluckt, wird das Wasser, das Sie trinken, ein weiteres Mal verunreinigt. Ein großer Teil unseres Trinkwassers ist bereits jetzt von Medikamentenrückständen schrecklich kontaminiert. Jeder, der gereinigtes Wasser aus einer Kläranlage trinkt, die ihr Wasser aus einem Fluß bezieht, in den wiederum Abwässer aus Kläranlagen eingeflossen sind, nimmt, so fürchte ich, mit diesem Wasser kleine Dosen einer Reihe rezeptpflichtiger Arzneimittel auf.

Bemerkenswert wenig Forschungsaufwand wurde betrieben, um die Ausmaße dieses Problems festzustellen. Als Wissenschaftler aber einmal Flußwasser testeten, fanden sie darin signifikante Mengen an Progesteron (ein Bestandteil von Verhütungsmitteln).

Untersuchungen in Deutschland zeigten, daß der Anteil an Östrogen (ein weiterer Bestandteil von Verhütungsmitteln) in Oberflächenwasser anzusteigen scheint. Welche Auswirkungen haben nun all diese Hormone und Medikamente auf uns? Werden wir durch »gebrauchte« Beruhigungsmittel und Schlaftabletten alle ruhig und müde? Welche Auswirkungen haben all die Hormonrückstände auf Schwangere und ihre ungeborenen Kinder? (Schließlich warnen viele Arzneimittelhersteller davor, ihre Produkte Schwangeren zu verordnen.) Und welche Wirkung haben diese Hormone auf Männer? Schaffen wir hier eine neue Art von Zwitterwesen?

In den letzten Jahren fand ich immer mehr Veröffentlichungen zu diesem Themenkreis.

Amerikanische und kanadische Wissenschaftler veröffentlichten die Ergebnisse einer Voruntersuchung, derzufolge Spuren von Medikamenten im Trinkwasser ihrer jeweiligen Länder entdeckt worden waren. Diese Spuren stammten von den Ausscheidungen von Menschen sowie von Tieren, die auf Farmen gehalten werden.

(»Damals«, so sagt einer der heutigen Forscher, dem mein bereits 1982 erschienener Aufsatz für ein Magazin entgangen sein muß, »schenkten wir diesen Funden keine Aufmerksamkeit. Es hätte aber ein Alarmsignal sein müssen. Denn wenn ein bestimmtes Medikament durch eine Abwasserreinigungsanlage hindurch in das bisher unversehrte Erdreich sickern kann, könnte das auch auf eine Reihe anderer Medikamente zutreffen.«)

Es bestehen kaum noch Zweifel daran, daß unser Trinkwasser stark mit Arzneimittelrückständen kontaminiert ist. Einige davon kommen aus Kläranlagen. Andere stammen von verschriebenen (aber vom Patienten unerwünschten) Medikamenten, die jemand zusammen mit anderem Abfall einfach weggeworfen hat und die nun ins Grundwasser gespült werden. Einige stammen von tierischen Abfällen der Landwirtschaft. Die Trinkwasserversorgung der westlichen Welt verschlechtert sich weiter. Die Arzneimittelrückstände zirkulieren im Wasserkreislauf – und werden immer weiter angereichert, wenn jemand ein weiteres Medikament schluckt. Da fast jeder irgendein Medikament zu sich nimmt, ist unser Trinkwasser kaum noch genießbar.

Die Langzeitfolgen all dessen lassen sich nur schwer abschätzen. Winzige Mengen Antibiotika im Trinkwasser können sich auf vielfältige Weise auf Bakterien auswirken. Mit Sicherheit können sie aber dramatischen Einfluß auf die Entstehung gegen Antibiotika resistenter Organismen haben.

Bislang gibt es noch keine klaren Belege, mit denen sich eine Verbindung zwischen Wasserverschmutzung und gesundheitlichen Problemen bei Menschen (wie zum Beispiel Unfruchtbarkeit) beweisen ließe. Das Fehlen solcher Beweise könnte aber auch darauf zurückzuführen sein, daß, soweit ich weiß, bis jetzt keine solche Untersuchung angestellt wurde. Derartige Forschungen wären äußerst einfach auszuführen und würden nicht sehr viel kosten. In Anbetracht der vorliegenden Indizien kann man schon von einem Skandal sprechen, daß sich niemand die Mühe machte, die, wie ich meine, notwendigen Untersuchungen anzustellen.

Wie beeinflussen die Medikamente im Trinkwasser Ihre Gesundheit? Macht Ihr täglicher, unfreiwilliger Cocktail aus Beruhigungsmitteln, Antibiotika, Hormonen, Steroiden, Medikamenten von Chemotherapien, Herzmitteln, Schmerztabletten und so weiter Sie krank? Wie vertragen sich all diese Chemikalien untereinander? Vielleicht sind diese Stoffe sogar mitverantwortlich an dem ununterbrochenen Anstieg der Krebserkrankungen?

Es handelt sich hierbei um einen der größten Gesundheitsskandale – und um eine der größten Gesundheitsgefahren – des 20. Jahrhunderts. Ein Forscher aus Deutschland fand in seinem Leitungswasser mindestens drei verschiedene Medikamente. Es überrascht nicht, daß Politiker überall, wo man sie sieht, nur noch Wasser aus Flaschen trinken (und das natürlich auf unsere Kosten).

Warum aber, so frage ich, hat es hier diese Verschwörung des Schweigens unter all den Tageszeitungen, Magazinen, Fernseh- und Radiostationen gegeben? Schon 1982 sagten verschiedene Sender Interviews mit mir ab (in denen es um dieses Thema gehen sollte) mit der Begründung, man wolle die Öffentlichkeit nicht zu sehr beunruhigen. Und noch immer will niemand dieses Thema aufgreifen.

Als genau am Ende des 20. Jahrhunderts eine Sonntagszeitung im Rahmen eines Artikels über mein Buch *Superbody* andeutete, daß Trinkwasser ausgeschiedene Medikamentenrückstände enthalten könnte, waren Sprecher der Wasserversorger schnell zur Stelle, um meine Befürchtungen zu zerstreuen. Der Sprecher eines Betriebes soll gesagt haben: »Den Eindruck zu erwecken, die Wasseraufbereitungsverfahren seien veraltet und der Aufgabe nicht gewachsen, ist ganz einfach falsch. Man kann zwar unmöglich behaupten, es gebe keine Arzneimittelrückstände in wiederaufbereitetem Trinkwasser, die Mengen liegen jedoch tausendfach unter dem Wert, ab dem sie schädlich sein können.«

Woher will dieser Sprecher eigentlich wissen, wie niedrig dieser Anteil ist, wenn er gleichzeitig behauptet, gar nicht genau zu wissen, ob sich derartige Rückstände in wiederaufbereitetem Trinkwasser befinden? Und wie will er wissen, daß die Mengen »tausendfach unter dem Wert liegen, ab dem sie schädlich sein können«, wenn er doch eindeutig nicht weiß, wie hoch dieser kritische Wert ist? Wäre es nicht an der Zeit, daß die Wasserversorgungsunternehmen ein wenig Wissenschaft betreiben und ein paar Tests durchführen, um festzustellen, was genau da vor sich geht?

Auch die Ärzte sprechen weiterhin davon, daß es überhaupt keinen Grund zur Besorgnis gebe; meine Warnungen entbehren jeder Grundlage. Man sollte jedoch daran erinnern, daß die Ärzte mit ihrer Verschreibungswut eine der Hauptursachen des Problems sind. Dank Ihres Arztes (und seiner vielen Kollegen) könnte das Wasser, das aus Ihrer Leitung fließt, vielleicht ungenießbar sein.

Ebenso wichtig ist es, daran zu erinnern, daß sich die medizinische Zunft die finanziellen Interessen der internationalen Pharmaindustrie zu eigen gemacht hat. Es liegt ganz klar im Interesse sowohl der Ärzte als auch der Pharmaunternehmen, daß Mediziner auch weiterhin Unmengen von starken und kostspieligen Medikamenten verschreiben.

Die Indizien verdichten sich immer weiter und bestätigen meine Warnungen, die ich erstmals im Jahre 1982 geäußert habe. Ich bin jetzt mehr denn je davon überzeugt, daß meine Befürchtungen damals wie heute begründet sind.

Der andere Wasserverunreiniger, der uns allen Anlaß zur Sorge sein sollte, ist Fluor.

Fluor wird dem Trinkwasser bewußt beigemischt in der Hoffnung, dadurch das Auftreten von Zahnerkrankungen zu reduzieren. Die Verbindung zwischen Zahngesundheit und Fluor wurde zum erstenmal gegen Ende des 19. Jahrhunderts erwiesen, und es besteht kaum ein Zweifel daran, daß Zähne durch Fluor geschützt werden, denn es stärkt den Zahnschmelz, also die harte »Hülle« der Zähne. Als Tests unter Einbeziehung einer großen Anzahl von Menschen durchgeführt wurden und sich herausstellte, daß Zahnverfall in Gegenden mit natürlich hohem Fluoranteil im Trinkwasser langsamer verläuft, kamen einige Wissenschaftler und Politiker auf die Idee, daß durch einen Fluor-Zusatz im Trinkwasser die Zahngesundheit der Gesamtbevölkerung verbessert werden könnte. 1945 begann man in Amerika damit, dem Trinkwasser Fluor beizumischen, und heute ist diese Praxis in der ganzen Welt verbreitet. Politiker sind von dieser Methode begeistert, denn sie wurden davon überzeugt, daß sich dadurch die Gesundheitsausgaben senken ließen. (Nichts lieben Politiker mehr, als Kosten zur Betreuung und Fürsorge der Bevölkerung zu senken, während sie gleichzeitig behaupten, ihre Maßnahmen würden für alle von Vorteil sein. Ein Doppelschlag des modernen, mit allen Wassern gewaschenen Politikers!)

Jedoch können auch die Gegner des allgemeinen Fluor-Zusatzes einige gute Argumente aufführen.

Zunächst einmal ist es zum Schutz der Zähne nicht notwendig, Fluor im Trinkwasser zu haben. Exakt der gleiche Effekt ließe sich erzielen, wenn es gelänge, die Menschen zur Benutzung von Fluor-Zahncreme zu bewegen.

Zweitens gibt es keinen Zweifel daran, daß die Anreicherung des Trinkwassers auch bestimmte Gefahren birgt. Die Menge an Fluor, die man dem Trinkwasser beimischt, muß äußerst exakt dosiert sein. Um die optimale Wirkung zu erzielen, sollte das Mischungsverhältnis ungefähr eins zu einer Million betragen. Wird hier etwas falsch berechnet, dann können die Konsequenzen verheerend sein. Steigt das Verhältnis auf nur zwei zu einer Million, kann es bereits zu Verfärbungen der Zähne und Fleckenbildung kommen, und verändert sich das Mischungsverhältnis auch nur um einen winzigen Bruchteil noch weiter nach oben, können Knochenschäden und Krebs die Folge sein. Natürlich behaupten die Wissenschaftler und Politiker, in deren Interesse es liegt, unserem Trinkwasser auch weiterhin Fluor beizumischen, die angewandten Methoden seien narrensicher. Ich aber finde, daß man schon selbst ein Narr sein muß, um das, was da behauptet wird, zu glauben. Viele Menschen sind bereits aufgrund einer fahrlässigen Überdosierung chemischer Stoffe vergiftet worden. 1986 gab die Weltgesundheitsorganisation in einem Bericht ihrer Sorge Ausdruck, daß es zu einer Zunahme von Zahnschäden durch einen *zu hohen* Anteil von Fluor in den öffentlichen Trinkwasserversorgungen kommen könnte. Man muß nicht erst darauf hinweisen, wie extrem schwierig es ist, einen unerwünscht hohen Fluor-Anteil wieder aus dem Trinkwasser zu entfernen.

Hinzu kommt noch, daß Trinkwasser ohnehin schon eine Reihe von Chemikalien enthält – von denen einige natürlich in dem jeweiligen Reservoir vorkommen, aber auch Nitrate, die sich wegen der Nutzung von Düngemitteln ansammeln, Chlor und Aluminiumsulfat (die absichtlich zugesetzt werden) sowie Blei und Kupfer, aus denen die Wasserleitungen bestehen. Wird dieser Mischung nun außerdem Fluor zugesetzt, erhöht sich das Risiko einer gefährlichen Wechselwirkung zwischen all diesen im Wasser enthaltenen Chemikalien. Wann immer Chemikalien in einer Lösung aufeinandertreffen, gibt es chemische Reaktionen. Ich glaube nicht, daß irgend jemand in der Lage ist genau zu sagen, zu welchen Konsequenzen es führen kann, unserem Trinkwasser all diese Chemikalien beizumischen.

Viertens gibt es eine wachsende Zahl von Menschen, die auf beigegebene Chemikalien im Trinkwasser allergisch zu reagieren scheinen. Viele sind allergisch gegen Fluor; fluoridiertes Trinkwasser ist für sie also ungenießbar.

Schließlich beunruhigt mich noch etwas anderes ungemein: Offenbar angeregt von dem weltweiten Siegeszug der Befürworter der Fluoridierung, regen einige Wissenschaftler und Politiker nun sogar an, dem Trinkwasser weitere Chemikalien beizumischen. So hat ein Wissenschaftler beispielsweise vorgeschlagen, dem Trinkwasser Antibiotika beizumischen (um die Zahl von Infektionen und damit die Gesundheitsausgaben zu senken). Ein anderer empfahl, dem Trinkwasser sollten Beruhigungsmittel zugefügt werden (offenbar um den Wähler ruhigzustellen, damit Politiker die Welt auch weiterhin so führen können, wie sie es wollen). Ein dritter schlug vor, dem Trinkwasser Verhütungsmittel zuzusetzen, um die Geburtenrate zu senken.

Eine überraschend hohe Zahl an Ärzten und Politikern unterstützt den obligatorischen Fluor-Zusatz im Trinkwasser (etwas faschistischeres, als Menschen ungeachtet ihrer Bedürfnisse und ihres Willens zu zwingen, ein Medikament zu nehmen, läßt sich kaum mehr vorstellen); diese Schlacht scheint nun in vielen Teilen der Welt verloren zu sein. Jedoch ist sie das glücklicherweise nicht überall.

In der Schweiz (der vielleicht einzig echten, noch verbliebenen Demokratie der Welt) hat der Kanton Basel-Stadt kürzlich gegen das Fluoridieren des Trinkwassers, das 1962 eingeführt worden war, Beschwerde eingelegt. Die Schweizer stoppten nach 40 Jahren den Fluorzusatz in ihrem Trinkwasser, und zwar aus folgenden Gründen:

1. Obwohl das Fluoridieren des Wassers seit vielen Jahrzehnten praktiziert wurde, gab es keine Studien, die belegt hätten, daß sich dadurch der Zahnverfall verhindern ließe.
2. Trotz des Fluor-Zusatzes im Trinkwasser nahm der Kariesbefall unter den Kindern der betroffenen Gegend zu (was eher darauf hindeutet, daß durch den Fluor-Zusatz nicht nur kein positives Resultat erzielt, sondern sogar Schaden verursacht wurde).
3. Das Fluoridieren des Trinkwassers kann Knochenschäden verursachen, was bei Neugeborenen und Kleinkindern ein besonderes Problem darstellt.
4. Mehr als 99 Prozent des Wassers mit Fluor-Zusatz wird zum Waschen, Baden, Putzen etc. verwendet und tut damit nichts für die Zahngesundheit, sondern belastet die Umwelt.

Ärzte haben nun damit begonnen, das Problem der Arzneimittelrückstände im Trinkwasser zu untersuchen. Lassen die Politiker die Veröffentlichung der Ergebnisse zu (eine optimistische Annahme), sollten die Antworten in ungefähr zehn Jahren vorliegen. Dann wird es selbstverständlich viel zu spät sein, um noch etwas zu tun.

In der Zwischenzeit trinken die Menschen auch weiterhin viel zu wenig Wasser. Viele Gesundheitsprobleme werden auch durch Dehydrierung verursacht, oder sie verschlimmern sich dadurch.

Um dieses Problem zu umgehen, versuchen Sie, Ihren Konsum an Alkohol, kohlensäurehaltigen Getränken und koffeinhaltigem Tee und Kaffee zu reduzieren. Statt dessen sollten Sie täglich sechs bis acht ordentlich große Gläser Wasser trinken. Sollte Ihnen dies einfach zu viel Wasser sein, dann schauen sie sich nach Getränken ohne Alkohol, Zucker, Koffein oder Soda um. Kräuter-, Frucht- und Pfefferminz-Tees sind ebenso gut wie entkoffeinierte Getränke. Als Alternative können Sie auch mit Wasser verdünnten reinen Fruchtsaft trinken.

Während also Ärzte, Politiker und die Wasserindustrie ein Problem untersuchen, um das sie sich schon vor zwei Jahrzehnten hätten bemühen sollen, gebe ich Ihnen hier einige Tips, wie

Sie sich am besten vor verunreinigtem, mit Medikamenten belastetem Trinkwasser schützen können.
1. Sollten sie an eigenartigen oder anders nicht erklärbaren Symptomen leiden, dann ziehen Sie die Möglichkeit in Betracht, daß Ihr Trinkwasser verunreinigt sein könnte. Das Wasser könnte Sie krank machen. Diese Möglichkeit kommt besonders dann in Betracht, wenn sich neue und ungewöhnliche Symptome zeigen, nachdem Sie umgezogen sind.
2. Neugeborene sollten so lange wie möglich gestillt werden – im Idealfall bis zum Alter von zwölf Monaten. Durch Stillen des Säuglings wird das Risiko verringert, daß er verunreinigtes Wasser oder Milch bekommt und dadurch vergiftet wird (obwohl sich das Risiko nicht auf Null senken läßt, da Medikamente auch durch die Muttermilch abgegeben werden).
3. Haben Sie den Verdacht, daß Ihre Beschwerden durch Ihr Leitungswasser hervorgerufen sein könnten, dann trinken Sie in Flaschen abgefülltes Wasser, und achten Sie darauf, ob die Symptome abklingen. Ich rate Ihnen, abgefülltes Wasser zu trinken. Bedenken Sie aber, daß Wasser in Flaschen nicht notwendigerweise »rein« sein muß. Bei einigen als »Quellwasser« bezeichneten Marken handelt es sich um gereinigtes oder chemisch behandeltes Wasser, während das Zeug, das als »Tafelwasser« verkauft wird, unter Umständen nichts anderes ist als gefiltertes Leitungswasser. Versuchen Sie »Natürliches Mineralwasser« zu finden, das aus einer geschützten, reinen, unverfälschten Quelle stammt und an dem nicht herumgepfuscht wurde. Es ist möglich, daß sich in natürlichem Mineralwasser einige Bakterien befinden (deren Anteil normalerweise jedoch harmlos ist), deshalb sollten Sie einmal geöffnete Mineralwasserflaschen nicht lange aufheben. Ich glaube, es bestehen gute Chancen, daß Quellwasser noch einige Zeit relativ unverschmutzt bleiben wird. Um ganz sicher zu gehen, trinke ich Mineralwasser verschiedener Marken.
4. Sollten Sie auf dem Land leben und die Möglichkeit haben, sich selbst mit Wasser zu versorgen, ist das wahrscheinlich

die bessere Option. Auf jeden Fall sollten Sie das Wasser erst testen lassen, bevor Sie es trinken.
5. Aber selbst dann, wenn Sie Ihr Wasser von einem privaten oder staatlichen Versorgungsunternehmen beziehen, ist es sinnvoll, dieses Wasser testen zu lassen – so, wie es aus der Leitung kommt.
6. Im Handel werden Wasserfilter als Tischgeräte angeboten, die in der Lage sind, die meisten Verunreinigungen aus dem Trinkwasser zu entfernen. Wenn Sie ein solches Gerät erwerben und nutzen, sollten Sie sich genau nach der Gebrauchsanweisung des Herstellers richten.
7. Wenn Sie den Verdacht haben, Ihr Trinkwasser könnte schlechter Qualität sein, dann beschweren Sie sich bei Ihrem zuständigen Abgeordneten. Solange Sie nicht protestieren, wird sich auch nichts ändern.

Ich ahne, die einzige Antwort auf dieses Problem wird sein, zwei unterschiedliche, aus verschiedenen Quellen gespeiste Wasseranschlüsse in jedes Haus legen zu lassen. Ein Anschluß führt das von Medikamenten verseuchte Wasser zum Abwaschen, zur Wagenwäsche und für die Toilettenspülung. Dieses Leitungssystem könnte mit Wasser gespeist werden, das aus Flüssen oder aus Abwässern der Landwirtschaft gewonnen wird. Der andere Anschluß würde sauberes Wasser ohne Rückstände liefern, das aus Bohrlöchern, Trinkwasserquellen oder anderen, nicht kontaminierten Quellen stammt.

Kapitel 34

DAS WÜRDE ICH TUN, WENN MIR ÄRZTE SAGTEN, ICH HÄTTE KREBS

Ich habe eine Eins-zu-drei-Chance, einmal gesagt zu bekommen, daß ich Krebs habe. Und für Sie besteht die gleiche Wahrscheinlichkeit. Tatsächlich steigt sie sogar noch an. Wenn sich die Krebsrate weiterhin in gleichem Maße erhöht wie in den letzten Jahren, dann wird innerhalb des nächsten Jahrzehnts jeder zweite von uns diese furchtbaren Worte zu hören bekommen ... oder wie auch immer unsere Ärzte es dann zu umschreiben belieben.

Um genau zu sein: Da Sie und ich die häufigsten Ursachen für Krebs kennen, haben sich unsere Chancen, nicht an Krebs zu erkranken, hoffentlich entscheidend verbessert. Ein Risiko besteht aber trotzdem. Ganz gleich, wie vernünftig wir leben: Es ist unmöglich, das Krebsrisiko auf Null zu senken.

Vor etwa einem halben Jahrhundert mußte nur ungefähr jeder 14. damit rechnen, an Krebs zu erkranken. Vor 15 Jahren war diese Quote schon auf eins zu vier gestiegen. Regierungen und Wohltätigkeitsorganisationen haben Milliarden in allen Währungen, die zur Verfügung standen, für den Kampf gegen den Krebs ausgegeben. Dennoch scheint keinem der für diese massiven Ausgaben Verantwortlichen das klägliche Scheitern auch nur im geringsten peinlich zu sein. Berichte über den Anstieg der Krebserkrankungen werden mit der Bitte um noch mehr Geld beantwortet – das dann, wie sollte es anders sein, in der gleichen Weise ausgegeben wird wie alles Geld zuvor: noch mehr unnütze Forschungen (viele davon mit Versuchstieren) und noch mehr ineffektive Krebsbehandlungen.

Die riesige internationale Krebsindustrie (die unzählige Millionen Dollar für die ständige und meiner Meinung nach aussichtslose Suche nach einem Heilmittel für Krebs aufbringt und ausgibt) hat den Eindruck erweckt, Krebs sei eine einzelne Krankheit.

Das ist sie aber nicht. Man muß daran erinnern, daß Krebs eben keine einzelne Krankheit ist. Der Begriff »Krebs« ist nicht konkreter als die Begriffe »Infektion« oder »Arthritis«.

Es ist genauso unwahrscheinlich, daß Wissenschaftler eine »Zauberformel« gegen alle Krebsarten finden, wie es unwahrscheinlich ist, eine Zauberformel gegen alle Infektionskrankheiten zu finden. Ich ärgere mich immer wieder darüber, daß fast jede Woche irgendein Wissenschaftler über seinen neuesten großen Durchbruch berichtet. Danach hört man dann oft nur noch sehr wenig oder gar nichts mehr über diese großen »Durchbrüche«. Ich kann mich des Eindruckes nicht erwehren, daß viele dieser lang und breit dargestellten »Durchbrüche« zu nichts anderem dienen, als Gelder zu sammeln. Ebenso ärgerlich finde ich die Leichtgläubigkeit vieler Journalisten. Die ständigen Versprechen eines Heilmittels »zum Greifen nahe«, tragen doch nur dazu bei, daß viele Menschen Krebs gegenüber passiv bleiben und nichts dazu beitragen, sich zu schützen oder zu behandeln. Schließlich meinen sie, die Wissenschaftler hätten ja bald einen Zaubertrunk in der Flasche, mit dem es möglich sein werde, den Krebs zu besiegen.

Wenn mir gesagt würde, ich hätte Krebs, dann wäre ich nicht bereit, mein Schicksal in die Hände irgendwelcher anonymer, spendengieriger und weiß gekleideter Wissenschaftler zu legen.

Ich würde versuchen, ein wenig Kontrolle über mein weiteres Schicksal zu bekommen, indem ich ein Programm befolge, das die Heilkräfte von Körper und Seele kombiniert.

Und weil ich zweifellos erschrocken und schockiert wäre (und wahrscheinlich kaum eines vernünftigen Gedankens fähig!), scheint es mir vernünftig, schon jetzt Vorsorge zu treffen. Wenn man sich fit und gesund fühlt, ist es viel einfacher, an eine emotionale Sache heranzugehen. Es scheint mir viel sinnvoller zu sein, mich jetzt auf diese Eventualität vorzubereiten und nicht erst dann, wenn ich vielleicht viel zu schockiert und ängstlich für eine vernünftige Reaktion bin. Ich habe für mein Alter vorgesorgt (für den Fall, daß ich dann nicht in der Lage bin, meinen Lebensunterhalt zu verdienen). Ebenso vernünftig scheint es mir zu sein, mich auf den Fall vorzubereiten, eines Tages an Krebs zu erkranken. Vielleicht werde ich meinen Krebs-Plan nie brauchen – genauso wie ich vielleicht meinen Altersplan nie brauchen werde. Aber es ist ein gutes Gefühl, vorbereitet zu sein.

Ich habe versucht, einen wirklich ganzheitlichen Krebs-Plan zu erstellen, der das beste der verschiedenen Formen der Medizin enthält. Dieser Plan baut auf meiner Philosophie der Medizin, des Lebens und der Lebensführung auf.

Es ist wichtig zu verstehen, daß ich keineswegs behaupten will, mein Plan sei für alle gleich geeignet oder anwendbar. Ich empfehle Ihnen diesen Plan noch nicht einmal. Es muß Ihre Entscheidung bleiben, was Sie tun wollen, wenn Ihnen einmal gesagt wird, daß Sie Krebs haben. Vielleicht kommen Sie zu dem Schluß, daß Ihnen mein ganzes Programm nicht gefällt. Vielleicht entscheiden Sie sich, Ihr ganzes Vertrauen in Ärzte zu setzen, die Ihnen Operationen, Chemotherapien, Bestrahlungen oder eine Kombination dieser drei Methoden anbieten. Oder mein Anti-Krebs-Programm erscheint Ihnen sinnvoll und ist etwas, wonach Sie sich richten möchten.

Man sollte meinen, der Behandlungsansatz der Ärzte bei Krebs sei logisch und wissenschaftlich. Das Fehlen menschlicher Wärme bei Chirurgen und Ärzten wird häufig mit dem Argument entschuldigt, Ärzte müßten sich ihren Patienten gegenüber kalt, unnahbar und distanziert verhalten, um analytisch und leidenschaftslos Rat zu geben. Wenn Ärzte mit ihren Patienten emotional in Kontakt kämen, so wird weiter argumentiert, würden sie ihre Objektivität einbüßen und wären nicht mehr in der Lage, als Wissenschaftler zu agieren. Ich fürchte, diese Meinung ist Unsinn, denn ungeachtet des fachlichen Anspruches der Ärzte ist die Schulmedizin keine Wissenschaft.

Ich kann diese scheinbar kontroverse Beobachtung mit einigen klaren Punkten belegen.

Zunächst: Wenn Schulmediziner wirklich Wissenschaftler wären, so würden sie nur Behandlungen wählen, von denen sie aus guten Gründen annehmen könnten, daß diese von Vorteil sind. Außerdem würden sie vor ihrer Entscheidung für eine bestimmte Behandlungsmethode Forschungsergebnisse sehen wollen, die belegen, daß die Behandlung wirksam ist und mehr nützt als schadet.

Das aber ist einfach nicht der Fall.

Viele Patienten sind überrascht, wenn sie erfahren, wie wenig medizinische Behandlungen getestet wurden.

Die einfache Wahrheit ist, daß die meisten Begegnungen zwischen Arzt und Patient Experimente sind, und wenn Ärzte ihre Patienten operieren oder ihnen etwas verschreiben, dann tun sie das für gewöhnlich mehr in der Hoffnung als in der Erwartung, daß der Patient davon profitieren wird.

Sollten Sie dieser Einschätzung skeptisch gegenüberstehen, dann lassen Sie mich einen Leitartikel des *British Medical Journal* (eine der weltweit bestangesehensten Fachzeitschriften der »etablierten Medizin«) anführen, in dem festgestellt wurde, daß »nur ungefähr 15 Prozent aller medizinischen Eingriffe auf soliden wissenschaftlichen Erkenntnissen beruhen«. Schaut man sich diese Zahl aus einer anderen Perspektive an, dann bedeutet das nichts anderes, als daß schwindelerregende 85 Prozent aller medizinischen Eingriffe nicht auf soliden wissenschaftlichen Erkenntnissen beruhen. Im gleichen Leitartikel wurde »gestanden«, daß »nur ein Prozent aller Artikel in medizinischen Fachzeitschriften wissenschaftlich abgesichert ist«. (Mit anderen Worten: 99 Prozent aller Artikel in medizinischen Fachzeitschriften sind *nicht* wissenschaftlich abgesichert.)

Würden die Ärzte bei der Behandlung ihrer Patienten echte wissenschaftliche Methoden anwenden, dann würden sie unbekümmert jene Behandlungsmethode wählen, die ihren Patienten die beste Aussicht auf Heilung verspricht. Außerdem würden sie wissenschaftliche Methoden anwenden, um die Wirksamkeit schulmedizinischer Heilmethoden (also Operationen, Medikamente, Bestrahlungen usw.) mit der Wirksamkeit alternativer Heilmethoden (wie zum Beispiel eine Nahrungsumstellung) zu vergleichen.

Das tun die Ärzte aber nicht.

Wenn sich Patienten während oder nach einer schulmedizinischen Behandlung (die gewöhnlich aus einer oder mehreren Behandlungen des Triumvirats Operation, Chemotherapie und Bestrahlung besteht) erholen, behaupten die Ärzte steif und fest, den Patienten gehe es aufgrund der angewandten Behandlung besser. Und natürlich wird jeder Patient, der fünf Jahre später noch am Leben ist, dann als geheilt bezeichnet. Ärzte sind immer schnell dabei, wenn es darum geht, Ruhm zu beanspruchen.

Sehr viel skeptischer sind Ärzte jedoch, wenn Patienten sich durch Anwendung alternativer oder unorthodoxer Methoden erholen. Tritt eine Genesung von einer Krebserkrankung während oder nach einer alternativen Therapie ein (wie zum Beispiel durch eine bestimmte Diät), dann wird üblicherweise behauptet, der Patient sei »trotz« der erhaltenen Therapie genesen. Von Patienten, denen es nach einer alternativen Behandlung besser geht, heißt es gern, sie seien ursprünglich falsch diagnostiziert worden oder es handele sich um eine »unerklärliche Spontanheilung«. (Niemand hat jemals eine sogenannte »Spontanheilung« während oder nach einer herkömmlichen Behandlung erlebt.) Von Patienten, die fünf Jahre nach einer alternativen Behandlung noch am Leben sind, wird behauptet, sie befänden sich noch in der Genesungsphase, und man müsse mit einem Rückschlag rechnen.

Berichten Alternativmediziner über einzelne Patienten oder individuelle Krankengeschichten, dann werden sie fast unausweichlich vom Spott der etablierten Ärzteschaft getroffen, obwohl Schulmediziner exakt das gleiche tun. In medizinischen Fachzeitschriften ist es keineswegs ungewöhnlich, Artikel und Briefe zu veröffentlichen, die auf den Erfahrungen von ein oder zwei Patienten basieren.

Das medizinische Establishment neigt dazu, alles Neue abzulehnen, das den Status quo bedroht. Diese Arroganz und Abneigung, über etwas Neues nachzudenken, grenzt an Tücke und professionelle Rücksichtslosigkeit, besonders wenn es um Erkrankungen geht, die so ernst sind und so schlecht behandelt werden wie Krebs.

Vieles spricht dafür, daß ich mit einer Klage gegen das medizinische Establishment wegen fahrlässiger Tötung Erfolg haben würde, und zwar wegen seiner fortgesetzten Weigerung, alternative Heilmethoden zur Krebsbekämpfung (Methoden ohne Medikamente, Operationen oder Bestrahlungen) auch nur anzuerkennen oder zu überprüfen. Die von den Ärzten angebotenen Behandlungsmethoden sind oft die einzigen, von denen Patienten je etwas gehört haben ... aus dem einfachen Grund, weil andere, weniger konventionelle Behandlungsansätze entweder total unterdrückt oder so erfolgreich verspottet und lächerlich gemacht wurden, daß sie niemand mehr für glaubwürdig hält.

Am überzeugendsten ist jedoch die Tatsache, daß die Behandlungsmethoden Praktischer Ärzte und Chirurgen auf ihren eigenen (gewöhnlich unwissenschaftlichen) Ansichten darüber basieren, was gut für den Patienten sei. Ungeachtet dessen, daß die Wirksamkeit von Diäten, Streßbekämpfung und leichter sportlicher Betätigung bei der Behandlung (sowie bei der Vorbeugung) von Herz-Kreislauf-Erkrankungen klar belegbar ist, beharren die meisten Ärzte darauf, ihre Herzpatienten zu operieren oder medikamentös zu behandeln. Obwohl es andere, weitaus logischere Möglichkeiten gibt, bestehen viele Ärzte auf ihrem Standpunkt, Krebs lasse sich nur von außen bekämpfen – statt dem Körper dabei zu helfen, sich selbst zu heilen und zu schützen.

Wäre die Schulmedizin wirklich wissenschaftlich, dann würden Patienten mit den gleichen Symptomen auch die gleiche Behandlung bekommen. Das ist aber nicht der Fall. Es gibt fast ebenso viele Behandlungsmethoden wie Ärzte. Sucht ein Patient, bei dem eine bestimmte Krebsart festgestellt wurde, drei verschiedene Ärzte auf, kann man fast darauf wetten, daß ihm drei verschiedene Behandlungsmethoden angepriesen werden. Viele vom medizinischen Establishment »offiziell« anerkannte Behandlungsweisen kann man aus gutem Grund als unsinnig und unlogisch bezeichnen. Das Überleben eines Patienten scheint manchmal eher Glückssache als eine Frage der Wissenschaft zu sein. Die Ärzte können einfach nicht verstehen, warum von zwei Patienten, welche die gleiche Behandlung erhalten haben, einer stirbt und der andere überlebt. Es kommt ihnen gar nicht in den Sinn, daß es da noch andere Faktoren geben könnte und daß das

Überleben des einen und der Tod des anderen Patienten in keiner Verbindung zur angewandten Behandlung steht.

Die vernünftige, wissenschaftliche Methode, ein Problem anzugehen, wäre die Ursache und nicht die Symptome zu bekämpfen. Wenn der Kühlerschlauch Ihres Wagens undicht ist, dann ist es doch viel sinnvoller, den undichten Schlauch zu ersetzen, statt ständig Wasser nachzufüllen. Wenn das Dach Ihres Hauses undicht ist, dann ist es sinnvoller, das Dach zu reparieren, statt einen Eimer aufzustellen, um das durchgesickerte Wasser aufzufangen. Gute Ärzte handeln manchmal entsprechend dieser Logik.

Behandelt ein schlechter Arzt einen Patienten wegen einer Magenverstimmung, wird er ihm ein Mittel gegen Magensäure verschreiben – weil dies dem Patienten vorübergehend Hilfe bringt – und ihn wegschicken.

Im Gegensatz dazu wird ein guter Arzt herausfinden wollen, was die Magenverstimmung verursacht hat. Auf der Suche nach der Ursache wird er die Ernährungs- und Lebensgewohnheiten des Patienten studieren. Er wird sich also mit der Ursache der Symptome befassen statt mit den Symptomen selbst.

Leider behandeln die meisten Ärzte Krebs auf eine merkwürdig unlogische und sinnlose Art.

Außer dem Patienten mit Lungenkrebs zu sagen, daß er aufhören solle zu rauchen, und dem Patienten mit Hautkrebs, sich nicht in die Sonne zu legen, scheinen die meisten Ärzte eher mit der Bekämpfung der Symptome als mit deren Ursachen beschäftigt zu sein.

Der Durchschnittsarzt wird bei der Behandlung eines Krebspatienten dem Krebs einfach mit Skalpell, Medikamenten und Strahlen zu Leibe rücken wollen. Das ist so, als würde man ständig Wasser in den Kühler eines Wagens nachfüllen, während der Kühlerschlauch undicht ist, oder einen Eimer unter ein undichtes Dach stellen: Beides dringt nicht zum Kern des Problems vor.

Diese Einstellung ist einfach absurd. Krebs ist nun einmal keine spezifische Krankheit. Indem man die Knoten und Geschwüre entfernt, trägt man nichts zur Bekämpfung der Ursache und des Grundes der Krebserkrankung bei. Eine der Ursachen für das Entstehen von Krebs ist der Zusammenbruch des körperlichen Immunsystems. Um Krebs wirksam bekämpfen zu können, muß das Immunsystem gestärkt und ermutigt werden, den Krebs anzugehen. Dem Körper muß die Chance gegeben werden, das Problem zu bekämpfen, das schließlich in seinen eigenen Zellen entstanden ist.

Wenn der Krebs erneut auftritt, muß es nicht unbedingt daran liegen, daß es dem Chirurgen, Radiologen oder behandelnden Arzt, der die Chemotherapie verordnet hat, nicht gelungen ist, alle Krebszellen zu zerstören (das ist die übliche Ausrede von Chirurgen, Ärzten und Radiologen; da ich mir aber meine Objektivität bewahren möchte, gebe ich gern zu, daß es manchmal tatsächlich so sein kann). Wichtiger ist: Es hat sich im Körper selbst nichts verändert. Die Umstände, die zu einer ersten Krebserkrankung geführt haben, können genauso leicht zu einer zweiten Erkrankung führen. Der Körper ist Krebs gegenüber schlichtweg verwundbar.

Aus diesem Grund hört man oft von unglücklichen Zeitgenossen, bei denen zwei oder sogar drei Krebserkrankungen in verschiedenen Organen aufgetreten sind.

Wenn so etwas passiert, dann liegt die Ursache meiner Meinung nach im Patienten selbst.

Weil die Krebsindustrie das nicht verstehen kann (oder nicht verstehen will), wird sie den Krebs auch niemals besiegen können.

All die Milliarden von Dollar, die in die Krebsforschung gepumpt werden, sind weggeworfenes Geld, weil die Ärzte und Wissenschaftler einen Feind bekämpfen, den sie nicht sehen.

Es ist kein Zufall, daß Ärzte und Forscher der Krebsindustrie von sich selbst sagen, sie seien in einen Krieg verwickelt – denn genau so planen sie dann auch ihre Behandlungsmethoden.

Das wirkliche Problem des Medizinbetriebes ist jedoch nicht nur, daß der Feind unsichtbar ist: Er ist eben auch ganz anders als Pocken, Tuberkulose oder Grippe. Das wirkliche Problem, der wahre Feind, dem man sich stellen muß, sind nicht ein paar bösartige Krebszellen, sondern ein geschwächter, von Giften infiltrierter Körper. Da Krebs sich dann entwickelt, wenn ein Körper krank und schwach ist, scheint es mir offensichtlich zu sein, daß ein Angriff mit giftigen Chemikalien das allerletzte ist, was er in diesem Augenblick braucht. Eine giftige Chemotherapie zu verordnen ist so, als würde man jemandem, der an Kopfschmerzen leidet, Hammerschläge auf den Kopf verschreiben in der Hoffnung, daß die Schläge so viel Schmerz verursachen, daß das ursprüngliche Kopfweh gar nicht mehr wahrgenommen wird.

Wie ich bereits gesagt habe, liegt die wahre Ironie in der Tatsache, daß die riesigen multinationalen Konzerne sowohl die krebsverursachenden Chemikalien als auch die giftigen Chemikalien, die dann als »Heilmittel« angeboten werden, herstellen. (Das ist das ultimative Perpetuum mobile zur Geldvermehrung, das sich immer wieder selbst versorgt.)

Die schulmedizinische Krebsbehandlung ist weder logisch noch wissenschaftlich, und es ist wichtig, das zu verstehen und zu akzeptieren.

Kurioserweise reagieren viele Ärzte auf Kritik an der Herangehensweise ihrer Zunft bei der Krebsbehandlung so, als sei man ihnen persönlich zu nahe getreten. Sie behaupten gern, daß diejenigen, die ihre Skepsis in der Öffentlichkeit äußern, die Patienten ihrer Hoffnung berauben und hart arbeitende Mediziner beleidigen würden. Nur selten räumen Ärzte das groteske Versagen des medizinischen Standes beim Kampf gegen die Flut ständig ansteigender Krebserkrankungen ein und geben zu, daß man möglicherweise an der falschen Stelle nach einer Lösung gesucht hat.

Die meisten Ärzte versagen kläglich, wenn es darum geht, Patienten eine schlechte Nachricht zu vermitteln, weil sie selbst nicht mit Erkrankungen umzugehen wissen. Ganz sicher wissen sie auch nicht, wie sie mit dem Thema Tod umgehen sollen. Sie schotten sich von jedem emotionalen Kontakt mit ihren Patienten ab, denn sie wissen nicht im entferntesten, wie sie das Thema Tod behandeln sollen.

Wir alle fühlen uns bei dem Gedanken, eines Tages zu sterben, etwas unwohl. Wir reden nicht gern über die Aussicht zu sterben, genaugenommen wollen wir nicht einmal daran denken. Wir neigen dazu, das Thema zu vermeiden, oder machen Witze darüber, um unsere Gefühle zu verbergen. Auch über den Tod von anderen Menschen reden wir nicht gern. Wahrscheinlich haben Sie sich nicht besonders gut gefühlt, als Sie die Überschrift dieses Kapitels gelesen haben. (Wenn der Titel lauten würde: »Was Sie tun sollten, wenn man ihnen sagt: Sie haben Krebs«, hätten Sie sich vielleicht noch viel schlechter gefühlt).

Das Problem ist, daß der durchschnittliche Arzt sich nicht sehr von Ihnen unterscheidet. Wenn er an den Tod denkt, hat er die gleichen gemischten Gefühle wie Sie (Furcht, Schuld, Reue, Wut und so weiter). So kommt es, daß Ärzte häufig krasse Sachen sagen, wenn sie mit Krebspatienten umgehen. (Lesen Sie hierzu auch Kapitel 1.)

Seien Sie darauf vorbereitet, daß der Arzt oder die Ärztin linkisch und ungeschickt ist, wenn er oder sie Ihnen mitteilen muß, daß Sie Krebs haben. Sie werden dann besser mit der Situation umgehen können. Wenn Sie nicht zuviel erwarten, wird Sie der Mangel an menschlicher Wärme und Anteilnahme weniger verletzen oder ängstigen.

Wenn ich beim Gang zum Arzt mit einer möglichen Hiobsbotschaft rechnen müßte (nicht unbedingt nur Krebs!), dann würde ich jemanden mitnehmen. Im Idealfall müßte dieser Jemand charakterstark und kompetent sein. Ich würde mir jemanden an meiner Seite wünschen, der Fragen stellt und sich einprägt, was der Arzt sagt ... aber der auch meine Hand hält, und zwar so lange, wie ich es brauche.

Ich würde mich nicht mit dem Gedanken trösten wollen, daß die Ärzte in ein oder zwei Jahren vielleicht fähiger, wissenschaftlicher und sensibler sein werden.

Ich würde mir auch keineswegs vormachen, daß *mein* Arzt – egal, wie lange ich ihn oder sie schon kenne – besser sein wird als der Rest der Zunft. Viele halten ihren Arzt für etwas besonderes. (»Ich habe den besten Arzt im ganzen Land.« »Zu meinem Arzt gehen all die wichtigen Leute aus unserer Gegend. Er hat einen sehr guten Ruf.«) Das ist nur natürlich. Niemand möchte seinen Arzt für einen inkompetenten Narren halten müssen. Dennoch ist es eine unausweichliche Wahrheit, daß Ärzte über Jahrzehnte hinweg Krebs mangelhaft behandelt haben. Und das wird sich gewiß nicht in diesem oder im nächsten Jahr ändern. Am besten, man findet sich gleich damit ab, daß sich dieser Zustand niemals bessern wird.

Herkömmliche Schulmediziner sind wirklich gut darin, Diagnosen zu treffen und den Verlauf einer Krankheit zu verfolgen. Auch einige Alternativmediziner behaupten von sich, Diagnosen stellen zu können (z. B. mit Hilfe der Kirlian-Fotografie oder der Iris-Diagnostik), aber ich erkenne in diesen Methoden überhaupt keinen Sinn. Blutuntersuchungen, Röntgen und CT bringen nicht notwendigerweise immer die richtigen Ergebnisse, aber sie sind *meistens* korrekt. Selbst wenn ich mich für alternative Methoden bei der Behandlung von Krebs verpflichtet hätte, würde ich die herkömmlichen Techniken zur akkuraten Diagnose und Beobachtung des weiteren Krankheitsverlaufes heranziehen.

Der Arzt, der mir meine Krebserkrankung mitteilt, mag ein Experte sein. Er mag angesehen sein. Er kann schon Tausende von Patienten behandelt haben. Er kann einen teuren Anzug tragen, einen Mercedes fahren und eine Privatpraxis unterhalten. Dennoch: Es besteht durchaus eine reale Möglichkeit, daß seine Kenntnisse hoffnungslos veraltet sind.

Die meisten Ärzte behandeln ihre Patienten je nach ihrer Laune und ihren Vorurteilen. Noch immer gibt es solche, die einer Frau mit Brustkrebs routinemäßig die Brust entfernen. Fragt man sie, weshalb sie solche brutalen Methoden anwenden, wo doch alle Erkenntnisse ziemlich klar beweisen, daß in den meisten Fällen das Entfernen allein des kranken Gewebes ein besseres Ergebnis zeitigt, ziehen sie sich darauf zurück, daß ihre Erfahrung ihnen etwas anderes sagt. Würde man energisch tiefer in sie bohren, müßten sie letzten Endes zugeben, daß sie sich noch niemals richtig hingesetzt und ihre Behandlungsergebnisse auf eine wissenschaftliche Art überprüft haben. Sie tun das, was sie tun, weil sie dieses eben schon seit Jahren so tun.

Ich würde also in meine örtliche Bücherei gehen und mir jemanden suchen, der mir an seinem Computer all die neuesten wissenschaftlichen Veröffentlichungen über meine Krankheit heraussucht. Ebenso würde ich Kopien der entsprechenden Fachmagazine bestellen. An dieser Stelle muß ich jedoch zugeben, daß ich Ihnen gegenüber im Vorteil bin, denn ich verstehe die Sprache der Mediziner. Aber das ist nur ein geringfügiger Vorteil. Einer der besten Artikel, die ich jemals über Prostata-Krebs gelesen habe, stammte aus der Hand eines erfolgreichen Unternehmers, der niemals eine medizinische Ausbildung genossen, sondern nur selbst geforscht hatte. Schließlich müssen Sie hier nicht viel über eine Unmenge von Krankheiten lernen. Sie brauchen sich nur mit einer Krankheit zu beschäftigen.

Viele der Artikel werden wahrscheinlich enttäuschend und nutzlos sein. Einer oder zwei aber könnten Perlen an wichtigen Informationen enthalten. Und würde ich nur ein paar dieser Fachzeitschriften studieren, wüßte ich über meine Krankheit wahrscheinlich genauso viel oder mehr als mein behandelnder Arzt. Sobald ich auf die Namen der bisher unbekannten Medikamente zur Behandlung meiner bestimmten Krebsart stieße, würde ich mir in einem Nachschlagewerk unserer Bibliothek alle Informationen über dieses verschreibungspflichtige Arzneimittel beschaffen. Insbesondere würde ich alle aufgeführten Nebenwirkungen studieren. Kann mir die Bücherei diese Informationen nicht bieten, würde ich meinen Arzt bitten, sie vom Hersteller dieses Produkts zu besorgen (Pharmahersteller gewähren viele Auskünfte nur Medizinern). Alle paar Monate würde ich diesen Gang zur Bücherei wiederholen, um sicherzustellen, daß mir nicht die geringste Neuigkeit entgeht.

Ich weiß nicht, wie Sie das machen, aber wenn ich ein neues Auto brauche, informiere ich mich ausführlich vor dem Kauf. Ich schaue mich auch nach Alternativen um, vergleiche und stelle alles gegenüber. Ich achte auf Schwächen und Nachteile der verschiedenen Modelle. Niemals folge ich der Empfehlung des ersten Verkäufers, dem ich über den Weg laufe.

Mit einer Krebserkrankung umzugehen ist aber erheblich wichtiger, als ein neues Auto auszusuchen.

Sobald ich einige Informationen über meine Erkrankung gesammelt hätte, würde ich meinen Hausarzt bitten, zwei weitere Konsultationen bei Krebsexperten für mich zu arrangieren. Viele Mediziner mögen es gar nicht, wenn Patienten sich Rat von mehr als einem Kollegen einholen. (Sie wissen nämlich genau, daß andere Ärzte höchstwahrscheinlich anderer Ansicht über die bestmögliche Behandlung sein werden, so wäre klar, daß sie sich selbst geirrt haben könnten.) Ich würde mir überhaupt keine Gedanken darüber machen, ob mein Arzt gekränkt oder beleidigt ist. Das wäre schließlich sein Problem. In *meiner* Situation würde ich mir über ganz andere Dinge den Kopf zerbrechen als über seine beruflichen Befindlichkeiten.

Mir ist klar, daß es wahrscheinlich Geld kosten wird, all diese Information zu beschaffen. (Wie Sie sich sicherlich vorstellen können, sind das staatliche Gesundheitswesen und die Krankenkassen nicht gerade begeistert von der Idee, daß sich jemand eine zweite oder dritte Meinung einholt. Deshalb lege ich mir jetzt schon ein bißchen Geld zur Seite, damit ich, sobald dies nötig wird, genug für meine private Recherche habe.)

Dank meiner Nachforschungen wäre ich in der Lage, den Fachleuten vernünftige und bohrende Fragen zu stellen. Am Ende der Konsultation käme meine wichtigste Frage: »Was würden *Sie* tun, wenn Sie meine Krankheit hätten?«

Ärzte, die Krebspatienten behandeln, bieten normalerweise eine dieser drei Optionen an: Operation, Bestrahlung oder Chemotherapie (das schreckliche Trio, besser bekannt als »Schlitzen, Brennen, Vergiften«).

Gute Mediziner würden bereitwillig zugeben, daß diese Behandlungsarten häufig unangenehme Nebenwirkungen verursachen. Chirurgische Eingriffe sind meistens schmerzhaft und entstellend. Patienten werden oft ohne einen wirklich überzeugenden Grund geradezu verstümmelt.

Die Chemotherapie ist sicherlich eine der gröbsten und plumpsten aller Behandlungsmethoden. Sie erzeugt häufig unangenehme Nebenwirkungen wie Übelkeit und Brechreiz sowie solch relativ triviale, aber potentiell seelisch sehr belastende Folgen wie

Haarausfall. Den ganzen Körper auf diese unpräzise Art mit Drogen und chemischen Substanzen vollzupumpen, wird gewiß eines Tages als ein Tiefpunkt der Medizin des 20. bzw. 21. Jahrhunderts angesehen werden (wobei das 20. Jahrhundert zugegebenermaßen viele solcher Tiefpunkte hatte).

Die Chemotherapie vergiftet Krebszellen. Wenn die Medikamente nur krankes Gewebe angreifen würden, wäre dies wunderbar. Leider aber sterben dabei auch normale Körperzellen. Diese Wirkstoffe sind so aggressiv, daß sie alles um sich herum abtöten. Der verschreibende Arzt muß die Dosis peinlich genau festlegen, damit tatsächlich nur Krebszellen und so wenig wie möglich gesunde Körperzellen zerstört werden. Dies ist keineswegs eine exakte Wissenschaft. Genaugenommen ist es gar keine. Es ist ein Raten und Hoffen. Das Konzept der Chemotherapie kümmert sich in keinster Weise um die körperlichen Abwehrmechanismen. Im Gegenteil: Die chemische Keule schwächt das natürliche Abwehrsystem des Körpers, und so erleichtert es dem Krebs sogar zu wachsen. Praktisch alle der eingesetzten chemischen Mittel sind immunosuppressiv, zerstören also den körperlichen Abwehrmechanismus. Sie sind sogar karzinogen. Es können sich nämlich neue Krebsgeschwüre bilden. Mögliche Nebenwirkungen der Chemotherapie sind: Übelkeit, Erbrechen, Blutungen, Haarausfall, Leber- und Nierenschäden, erhöhte Ansteckungsgefahr, Impotenz, Unfruchtbarkeit, Knochenmark-, Lungen- und Nervenschäden, Durchfall, Haut- und Schleimhautreizungen, Herzleiden, Allergien und Fieber und natürlich auch eine erhöhte Anfälligkeit für andere Krebsarten.

Solche Drogen verschleiern gesundheitliche Probleme, statt sie direkt anzugehen. Sie greifen nicht in die eigentliche Krankheitsgeschichte ein. Sie sind unnatürlich. Sie verseuchen den Patienten und erzeugen einen ganzen Strauß verwirrender Nebeneffekte. Sie überdecken außerdem Symptome, die für den Arzt eine hilfreiche Spur für eine erfolgreiche Behandlung darstellen könnten.

Und was Bestrahlungen angeht: Ich vermute, daß man damit mehr Menschen umbringt als rettet.

Diese Woche erhielt ich von einer britischen Krebspatientin

einen Brief. »Das Krebsgeschwulst wurde von einem Chirurgen entfernt, der mir versicherte, der Krebs habe noch nicht gestreut«, schrieb sie. »Dennoch wollen mich die Ärzte bestrahlen lassen. Wieso?«

Die Antwort ist einfach und schockierend: Die Röntgenologen möchten beweisen, daß Bestrahlung tatsächlich hilft. Aber zur Zeit gibt es dafür überraschend wenige Belege.

Der gegenwärtig angewandte Maßstab für die Nützlichkeit bestimmter Behandlungsmethoden ist die Fünf-Jahres-Grenze (wie viele Patienten sind fünf Jahre nach der ersten Diagnose noch am Leben).

Indem sie auch Menschen bestrahlen, die dieser Bestrahlung gar nicht bedürfen (und sich wahrscheinlich sowieso erholen werden, egal ob mit oder ohne Behandlung), können Mediziner die Ergebnisse ihrer Lieblingstherapie schönfärben.

Aber Bestrahlungen können äußerst gefährlich sein.

Erstaunlicherweise gibt es keine festgelegten Regeln über die Dosis der Anwendung und darüber, wer sich dieser Behandlung überhaupt unterziehen sollte.

Dies ist ein Skandal von monumentalen Ausmaßen.

Wie also entscheiden Ärzte, wer eine Bestrahlung benötigt und wie stark diese sein soll?

Falls Sie die Antwort nicht wissen möchten, dann schauen Sie jetzt weg.

Die Antwort könnte Sie sehr erschrecken:

Sie raten bloß!

Bestrahlungen sind eine Lotterie und (genau wie die Chemotherapie) ungefähr so durchdacht, als würde man im Garten stehen und den Mond besingen.

Lassen Sie sich nie von Ihrem Arzt einreden, alternative Medizin sein unwissenschaftlich.

Was ist geschehen? Warum ließ man ein mächtiges Vermächtnis wissenschaftlichen Denkens so verkümmern?

Weshalb ist die Medizin des 21. Jahrhunderts in Richtung Hexenzauber und schwarze Magie verkommen?

Die Antwort ist einfach: Im letzten Jahrhundert ist die praktische Medizin zu einer Art Anhängsel der pharmazeutischen Industrie geworden. Arzt ist kein unabhängiger Beruf mehr. Ärzte widmen sich der Rettung von Leben und der Verbesserung des Wohlergehens ihrer Patienten nicht mehr und nicht weniger als tausende Vertreter und Vermarkter der Pharmakonzerne. Ärzte sind zu Bindegliedern zwischen der pharmazeutischen Industrie und dem Verbraucher geworden.

Das Endergebnis dieser modernen Tragödie ist das Leid von Patienten.

Das übertriebene Verschreiben von Medikamenten, unnötige Operationen sowie ermüdende, endlose Testreihen und Untersuchungen – all das schwächt Patienten, schädigt ihr Immunsystem und erhöht ihr Krankheitsrisiko.

Jedoch nur wenige Ärzte weisen darauf hin, daß die schulmedizinische Krebsbehandlung die Überlebenschancen eines Patienten tatsächlich verringern kann.

Operationen können (besonders wenn sie ungeschickt ausgeführt werden) dazu führen, daß der Krebs streut, und eine Gewebeprobe bei Krebsverdacht zu entnehmen kann die Situation entscheidend verschlimmern. Zu allen spezifischen und praktischen Risiken kommt hinzu, daß der menschliche Körper ein hochgradig empfindlicher und verletzlicher Organismus ist. Teile davon herauszuschneiden ist nicht nur für die physische Gestalt traumatisch, sondern auch für die Psyche. Eine Operation ist eine Art »Beleidigung« für den Körper. Eine langwierige Operation kann den Körper schwächen und seine Fähigkeit, sich gegen Krebs zu wehren, verringern. Das letzte, was ein Körper braucht, der gegen Krebs kämpft, ist ein chirurgischer Eingriff. Deshalb müssen überzeugende Gründe für eine Operation vorliegen. Eine Strahlen- und Chemotherapie kann nicht nur aufgrund der Nebenwirkungen zum Tode des Patienten führen; sie schädigt auch die Fähigkeit des ganzen Organismus, zu kämpfen und zu überleben.

Dennoch würde ich die Option einer Operation, Bestrahlung oder Chemotherapie nicht gänzlich ablehnen. Hätte ich einen einzelnen, isoliert auftretenden und leicht zugänglichen Tumor, der mein Leben bedroht, würde ich erwägen, ihn von einem guten Chirurgen entfernen zu lassen. Ich würde eine spezielle Bestrahlung in Betracht ziehen, die direkt auf die Krebsstelle gerichtet ist. Bei einer Chemotherapie wäre ich extrem vorsichtig und würde sie nur dann in Erwägung ziehen, wenn man mir äußerst überzeugende Beweise hinsichtlich ihrer Wirksamkeit bei meiner spezifischen Art von Krebs vorlegen würde.

Der Kern einer ganzheitlichen Behandlung ist es, offen für alle Behandlungsmethoden zu sein – einschließlich der sogenannten Schulmedizin.

Während ich versuchen würde herauszufinden, was die Schulmedizin über meine Krankheit weiß, würde ich gleichzeitig meinen örtlichen Bibliothekar bitten, im Computer nach alternativen Heilmethoden zu forschen.

Rund um den Globus gibt es eine Reihe von exzellenten, alternativen Fachzeitschriften. Ich würde so viele dieser Fachzeitschriften wie möglich durchsehen. Dann würde ich alle relevanten Thesen von Therapeuten studieren. (Oder anders gesagt, ich würde versuchen, so viele Artikel wie möglich zu lesen, die sich mit meiner speziellen Krebsart befassen.)

Allerdings wäre ich alternativen Heilmethoden gegenüber ebenso skeptisch wie gegenüber der Schulmedizin.

Leider gibt es in der Welt der alternativen Medizin nicht nur nette, ehrliche und wohlmeinende Individuen. Es gibt da einige Scharlatane, denen es nur ums Geld geht. Obwohl ich absolut nichts dagegen habe, daß Therapeuten und Heiler für gute Arbeit auch gutes Geld verdienen, würde ich ungern Geld und Zeit für Behandlungsmethoden vergeuden, die wenig oder gar keine Erfolgschancen haben.

Einige Schulmediziner lehnen alternative Therapeuten als »geldgierig« ab, und zwar nur deshalb, weil sie eine Gebühr nehmen. Das ist natürlich Unsinn. Alle mir bekannten Schulmediziner werden ebenfalls bezahlt. Werden sie nicht vom Patienten selbst bezahlt, dann vom Staat oder von den Versicherungsgesellschaften. Wenn mir ein Therapeut eine echte Heilung von meinem Krebsleiden anböte, dann würde ich ihm geben, was immer ich mir leisten kann.

Eine Heilmethode bei Krebs, die ich mir sehr genau ansehen würde, ist die von Dr. Gerson. Die Gerson-Methode besteht aus dem regelmäßigen Trinken von frischen Gemüse- und Fruchtsäften – und der Vermeidung von Fleisch, Fisch, Eiern, Milchprodukten, Koffein, Alkohol, Salz, Nikotin, Fett, vorbehandelten Nahrungsmitteln, Schokolade, Gewürzen und Leitungswasser. (Mir ist jedoch auch bekannt, daß der Verzehr der Leber junger Kälber ebenfalls zur ursprünglichen Gerson-Methode zählt. Da ich den Sinn dessen nicht verstehe, würde ich diesen Teil der Methode weglassen.) Ich bin absolut überzeugt davon, daß der regelmäßige Verzehr von frischem Gemüse und Obst mir sehr helfen würde, wenn ich Krebs hätte. Weniger überzeugt bin ich allerdings von der Wirkung des Rizinusöls sowie von Kaffeeeinläufen (beides soll helfen, den Körper zu entgiften). Eine wichtige Studie von Gerson-Patienten – veröffentlicht im September 1995 in der amerikanischen Fachzeitschrift *Alternative Therapies in Health Medicine* – zeigte, daß 100 Prozent der Patienten mit einem Melanom im Frühstadium nach fünf Jahren noch lebten. Von den Patienten, die konventionell behandelt worden waren, lebten nach fünf Jahren nur noch 79 Prozent ... eine weitaus weniger beeindruckende Zahl. Mit lokalen Metastasen wurden 70 Prozent der Gerson-Patienten wieder gesund, während nur 41 Prozent derjenigen, die schulmedizinisch behandelt worden waren, überlebten. Die dramatischsten Ergebnisse gab es jedoch bei den Schwerkranken: Während 39 Prozent der Gerson-Patienten mit schweren Metastasen nach fünf Jahren noch lebten (eine Periode, die normalerweise eine »Heilung« definiert), lebten nach dem gleichen Zeitraum nur noch sechs Prozent der mit herkömmlichen schulmedizinischen Methoden behandelten Patienten. Tragischerweise, und trotz dieser Beweise, weigert sich das Krebs-Establishment (zusammengesetzt aus Ärzten, von denen man eigentlich annehmen sollte, daß sie vom Wunsch angetrieben sind, die besten Therapien für ihre Patienten zu finden, und Krebsforschungsinstituten, denen Geld zur Entwicklung von Heilmitteln gegen Krebs gegeben wird) noch immer, die Gerson-Methode zu akzeptieren oder wenigstens eingehend zu prüfen.

Eine Frau lehnte eine bestimmte Krebstherapie, die erhebliche Anstrengungen ihrerseits erfordert hätte, mit der Begründung ab, diese Therapie würde sich nicht mit ihrem Lebensstil vertragen. Bedenkt man, daß es wahrscheinlich ihr ursprünglicher Lebensstil war, der überhaupt erst zu dieser Krebserkrankung geführt hatte, wäre eine Änderung dieses Lebensstiles tatsächlich so schlecht gewesen?

Die entscheidende Frage ist einfach, welchen Preis Sie zu zahlen bereit sind, um Krebs zu besiegen.

Es gibt Zeiten in unserem Leben, in denen wir der Realität ins Auge sehen und die Verantwortung für unsere Entscheidungen übernehmen müssen. Eine Krebserkrankung ist solch eine Situation. Das ist nicht der Augenblick, um sein Schicksal in die Hände eines Arztes zu legen, dessen einzige Tugend darin besteht, seine Ignoranz hinter Arroganz und Einbildung zu verstekken. Die Entscheidung, wie man mit der Krankheit umgehen und diese bekämpfen will, ist schwierig.

Wenn ich die Methoden der Schulmedizin ablehne und sterbe ... habe ich dann einen Fehler begangen? Wenn ich die Schulmedizin annehme und nach vielen Monaten des Schmerzes und Elends sterbe ... habe ich dann auch einen Fehler gemacht? Leben heißt Wählen und Entscheidungen treffen. Und dies ist eine Entscheidung, finde ich, die jeder für sich selbst treffen muß.

Ich ärgere mich ständig darüber, daß die Mehrheit der Ärzte (und auch der Patienten) nicht akzeptieren mag, daß eine Verbindung zwischen Ernährung und Krebs besteht.

Ich kann mich nicht erinnern, daß mir während meines Medizinstudiums etwas über den Zusammenhang zwischen Ernährung und Krebs beigebracht wurde. So ist es kaum überraschend, daß die Mehrheit der heute praktizierenden Ärzte annehmen muß, jeder, der so etwas behauptet, sei ein Spinner und noch dazu ein Scharlatan.

Als mein Buch *Food for Thought* vor einigen Jahren in England auf den Markt kam, wurde das Ausmaß des Widerstandes gegen die einfache und bewiesene Tatsache einer Verbindung zwischen Ernährung und Krebs deutlich. Um das Buch der Öffentlichkeit vorzustellen, hatte der Verlag EMJ Anzeigen in verschiedenen britischen Zeitungen geschaltet. Aus den Anzeigen ging hervor, daß es in dem Buch um den Zusammenhang zwischen bestimmten Nahrungsmitteln und Krebs ging (Nahrungsmittel, die entweder zu Krebs führen oder diesen verhindern können). Kurz nachdem die Werbeanzeigen erschienen waren, wurden wir von der *Advertising Standards Authority* (ASA) – der Britischen Werbeaufsichtsbehörde – darüber informiert, das es eine Beschwerde gegen unsere Anzeige gegeben habe.

In unserer Anzeige habe die Bemerkung gestanden: »In seinem Bestseller *Food for Thought* erklärt Dr. Vernon Coleman, welche Nahrungsmittel man meiden und welche man zu sich nehmen sollte, um das Krebsrisiko zu verringern.« Die ASA bat uns um Beweise für diese Behauptung, und wir waren froh, etwas gegen die Ignoranz dieser Behörde tun zu können. Wir schickten eine kurze Liste mit grundlegenden Referenzen. Unter anderem wiesen wir darauf hin, das laut einer Schätzung der *National Academy of Sciences* der Vereinigten Staaten 60 Prozent der Krebsfälle bei Frauen und 40 Prozent der Krebsfälle bei Männern mit Ernährungsgewohnheiten verbunden sind. Außerdem bezogen wir uns detailliert auf Artikel und Beiträge, die in den folgenden Fachzeitschriften für Krebserkrankungen erschienen waren: *Cancer, Cancer Research, International Journal of Cancer, British Journal of Cancer* und dem *New England Journal of Medizine*.

Zusätzlich wiesen wir darauf hin, daß die *British Medical Association* ein Buch veröffentlicht hatte, das herausgefunden hatte, ein Drittel aller Krebsfälle sei auf falsche Ernährung zurückzuführen. Des weiteren empfahlen wir der ASA die Lektüre des Buches *Nutritional Influences on Illness* von Dr. Melvyn R. Werbach – ein ausgezeichnetes Nachschlagewerk, in dem es allein auf 18 Seiten um den Zusammenhang von bestimmten Nahrungsmitteln und Krebs geht. Da es aus rechtlichen Gründen nicht möglich gewesen wäre, all diese Publikationen zu fotokopieren, schickten wir detaillierte Verweise auf die entsprechenden Artikel und Informationen. Die ASA teilte uns jedoch mit, daß sie keine wissenschaftlichen Referenzen akzeptieren würde. Schließlich stoppte sie die Anzeigenkampagne, in der es jemand gewagt hatte anzudeuten, es gäbe einen Zusammenhang zwischen Ernährung und Krebs, mit ärztlichem Beistand. Obwohl ausreichend Beweise für eine Verbindung von Ernährung und Krebs vorliegen (die klar zeigen, daß bestimmte Nahrungsmittel zu Krebs führen, während andere ihn verhindern), gibt es noch keine ähnlich überzeugenden wissenschaftlichen Beweise dafür, daß Krebs durch Verzehr der richtigen Nahrungsmittel auch geheilt werden kann.

Dennoch liegt es ganz klar auf der Hand, daß es möglich ist, Krebs mit der richtigen Nahrung wenigstens zu bekämpfen. Wenn es möglich ist, durch den Verzicht auf bestimmte Nahrungsmittel das Krebsrisiko zu reduzieren, dann gehört nicht viel Intelligenz zu der Schlußfolgerung, man sollte auf diese Nahrungsmittel ebenfalls verzichten, wenn man schon Krebs hat.

Klare wissenschaftliche Beweise, Krebs könne durch richtige Ernährung auch bekämpft werden, hat es bis jetzt aus einem einfachen aber schrecklichen Grund nicht gegeben: Niemand hat Interesse an einem solchen Beweis.

Die Krebsindustrie, die Milliarden öffentlicher Gelder verbraucht, wird von Ärzten geleitet, die bei der Behandlung von Krebs dem alten Motto »Schlitzen, Verbrennen, Vergiften« anhaften – also die Herangehensweise verteidigen, die ihnen beigebracht wurde. Sie werden sich gar nicht erst die Mühe machen, die Wirksamkeit einer Diät bei der Krebsbehandlung zu prüfen, weil es ja keinen Beweis für deren Nützlichkeit gibt. Das ist ein Teufelskreis des Leugnens: »Es gibt keine Belege dafür, daß Krebs durch eine Diät heilbar ist. Deshalb können wir die Kosten und den Umfang einer Forschung, die beweisen könnte, daß Krebs durch Diät heilbar ist, nicht rechtfertigen. Und darum gibt es auch weiterhin keine Beweise, daß Krebs durch eine bestimmte Ernährung heilbar ist.«

Warum stemmen sich Ärzte so vehement gegen die These, Krebs (und sein Entstehen) sei durch eine bestimmte Ernährung beeinflußbar? Das Thema wird kaum jemals erwähnt und nur selten auf Kongressen und in Fachzeitschriften diskutiert. Das in Krankenhäusern gereichte Essen wird durchweg als entsetzlich bezeichnet. Es gibt Krankenhäuser, in denen Fleisch immer noch als Hauptbestandteil einer Mahlzeit gilt und Obst (wenn es überhaupt gereicht wird) in Form von Konserven und Gemüse meist nur als undefinierbare, zerkochte Masse angeboten wird. Die Ärzte, die den Mut besitzen, eine richtige Ernährung als Grundvoraussetzung für gute Gesundheit und Genesung zu bezeichnen, werden weitgehend als Außenseiter ignoriert.

Ich hege den Verdacht, der wirkliche Grund für den Widerstand gegen die These, Gesundheit sei durch eine vernünftige Ernährung zu erhalten oder wiederzuerlangen, liegt darin, daß die Ärzteschaft in großem Ausmaß von der Pharmaindustrie kontrolliert und geschult wird. Diese aber hat ein eindeutiges finanzielles Interesse daran, die These aufrechtzuerhalten, daß man Krebs am wirksamsten mit einer Chemotherapie bekämpft. Wir müssen uns vor Augen halten, daß die Behandlung von Krebspatienten ein großes Geschäft ist. Allein in den USA werden jedes Jahr 20 000 000 000 Dollar für konventionelle Krebsbehandlungen ausgegeben.

Nun will ich nicht behaupten, daß alle in der Krebsindustrie Beschäftigten absichtlich neue Ideen ablehnen, weil sie dann befürchten müßten, überflüssig zu werden. Aber die unausgesprochene Angst besteht zweifellos, und ohne Frage lassen sich einige davon in ihren Handlungen beeinflussen. Eine Änderung der derzeitigen Herangehensweise an Krebs würde zu Massenentlassungen in Krankenhäusern, Laboratorien, Pharmaunternehmen, Forschungsinstituten und verschiedenen anderen Teilen der Krebsindustrie führen.

Noch nie in der menschlichen Geschichte hat die etablierte Medizin so viel Geld zur Krebsbekämpfung gefordert und auch bekommen. Wohltätigkeitsorganisationen und Stiftungen, die sich der Krebsbekämpfung widmen, gehören heute zu den größten und reichsten der Welt. Präsidenten und Premierminister in aller Welt haben stolz verkündet, *ihre* Regierung würde den Krebs besiegen. Und trotz all dieser Anstrengungen steigt die Krebsrate weiter. Noch vor einigen Jahren erkrankte einer von drei Menschen an Krebs. Heute haben wir schon fast ein Verhältnis von zwei zu eins erreicht. Das medizinische Establishment hat kläglich versagt. Die Wohltätigkeitsorganisationen haben kläglich versagt. Und trotz stolzer Rhetorik: Auch die Regierungen haben versagt.

Weshalb?

Die Antwort ist einfach und besteht aus drei Teilen.

Erstens: Die etablierten Kräfte haben eng mit der Pharmaindustrie zusammengearbeitet und bestehen darauf, das Problem mit einer pharmakologischen Lösung aus der Welt zu schaffen. Milliarden von Dollar wurden für die Suche nach einem Wundermittel ausgegeben, einer Pille oder Spritze, die Krebs einfach heilt oder verhindert. Regierungen, Wohltätigkeitsorganisationen und Ärzte haben ihre Energie – und natürlich einen großen Batzen öffentlicher Gelder – dazu verwendet, den Pharmaunternehmen bei der Suche nach einer profitablen Lösung des Problems behilflich zu sein.

Zweitens: Dieselben etablierten Kreise haben sich hartnäckig der Erkenntnis verweigert, daß Krebs hauptsächlich durch die Chemikalien in den Nahrungsmitteln entsteht, die wir zu uns nehmen, der Luft, die wir atmen, und dem Wasser, das wir trinken. Die chemische Industrie hat unsere Umwelt mit bekannten Krebserregern kontaminiert. Die Politiker wagen nicht, etwas dagegen zu sagen, weil es sich dabei um große und reiche Unternehmen handelt. Das medizinische Establishment und auch die Stiftungen wagen ebenfalls nicht zu protestieren, denn ihre Taschen sind mit dem Geld der Pharmahersteller gefüllt, die entweder Tochterfirmen der großen Chemieriesen sind oder diesen zumindest angegliedert sind oder mit diesen eng zusammenarbeiten. Die gleichen Chemieunternehmen, die die Krebserreger herstellen und vertreiben. Als Ergebnis werden Millionen unschuldiger Menschen einem Krebsrisiko ausgesetzt, das sich oft sehr leicht vermeiden ließe.

Drittens: Während die Schlacht gegen den Krebs durch die nutzlose Suche nach einem hochprofitablen Medikament inspiriert, angetrieben und kontrolliert wird, haben die Etablierten keine wesentlichen Anstrengungen unternommen, den Menschen die Wichtigkeit des Immunsystems zu vermitteln. Millionen Menschen könnte eine Krebserkrankung erspart bleiben, wenn ihr Immunsystem in einem besseren Zustand wäre. Und Millionen könnten von Krebs geheilt werden, wenn man ihnen sagte, wie sie ihr Immunsystem stärken können.

Ich glaube, die Krebsindustrie hat es nicht nur versäumt, den Menschen die Bedeutung des Immunsystems näherzubringen, sondern sie hat auf aggressive Weise ihr bestes getan, um Krebspatienten (und potentielle Krebsopfer) davon abzuhalten, die Wahrheit über die Bedeutung des Immunsystems zu entdecken.

Fängt man ganz unten an, dann wurden unzählige Patienten schon dadurch betrogen, daß viele Ärzte sich noch nicht einmal darüber im klaren sind, in welchem Ausmaß ihre Ausbildung von der Pharmaindustrie dominiert wurde, der es weit mehr um den Profit als um die Patienten geht.

Besuchen Sie Ihren Arzt als Krebspatient, und Sie können sicher sein, eine oder mehrere Behandlungen dieser unheiligen Trilogie angeboten zu bekommen: Chemotherapie, Operation und Bestrahlung, und das, obwohl die Erfolgsquote dieser »Waffen« gegen den Krebs wahrhaft miserabel ist. In der Tat ist sie so schlecht, daß ich vermute: Würde ein alternativ arbeitender Arzt diese Chemotherapien anbieten, würde man ihn als Betrüger verhaften.

Grundsätzlich glaube ich, die beste Art Krebs zu vermeiden (und zu besiegen, wenn Sie daran erkrankt sind), ist, alles zu tun, um Ihr Immunsystem zu stärken. Wie Sie das tun können, habe ich in meinem Buch *Superbody* ausführlich beschrieben.

Natürlich ist die Stärkung des Immunsystems nicht die einzige Art der Krebsbekämpfung. Die ganzheitliche Einstellung, die ich bevorzuge, bedeutet, daß alles (selbst Chemotherapie, Bestrahlung und Operation) gelegentlich nützlich und wirksam sein kann.

Nach Auswertung aller Unterlagen, die ich finden konnte, besteht bei mir absolut kein Zweifel, daß eine Ernährung, die sich aus viel natürlich angebautem frischem Obst und Gemüse (die reich an Antioxidantien sind!) zusammensetzt, jedoch sehr wenig Fett enthält, meinem Körper die besten Chancen geben würde, den Feind zu besiegen. Die Kalorienaufnahme würde ich ziemlich niedrig halten. Da es klare Verbindungen zwischen Übergewicht und Krebs gibt, würde ich unbedingt überflüssige Pfunde vermeiden. Weiterhin würde ich versuchen, alle Chemikalien zu vermeiden (seien sie in der Landwirtschaft oder von den Nahrungsmittelherstellern verwendet worden), denn ich bin 100prozentig überzeugt davon, daß der hohe Anteil an Chemikalien in unserer Nahrung und Umwelt die Hauptursache für den weltweiten Anstieg der Krebserkrankungen ist.

Schon jetzt ernähre ich mich vegetarisch und verzichte auf Tierprodukte. Wenn ich noch kein Vegetarier wäre, dann würde ich einer werden. Es gibt unwiderlegbare Beweise, die eine Verbindung zwischen Fleisch, Fett und der Entstehung von Krebs belegen. (In meinem Buch *Food for Thought* habe ich die wichtigsten wissenschaftlichen Beiträge zur Verbindung von Ernährung und Krebs zusammengefaßt.)

Ich vermute eine enge Verbindung zwischen tierischen Fetten und Krebs, denn im Fett des Tieres wird man am ehesten die Chemikalien nachweisen können, die es aufgenommen hat. Menschen, die sich sehr fettreich ernähren, nehmen daher eine größere Menge krebserregender Gifte zu sich. Überflüssig zu sagen, daß jemand, der schon an Krebs leidet, keine Ernährung braucht, die noch mehr krebserregende Gifte enthält. Wer sich in so einer Situation falsch ernährt, leidet doppelt: Der Körper wird geschwächt und belastet, während dem Krebs Vorschub geleistet wird.

Ein Autor behauptete kürzlich, um ausreichend Vitamine und Mineralien zu sich zu nehmen, müßte man unendlich große Mengen an Nahrung verzehren. Außerdem wurde behauptet, daß es in den meisten Städten unmöglich sei, Nahrung aus natürlichem Anbau zu bekommen. Ich halte beide Behauptungen für falsch. Eine Ernährung, die aus fünf verschiedenen Obst- und Gemüsesorten besteht (die man natürlich von Tag zu Tag variiert), sollte eine ausreichende Anzahl an Vitaminen und Mineralien bieten. Ich habe auch von keiner Stadt gehört, in der es keine ökologisch angebauten Nahrungsmittel zu kaufen gibt. Am einfachsten fragt man in einem vegetarischen Restaurant nach einem Geschäft oder einem Bauernhof, der biologisch angebaute Nahrungsmittel verkauft.

Natürlich angebautes Obst oder Gemüse zu finden mag ein wenig Einsatz erfordern, und das jeweilige Produkt mag etwas teurer sein ... es ist jedoch dieses Extra wert.

Wieder andere beschwerten sich, frisches Obst und Gemüse seien zu teuer. Ich glaube schon, daß es teurer als abgepackte Nahrung ist. Wenn Sie sich jedoch gesund ernähren, dann geben Sie Ihr Geld auch nicht für Fleisch und fette Speisen wie Sahne, Süßigkeiten und andere Massenware aus, mit denen so viele Menschen ganz bewußt und unerschütterlich ihre Gesundheit ruinieren.

Vitamine und Antioxidantien kann ich leicht durch das Essen aufnehmen. Ich glaube, dies ist die gesunde und vernünftige Art der Ernährung. Zusätzlich aber würde ich auch Vitaminpräparate nehmen.

Es ist wichtig, sich bewußt zu sein, daß Krebs aus einer generellen Stoffwechselstörung resultiert. Deshalb, so glaube ich, braucht man eine umfassende Heilung.

Die meisten Menschen der westlichen Welt essen zu viel und sind dennoch unterernährt. Ihr Essen ist fettreich, voller Zusätze und Chemikalien, dafür arm an Vitaminen und Mineralien. Selbst das Wasser aus der Leitung, das uns als Trinkwasser dienen soll, ist oft stark durch Chemikalien verunreinigt.

Aber nicht nur schlechtes Essen verursacht Krebs. Ich glaube, auch unsere verschmutzte Umwelt spielt dabei eine Rolle. Die Atemluft ist häufig stark verunreinigt. Unser Körper, geschwächt durch schlechtes Essen und zuviel Streß, hält die enormen Mengen an Schad- und Giftstoffen einfach nicht aus. Hätte ich Krebs, würde ich alles daransetzen, nur saubere Luft einzuatmen und mich (so weit wie möglich) von krebserregenden Umweltgiften fernzuhalten. Würde ich also, zum Beispiel, in einer größeren Stadt leben, so wäre mein Bestreben, so viel Zeit wie möglich auf dem Land zu verbringen.

Es gibt starke Verknüpfungen zwischen Streß, dem menschlichen Immunsystem und der Entstehung von Krebs. Steht man unter starkem Streß, wird der Körper geschwächt und anfälliger und weniger abwehrstark gegen Krebs.

Es gehört nicht viel Intelligenz dazu zu erkennen: Gerade dann, wenn sich ein Krebs entwickelt hat und der Körper gegen diese umherwandernden, sich vermehrenden und Unheil stiftenden Zellen hart kämpft, die Kraft und die Unversehrtheit des Immunsystems von vitaler Bedeutung ist.

Die richtige Ernährung ist selbstverständlich eine wichtige Zutat für ein starkes Immunsystem. Ebenso wichtig ist es jedoch, unnötigen Streß zu vermeiden. Der therapeutische Wert von Ruhe und Ausgeglichenheit wird von vielen Angehörigen des Gesundheitswesens stark unterschätzt.

Deshalb kann auch der von einer Operation verursachte Streß kontraproduktiv sein. Das Entfernen eines Tumors muß genau gegen die Schwächung des Immunsystems abgewogen werden, die dadurch entsteht. Viele Chirurgen tun das nicht und wissen noch nicht einmal von diesem Zusammenhang zwischen Streß, Immunsystem und Krebs.

Es gibt Belege, daß allein schon die Sorge um äußere Einflüsse bereits das Immunsystem schädigt.

Zum Beispiel wurde bewiesen, daß in der Nähe von Atomkraftwerken lebende Menschen eine erhöhte Krebsrate haben können – nicht nur aufgrund der von dem Kraftwerk ausgehenden Strahlung, sondern auch aufgrund ihrer Ängste, in der Nähe einer möglichen Strahlenquelle zu leben.

Es liegt ganz klar auf der Hand, daß diejenigen, die sich am meisten über sich selbst, ihre Familien, ihre Freunde, ihre Arbeit und überhaupt über den Rest der Welt Sorgen machen, jene sind, die am meisten leiden.

Es liegt schon eine ziemliche Ironie darin, daß ausgerechnet die hartherzigen Zeitgenossen, denen es völlig egal ist, was sie anderen Menschen, Tieren oder der Umwelt antun, am wenigsten unter zerstörerischem Streß zu leiden haben. Es ist der Nette, Rücksichtsvolle und Sensible, der darunter leidet – und dessen Immunsystem durch die Handlungen des anderen regelrecht zusammengeschlagen wird.

Außer zu versuchen, mich so wenig Streß wie möglich auszusetzen, würde ich auch mehr Zeit damit verbringen, mich körperlich und geistig gründlich zu erholen und auszuruhen. Ebenso würde ich mich bemühen, regelmäßig zu meditieren – und dabei die Techniken anwenden, die ich schon in meinem Buch *Mindpower* beschrieben habe.

Ich glaube fest daran, daß Zufriedenheit, Entspannung und eine positive Lebenseinstellung die Fähigkeit des Körpers deutlich erhöhen, eine Krankheit zu besiegen.

Einfach nur am Leben bleiben zu wollen ist kein ausreichender Grund, um nicht zu sterben. Um Krebs bekämpfen zu können, brauche ich einen wirklich gewaltigen Grund, warum ich leben will.

Während meiner Zeit als praktischer Arzt hatte ich viele Patienten, die ihre geschätzte Lebenserwartung deutlich übertrafen, einfach, weil sie nicht sterben konnten oder wollten. Zwei Frauen (deren Fälle ich in meinem Buch *Mindpower* ausführlich beschrieben habe) weigerten sich einfach zu sterben, weil sie Kinder hatten, die sie nicht allein lassen wollten. Sie klammerten sich mit verbissener Entschlossenheit ans Leben, weil der Tod für sie einfach inakzeptabel war.

Eines der ersten Dinge, die ich tun würde, wäre es, mich hinzusetzen und all meine kurz-, mittel- und langfristigen Pläne und Ziele aufzuschreiben.

Es wäre nicht damit getan, einfach vage und unsichere Hoffnungen und Ambitionen aufzulisten. Ich würde meine Ziele ganz genau definieren – und die Projekte auflisten, die ich noch beenden will, und für jedes Projekt einen Zeitplan aufstellen.

Meine kurzfristigen Pläne würde ich auf ein Minimum reduzieren (weil ich wüßte, daß ich den größten Teil meiner Zeit und Energie für den Kampf gegen den Krebs nutzen müßte). Allerdings wäre die Liste der mittel- und langfristigen Pläne entsprechend umfangreicher. Durch diese Ziele und Pläne würde mein Leben einen neuen Sinn erhalten.

Ich habe die Macht der Vorstellungskraft während der Therapie bereits in meinen Büchern *Bodypower* (erschienen 1983) und *Mindpower* (erschienen 1987) beschrieben. Erstaunlicherweise ist diese ungeheuer wichtige Form der Selbstbehandlung unter Ärzten weitgehend unbekannt.

Da die wirksame Praxis der Autosuggestion die Entwicklung bestimmter mentaler Fähigkeiten voraussetzt, würde ich jedem empfehlen, der diese Technik vielleicht später einmal brauchen könnte, sie jetzt schon zu erlernen.

Wenn Sie viel mit dem Auto unterwegs sind und glauben, daß Sie irgendwann einmal ins Schleudern kommen werden, dann ist es sicher sinnvoll, schon jetzt einen Fahrerkurs zu belegen, in dem Sie lernen, mit so einer Situation umzugehen. Erst zu warten, bis der Wagen schleudert, und dann zu lernen – das wäre offensichtlicher Unfug.

Das also ist mein eigener, ganz persönlicher Anti-Krebs-Plan. Ich empfehle Ihnen diesen Plan nicht, wenn Sie bereits an Krebs leiden oder wenn Ihnen irgendwann in der Zukunft mitgeteilt wird, daß Sie an Krebs erkrankt sind. Dies ist mein ganz persönlicher Anti-Krebs-Plan ... wie er meinen Glaubensgrundsätzen und meiner Lebensphilosophie entspricht. Ich würde mich nach keiner Therapie richten, in die ich kein Vertrauen habe. Für mich wäre wichtig, daß ich an die von mir ausgewählte Therapie fest glaube. Ich habe meinen Plan veröffentlicht, damit er Ihnen hilft, darüber nachzudenken, wie Sie reagieren würden, wenn man Ihnen sagt, daß Sie Krebs haben.

Kapitel 35

SO VERSTEHEN SIE IHREN ARZT

Jeder medizinische Ausdruck, der auf »...ektomie« endet, bedeutet eine Operation, in der etwas entfernt wird (eine »Mandelektomie« oder eine »Blinddarmektomie«). Ein Wort, das auf »...otomie« endet, bedeutet, daß ein Schnitt gemacht wird (z. B. »Laparotomie«, die Bauchhöhlenöffnung). Ein Wort, das auf »...plastie« oder »...plastik« endet, steht für eine plastische Operation (Manoplastik, eine künstliche Brust oder ein Brustimplantat). Ein Wort, das auf »...stomie« endet, bedeutet, daß eine künstliche Öffnung geschaffen wurde (z. B. eine »Kolostomie«, ein künstlicher Darmausgang), und die Endung »...rhaphie« verbirgt Reparatur (wie »Herniorrhaphie«). Die Wortendung »...skopie« schließlich bedeutet, daß etwas näher in Augenschein genommen wird (zum Beispiel »Bronchoskopie«, eine Betrachtung der Bronchien, oder »Laparoskopie«, eine Bauchspiegelung).

Kapitel 36

LASSEN SIE SICH NICHT DAZU ÜBERLISTEN, PILLEN ZU SCHLUCKEN, DIE SIE NICHT WOLLEN

Seit Jahren ist es gängige Praxis – sowohl in Krankenhäusern als auch in Heimen –, daß Krankenschwestern Medikamente in Getränken und Speisen auflösen und so verabreichen. Am häufigsten werden Beruhigungs- und Schlafmittel auf diese Weise mißbraucht.

Inzwischen ist diese abscheuliche Praxis in vielen Ländern legalisiert worden. Das Pflegepersonal hat die offizielle Erlaubnis, Medikamente, welche die Patienten nicht nehmen wollen, zu zerkleinern und dem Essen beizumischen. Diese neue Regelung gestattet also dem Personal, Kinder ebenso wie Erwachsene hinters Licht zu führen ... und zwar sowohl in privaten Pflegeheimen als auch in Krankenhäusern. Um ehrlich zu sein, ich wäre weniger entsetzt gewesen, wenn die Behörden bekanntgegeben hätten, Krankenschwestern dürften ab sofort ihre Patienten bestehlen, wann immer sie es für richtig hielten.

In einer kürzlich erschienenen Studie heißt es: »Tausenden von Heiminsassen wurden auch bei geringsten Beschwerden starke Beruhigungsmittel verschrieben, nur um dem Pflegepersonal die Arbeit zu erleichtern.« Eine weitere Studie zeigt, daß mehr als ein Viertel der alten Menschen, die in Pflege- und Altersheimen untergebracht sind, ständig starke Beruhigungsmittel verabreicht bekommen, die sie in wahre »Zombies« verwandeln. Dieser Bericht kommt zu dem Schluß, das alte Menschen, die in Pflegeheimen leben, fast dreimal häufiger »chemische Keulen« erhalten als andere Gesellschaftsgruppen. Ältere Menschen, die in der Gesellschaft leben, werden von ihren jugendlichen Nächsten überfallen, Alte in Pflegeheimen von ihren Krankenschwestern.

Ich bin der Meinung, Patienten haben das Recht, Medikamente abzulehnen. Sie dazu zu verleiten, Medikamente einzunehmen, die sie töten könnten (und die sehr wahrscheinlich ihre Lebensqualität beträchtlich herabsetzen), ist außerhalb jeder medizinischen Tradition. Es ist, geradeheraus gesagt, unmoralisch und unethisch.

Schon jetzt werden in Krankenhäusern und Heimen viel zu viele Medikamente verabreicht; diese allgegenwärtige Praxis legitimiert scheinbar ein Verfahren, das eigentlich dringend nach staatlicher Aufsicht schreit. Wo bleiben da die Menschenrechte – ganz zu schweigen von den Rechten der Patienten? Es ist keine Entschuldigung anzuführen, Medikamente würden schließlich regelmäßig in Speisen und Getränken verborgen. Auch Vergewaltigungen und Überfälle sind weit verbreitet. Das macht sie trotzdem nicht hinnehmbar.

Haben Sie den Verdacht, die Ärzte und Schwestern, die Sie betreuen, könnten versucht sein, Ihnen Medikamente ohne Ihre Zustimmung zu verabreichen, dann geben Sie eine schriftliche Erklärung ab, in der Sie ausdrücklich untersagen, Ihnen Medikamente ohne Ihre Zustimmung zu geben. Bestehen Sie außerdem darauf, daß man schriftlich versichert, Ihnen keine Behandlung ohne Ihre Zustimmung zuteil werden zu lassen. Ich bin mir nicht sicher, ob Ihnen das einen juristischen Schutz bieten würde. Aber da unsere moderne Gesetzgebung sehr komplex und weitreichend ist, gehe ich davon aus, daß die meisten Ärzte und Schwestern keinen Rechtsstreit riskieren würden, indem sie Ihre spezifischen Wünsche und das geleistete Versprechen ignorieren.

Kapitel 37

DIE GEFAHR DES ZU HÄUFIGEN RÖNTGENS

Seit mehr als zwei Jahrzehnten warne ich vor zu häufigen Röntgenbestrahlungen und davor, daß diese Untersuchungen, da sie potentiell gefährlich sind, wahrscheinlich zu vielen unnötigen Todesfällen führen.

Es war im Jahre 1895, als ein 50jähriger Physikprofessor aus Deutschland eine zufällige Entdeckung machte, die auf die klinische Medizin wie auf die praktische Chirurgie einen so großen Einfluß haben sollte wie nur irgendeine technische Neuerung in der Geschichte der Heilkunst. Die von ihm entdeckten Strahlen sind aber zugleich der stärkste Krebsauslöser von allen Strahlen, denen die meisten von uns ausgesetzt sind.

Professor Wilhelm Konrad von Röntgen war ein experimenteller Physiker, der sich im Jahre 1895 mit der Wirkung von Kathodenstrahlen beschäftigte. Was ihn aufmerksam werden ließ, war folgende Tatsache: Obwohl die Röhre, mit der er gerade experimentierte, von einem schwarzen Karton bedeckt war, ging von einem zufällig auf einer nahestehenden Bank liegenden Blatt Papier, getränkt mit einer Substanz namens Bariumplatinozyanid, ein grünlicher Schimmer aus. Röntgen erkannte, daß das Papier von bisher unbekannten Strahlen zum Leuchten angeregt worden war – etwas ganz anderes als die Kathodenstrahlen, mit denen er eigentlich experimentierte.

Röntgen entschloß sich, der Sache auf den Grund zu gehen. Er stellte ein 1000seitiges Lehrbuch zwischen die Röhre und das mit Chemikalien behandelte Papier und stellte fest, daß es noch immer leuchtete.

Als nächstes hielt er seine Hand zwischen die Röhre und das Papier und sah plötzlich die Knochen seiner Hand als dunkle Schatten auf dem Papier. Die Knochen waren offenbar so dicht, daß sie den Fluß der unsichtbaren Strahlen aufhielten, während er die weicheren Teile seiner Hand ungehindert durchdrang. Die später nach ihm benannten Röntgenstrahlen waren entdeckt!

Ärzte in aller Welt erkannten rasch die Vorteile, die Röntgens Erfindung mit sich brachte. Ende Februar 1896, knapp zwei Monate nach Röntgens Experiment, veröffentlichte die englische medizinische Fachzeitschrift *The Lancet* den Bericht eines Liverpooler Arztes, der mit Hilfe von Röntgenstrahlen ein Luftgewehrgeschoß lokalisieren konnte, ehe er es entfernte.

Indem sie Ärzten und Chirurgen ermöglichten, in das Innere des menschlichen Körpers zu schauen, erlaubten die Röntgenstrahlen ihnen, wesentlich präzisere Diagnosen zu stellen als je zuvor.

Andere Forscher entdeckten weiter, daß man mit radioaktivem Material auch unerwünschtes Gewebe verbrennen und zerstören kann. Ärzte nutzten Röntgenstrahlen, um Haarausfall bei Kindern zu provozieren, um deren Scherpilzflechte wirksamer behandeln zu können. Weitaus bedeutender war jedoch die Entdeckung, daß sich mit radioaktiven Materialien auch Krebsgeschwüre zerstören ließen. Pierre und Marie Curie waren nur zwei der Forscher, die sich Anfang des 20. Jahrhunderts mit dem Einsatz von Radium zu Therapiezwecken befaßten.

Zu Beginn des 20. Jahrhunderts waren die Risiken, die mit Röntgenstrahlen verbunden sind, bereits gut beschrieben. Eine Reihe von renommierten Forschern war in dieser Zeit an den Folgen ihrer Experimente bereits gestorben. Trotz der offensichtlichen Risiken fanden Röntgenstrahlen aber weiterhin breite Anwendung. In den 1930er und 1940er Jahren wurden Röntgenstrahlen in großem Umfang zur Untersuchung von Lungentuberkulose eingesetzt. Das Ergebnis zeigte sich erst Jahre später: Viele Frauen, die einer starken Dosis Röntgenstrahlen ausgesetzt worden waren, bekamen nun Brustkrebs. In den 1950er Jahren lag klar auf der Hand, daß Röntgenstrahlen großen Schaden anrichten können. (Dennoch, so kann ich mich erinnern, gab es in den 1950er Jahren, als ich ein kleiner Junge war, in vielen Schuhläden ein Gerät, mit dem Eltern und Schuhmacher einen Schuh, den man anhatte, durchleuchten konnten, um zu sehen, ob er auch paßte und der Fuß genug Platz hatte. Wie vielen anderen Kindern bereitete es mir großen Spaß, mir meine Füße in diesen öffentlich genutzten Röntgengeräten anzusehen!)

In den 1970er Jahren begannen die Ärzte sich darüber Gedanken zu machen, ob vielleicht durch Röntgenstrahlen mehr Menschen ums Leben kommen, als gerettet werden könnten. Die Mammographie (das Röntgen der Brust) war in den 1960er Jahren eingeführt worden, aber immer mehr Ärzte fürchteten, es könnte mit dieser Methode mehr Krebs entstehen als entdeckt werden.

Die Ärzte nutzen das Röntgen auf zweierlei Weise: für allgemeine Untersuchungen und als Hilfsmittel zur Diagnose. Diese beiden Techniken stellen die größte künstliche Strahlenbelastung dar, der die meisten Menschen jemals ausgesetzt sind. Die durchschnittliche Strahlenbelastung einer Röntgenuntersuchung wird als genauso gefährlich eingeschätzt, als würde man sechs Zigaretten rauchen. Jede Röntgenuntersuchung ist ein Risiko, und jede unnötige Röntgenbestrahlung ist ein unnötiges Risiko.

In meinem Buch *The Health Scandal* (erschienen 1988) kam ich zu dem Schluß, daß die meisten Röntgenuntersuchungen unnötig sind. Damals schrieb ich: »Sie sind potentiell gefährlich, extrem teuer, und es ist äußerst unwahrscheinlich, daß sie etwas zum Wissen Ihres Arztes über Ihre Krankheit beitragen.« Die Weltgesundheitsorganisation schätzt, das die Kosten des Röntgens zwischen sechs und zehn Prozent der Gesundheitsausgaben eines Landes verschlingen.

Eine der ersten Zeitschriften, die einen kritischen Bericht zur Häufigkeit des Röntgens veröffentlichte, war das *British Medical Journal*. In diesem Bericht, veröffentlicht in den 1960er Jahren, schätzten ein Radiologe und ein Neurologe, daß sich der Verbrauch an Röntgenfilmen alle 13 Jahre verdoppeln würde. Die beiden Autoren kamen in ihrer Studie zu dem Schluß, daß es »... hinreichend Beweise gibt, die zeigen, daß die überwiegende

Mehrheit der Röntgenuntersuchungen zum Beispiel bei Beschwerden wie Migräne oder Kopfschmerz in keinerlei Weise zur Diagnose ...« beitragen. Sie wiesen zudem darauf hin, daß dadurch viel Zeit und Mühe von Ärzten, Radiologen und Patienten vergeudet würde. Ihr Aufruf an die Ärzte, sparsamer mit Röntgenuntersuchungen umzugehen, stieß jedoch auf taube Ohren.

In den 1970er Jahren veröffentlichte das *British Medical Journal* erneut einen Appell an die Ärzte, weniger zu röntgen. Damals wurde geschätzt, daß die Anzahl der Röntgenuntersuchungen jedes Jahr um zehn Prozent steigt. In dem betreffenden Bericht wurde ein Beispiel genannt: Bei routinemäßig durchgeführten Röntgenuntersuchungen an 521 unter 20jährigen Patienten wurde damit nicht eine einzige ernste Anomalie festgestellt.

In den 1980er Jahren hatte das Thema (auch weltweit!) solches Gewicht gewonnen, daß die Weltgesundheitsorganisation eine Stellungnahme veröffentlichte, in der es hieß, »... routinemäßige Röntgenuntersuchungen sind häufig nicht der Mühe wert ...«. »Ärzte«, so die WHO weiter, »ordnen Röntgenuntersuchungen oft als pures Trostritual an.« Weiter wurde in der Stellungnahme festgestellt, Röntgenstrahlen würden in einem solch übertriebenen Maße eingesetzt und zweckentfremdet, daß sie zu einer wesentlichen, von Menschen verursachten Strahlenbelastung der Bevölkerung geworden seien.

Derzeit verschlechtert sich die Situation sogar noch. Oft wird geröntgt, weil die Patienten es so wünschen (»Könnten Sie mich nicht röntgen Doktor, um zu sehen, woher die Schmerzen kommen?« Oder: »Wäre es nicht besser mich zu röntgen, um sicherzugehen, das nichts gebrochen ist?«)

Ärzte kommen dieser Aufforderung oft nach, weil sie wissen, daß – falls etwas schiefgehen sollte und sie später verklagt werden – sie von einem Gericht der Nachlässigkeit geziehen werden könnten. Röntgenuntersuchungen »für den Fall der Fälle« sind heute weit verbreitet, und sie werden oft eher aus juristischen denn aus medizinischen Gründen durchgeführt. Manche Zahnärzte röntgen ihre Patienten quasi routinemäßig ... offenbar ohne sich dessen bewußt zu sein, daß sie damit das Leben ihrer Patienten aufs Spiel setzen könnten.

Der Arzt oder Zahnarzt, der Ihnen einredet, Röntgen sei absolut sicher, ist ein gefährlicher und schlecht informierter Narr.

Studien haben gezeigt, daß in den USA die Krebsrate mit der Zahl der Ärzte in einem bestimmten Gebiet ansteigt. Der Übereifer der Ärzte in puncto Röntgen könnte eine mögliche Erklärung dafür sein. Drei Viertel aller Brustkrebsfälle in den USA lassen sich darauf zurückführen, daß die betreffenden Personen vorher einer starken Belastung durch Ionenstrahlen ausgesetzt waren, hauptsächlich aus medizinischen Quellen.

Wie können Sie sich gegen unnötige Röntgenuntersuchungen schützen?

Bevor Sie geröntgt werden sollen, fragen Sie Ihren Arzt oder Zahnarzt, ob diese Untersuchung wirklich wichtig ist oder bloße Routine.

Hat der Arzt einen bestimmten Verdacht? Oder röntgt er Sie nur aus Gewohnheit? Haben Sie irgendwelche Symptome, die eine Röntgenuntersuchung rechtfertigen? Lassen Sie Ihren Arzt (oder Zahnarzt) ruhig zweimal darüber nachdenken ... Er könnte zu dem Schluß kommen, daß es gar nicht notwendig ist, Sie zu röntgen.

Und bedenken Sie, daß oft nur deshalb routinemäßig geröntgt wird, weil Ärzte wissen: Falls sie einmal von einem Patienten verklagt werden sollten, wird dessen Anwalt das Unterlassen einer Röntgenuntersuchung als schweres Versäumnis und Zeichen von Inkompetenz brandmarken.

Wenn mir ein Arzt oder Zahnarzt bestätigen würde, daß er mich nur vorbeugend aus rechtlichen Gründen röntgen will (und nicht, weil er glaubt, solch eine Untersuchung würde ihm helfen, mich bestmöglich zu behandeln), würde ich ihm eine kurze schriftliche, von mir unterschriebene Erklärung anbieten, daß ich die Röntgenuntersuchung auf eigenen Wunsch abgelehnt habe.

Röntgenstrahlen waren und sind eine großartige Entdeckung. Sie können Leben retten. Es kann aber auch sein, daß Ihr Arzt Sie damit umbringt.

Kapitel 38

Benzodiazepine – Beruhigungsmittel und Fakten, die jeder Patient wissen sollte

»*Das weltweit größte Suchtproblem sind nicht Haschisch-rauchende Teenager, sondern Erwachsene, die von Beruhigungsmitteln abhängig sind. Sedativa laufen dem Tabak den Rang ab. Dies wird uns möglicherweise ein noch größeres Problem bescheren. Es könnte sich sogar als gefährlicher herausstellen. Valium wird vermutlich schon jetzt von 14 Prozent der Bevölkerung Großbritanniens eingenommen.*«

»*Die Gewohnheit beginnt schleichend. Der Patient hat gewöhnlich eine gute Erklärung für die Einnahme einiger Tabletten. Ein enger Freund oder Verwandter ist gestorben, oder es gibt Streß am Arbeitsplatz. Für den Arzt ist es dann nicht leicht, die Bitte um ein bißchen Hilfe auszuschlagen.*«

»*Es gibt eine Reihe von Drogen, die genommen werden, um Streß und Druck abzubauen. Der junge Abhängige holt sich seine Drogen vom Dealer, der Erwachsene mittleren Alters bekommt sie vom Arzt.*«

Diese Zitate stammen aus meinem Buch *The Medizine Men*, das 1975 veröffentlicht wurde.

Das Problem mit Benzodiazepinen trat zuerst in den 1950er und 1960er Jahren auf, als es plötzlich eine neue Art von Beschwerden gab, die man in den Sprechzimmern mit dem Arzt besprach. Auf einmal sahen sich Hausärzte mit der Erwartung konfrontiert, nicht nur körperliche, sondern auch mentale und psychische Probleme zu behandeln. Sie mußten sich nun um Patienten kümmern, die Trost, Unterstützung, Ermutigung und Hilfe bei sozialen und persönlichen Problemen suchten. Als das Wissen um eine Verbindung zwischen Streß und Krankheiten immer weiter um sich griff, gab es auch immer mehr Patienten, die von ihrem Arzt Hilfe bei der Bewältigung von Streß suchten.

Da gab es jedoch ein großes Problem.

Die Mediziner waren in ihrer Ausbildung niemals darauf vorbereitet worden, mit psychologischen oder streßinduzierten Problemen fertig zu werden. Die meisten Ärzte wußten besser Bescheid über Tropenkrankheiten als über Angstzustände oder Depressionen.

Sie wußten einfach nicht, wie sie diesen Patienten helfen konnten.

Als schließlich die Benzodiazepine auf den Markt kamen und als sicher und wirksam bei der Bekämpfung von Sorgen und streßbedingten Beschwerden beschrieben wurden, hießen Ärzte sie mit offenen Armen willkommen. Sie wurden in riesigen Mengen verschrieben.

Das Ergebnis ist das größte Abhängigkeitsproblem der Welt, hervorgerufen durch legal verschriebene Benzodiazepine, Beruhigungsmittel und Schlaftabletten. Diese werden in großer Zahl, regelmäßig und über lange Zeiträume hinweg an Männer, Frauen und Kinder verschrieben, die unter Streß und daraus resultierenden Symptomen leiden.

Man mag es kaum glauben, aber ich habe schon 1973 über die Gefahr der Abhängigkeit von Beruhigungsmitteln geschrieben (und darauf hingewiesen, daß diese allzu häufig verschrieben werden). In den ersten Jahren meiner Kampagne für eine wirksamere Kontrolle dieser Medikamente erhielt ich zehntausende Briefe von Menschen aus aller Welt, die von diesen Arzneimitteln abhängig geworden waren. Einmal erhielt ich allein in einem Monat über 6000 Briefe zum Thema Beruhigungsmittel. Zum erstenmal in meinem Leben bekam ich meine Post in riesigen grauen Postsäcken geliefert.

Nach Hunderten von Artikeln und Sendungen im Fernsehen über die Gefahren dieser Mittel waren die Politiker in Großbritannien durch meine Kampagne endlich zum Handeln gezwungen. (15 Jahre lang wurde ich von vielen Vertretern des medizinischen Establishments, die darauf beharrten, daß mit diesen Medikamenten alles in Ordnung sei, persönlich beschimpft und angegriffen.)

1988 – nach 15 Jahren Kampf – waren die Ärzte schließlich vor den Risiken gewarnt, die ein langfristiges Verschreiben von Medikamenten wie zum Beispiel Diazepam, Lorazepam, Nitrazepam und Temazepam mit sich brachten.

(Edwina Currie, britische parlamentarische Staatssekretärin für Gesundheit, erklärte 1988 im englischen Unterhaus: »Dr. Vernon Colemans Artikel, denen ich ausdrücklich zustimme, haben Sorgen in dieser Angelegenheit aufgeworfen.« Sie bezog sich dabei auf die Einführung neuer Bestimmungen bezüglich der Verschreibung von Beruhigungsmitteln, basierend auf Benzodiazepinen.)

Leider lesen nicht alle Ärzte offizielle Warnungen. Und nicht alle Regierungen folgten Großbritanniens Beispiel. Deshalb verschreiben noch immer zehntausende Ärzte großzügig Beruhigungs- und Schlafmittel an Millionen von Patienten, die unter zu starkem Streß leiden. In einigen entwickelten Ländern nehmen über ein Drittel der erwachsenen Bevölkerung verschreibungspflichtige Beruhigungsmittel, Antidepressiva und Schlaftabletten ein.

Es ist eine unstrittige Tatsache, daß Benzodiazepine, die länger als zwei Wochen eingenommen werden, Schaden anrichten können. Ihre langfristige Einnahme gar kann zu einer Vielzahl sehr konkreter Probleme führen. Bei Patienten, die das Medikament länger als eine oder zwei Wochen eingenommen hatten, mußte es vorsichtig abgesetzt werden, um Entzugserscheinungen zu vermeiden.

Leider scheinen viele Ärzte ebenfalls abhängig von diesen Medikamenten zu sein. Viele von ihnen verschreiben diese verdammten Pillen immer noch tonnenweise. Gelegentlich wird dieses Thema von Zeitungen oder Magazinen »wiederentdeckt«, und es erscheinen Artikel über das riesige Suchtproblem, das Ärzte verursacht haben.

Zum Nachlesen hier ein paar Fakten, die vielen Ärzten noch immer nicht bekannt zu sein scheinen. Bitte lesen Sie die folgenden Punkte sorgfältig durch.

Punkt 1

1961, kurz nachdem Chlordiazepoxid (das erste Benzodiazepin, das in großem Umfang verschrieben wurde) in die klinische Praxis eingeführt worden war, verfaßten drei Ärzte eines kalifornischen Krankenhauses einen Bericht. Unter dem Titel *Entzugserscheinungen bei Chlordiazepoxid* beschrieben sie auf dramatische Weise die Entzugserscheinungen, unter denen Patienten litten, bei denen das Medikament zuerst verabreicht und dann abgesetzt worden war. Die Autoren schilderten, wie elf Patienten über einen Zeitraum von sechs Monaten ziemlich hohe Dosen dieses Medikaments erhielten, dieses dann aber plötzlich abgesetzt und durch Zuckertabletten ersetzt wurde. Zehn der elf Patienten zeigten daraufhin neue Symptome. Sechs Patienten wurden depressiv, fünf litten unter ständiger Unruhe und Schlaflosigkeit, und zwei erlitten schwere Anfälle.

Punkt 2

Ein Psychiater, der 1979 vor einem Unterausschuß des US-Senates aussagte, gab an, daß Patienten schon nach sechs Wochen von Diazepam abhängig sein könnten. Vor dem gleichen Ausschuß wurde erklärt, eine Abhängigkeit von Beruhigungsmitteln sei schwerer zu bekämpfen als eine Heroinabhängigkeit.

Punkt 3

1975 veröffentlichten drei Ärzte des Drogenbehandlungszentrums des VA-Krankenhauses in Philadelphia und der Universität von Pennsylvania in Philadelphia eine Studie im *International Journal of the Addictions* unter der Überschrift: *Mißbrauch und Falschanwendung von Diazepam: Ein zunehmendes medizinisches Problem*. Die drei Autoren der Studie bezogen sich auf Berichte, die schon im Jahre 1970 veröffentlicht und in denen Fälle körperlicher Abhängigkeit von Chlordiazepoxid und Diazepam dokumentiert worden waren. Weiter berichteten sie von ihrer Beobachtung eines Anstieges des Mißbrauches von Diazepam seit Ende des Jahres 1972. Ihre Studie kam zu dem Schluß: »Alle praktischen Ärzte sollten wissen, daß es Mißbrauch und Falschanwendung von Diazepam gibt, weswegen Verschreibung, Transport und Lagerung dieses Medikamentes sorgfältig kontrolliert werden sollte.«

Punkt 4
1972 veröffentlichte das *American Journal of Psychiatry* einen Beitrag, in dem zwei Ärzte beschrieben, wie es bei Patienten, denen Diazepam gegeben wurde, zu einer ganzen Reihe von Symptomen gekommen war. Diese bestanden aus Zittern, Angstgefühlen, Schlaflosigkeit und Depressionen. Vor der Medikation waren alle Patienten emotional stabil gewesen, und die Symptome, die unvermittelt auftraten, waren ziemlich schwer. Alle Symptome verschwanden jedoch, nachdem das Diazepam abgesetzt wurde.

Punkt 5
1968 wurden im *Journal of the American Medical Association* die Fälle von acht Patienten beschrieben, die mit Diazepam behandelt worden waren. Daraufhin wurden die Patienten derart depressiv, daß sieben von ihnen Selbstmordgedanken und -impulse äußerten, während zwei von ihnen sogar Selbstmordversuche unternahmen.

Punkt 6
Mehrere Gutachten der 60er und 70er Jahre des 20. Jahrhunderts zeigen, daß Benzodiazepine bei Menschen Gefühle wie Feindseligkeit, Aggressivität und Reizbarkeit auslösen können. Benzodiazepine wurden sogar mit der Mißhandlung von Kleinkindern in Verbindung gebracht.

Punkt 7
 In einer 1979 veröffentlichten Studie schrieben Forscher von einem »signifikant hohen Zusammenhang zwischen der Einnahme leichter Beruhigungsmittel und dem Risiko schwerer Verkehrsunfälle«. Die Schlußfolgerung lautete: Ein Patient hat unter dem Einfluß von Benzodiazepine ein fünfmal höheres Risiko, in einen schweren Verkehrsunfall verwickelt zu werden.

Punkt 8
 Schon im Jahre 1982 gab es eine Anweisung des *Committee on Safety of Medicines* (die Arzneimittelaufsichtsbehörde), daß Benzodiazepine nur für kurze Zeiträume verschrieben werden dürfen und daß Entzugserscheinungen dadurch verhindert werden sollten, daß man das Medikament behutsam absetzt.

Punkt 9
 In den frühen 1970er Jahren geschah folgendes: Eine 75jährige Frau wurde in ein englisches Krankenhaus eingeliefert. Zu diesem Zeitpunkt war sie nicht in der Lage, klar zu sprechen und zu gehen; außerdem war sie verwirrt und litt unter Inkontinenz. Sie hatte ein Jahr lang Benzodiazepin-Schlaftabletten eingenommen. Nachdem die Medikamente abgesetzt wurden, erholte Sie sich innerhalb von drei Tagen.

Sind Sie von einem benzodiazepinen Beruhigungsmittel oder Schlaftabletten abhängig, müssen Sie sich des Medikamentes langsam und behutsam entwöhnen.
 Hier einige wichtige Tips, die Ihnen dabei helfen könnten:
 1. Ehe Sie irgend etwas tun, suchen Sie Ihren Arzt auf und bitten Sie ihn um Unterstützung. Ist er nicht kooperativ und läßt Sie mit Ihrem Problem allein, oder meint er, Sie bräuchten sich nicht zu sorgen, ein Entzug sei leicht, dann empfehle ich Ihnen einen Arztwechsel. Geraten Sie an einen Arzt, der behauptet, Benzodiazepine würden nie Probleme verursachen oder zu Abhängigkeiten führen, und man könne sie rasch und gefahrlos wieder absetzen, rate ich Ihnen, sofort den Arzt zu wechseln! Es gibt eine Menge guter Mediziner,

die die Gefahren kennen und Ihnen helfen können. Fragen Sie Ihre Freunde und Nachbarn, ob sie Ihnen einen guten Arzt in der Nähe empfehlen können.
2. Möglicherweise treten bei Ihnen unangenehme Symptome auf. Dies sind die häufigsten Entzugserscheinungen: Zittern und Schütteln, starke Angstgefühle, Panikattacken, Benommenheit, Schwindelgefühl, Schwäche, Einschlaf- und Durchschlaf-Probleme, Konzentrationsschwäche, Übelkeit, ein metallischer Geschmack im Mund, Depressionen, Kopfschmerz, Ungeschicklichkeit und schlechtes Koordinierungsvermögen, Überempfindlichkeit gegen Licht, Lärm oder Berührungen, Müdigkeit und Lethargie, das Gefühl, »neben sich selbst zu stehen«, verschwommenes Sehen, Hitzeschübe und Frösteln, ein Brennen im Gesicht, Muskelschmerzen, Unfähigkeit, normal zu sprechen, Halluzinationen, Schwitzen und Anfälle.
3. Bedenken Sie, daß sich diese Symptome minimieren lassen, indem man die Dosis vorsichtig reduziert. Das Maß dieser Reduzierung hängt davon ab, in welcher Dosis und über welchen Zeitraum hinweg Sie dieses Medikament schon zu sich genommen haben.
4. Bedenken Sie, daß Benzodiazepine nicht heilen können. Sie überdecken lediglich Symptome. Haben Sie diese Tabletten ursprünglich gegen Angstgefühle eingenommen, so ist die Wahrscheinlichkeit groß, daß die Beschwerden zurückkehren, sobald Sie das Medikament absetzen. Seien Sie darauf vorbereitet.
5. Machen Sie Ihre Familie und Freunde darauf gefaßt, daß Sie eine schwierige Zeit durchmachen werden. Teilen Sie ihnen mit, was sie zu erwarten haben, daß Sie sich über ein wenig Unterstützung, Führung, Verständnis und Geduld sehr freuen würden. Sollten Sie jemanden kennen, der ebenfalls die Sucht überwinden will, dann nehmen Sie das Projekt gemeinsam in Angriff. Rufen Sie sich gegenseitig an, bleiben Sie in Verbindung, teilen Sie Ihre Probleme und vor allem: Halten Sie an Ihrem Entschluß fest!
6. Versuchen Sie nicht, die Tabletten abzusetzen, während Sie

gerade eine schwierige Phase in Ihrem Berufs- oder Privatleben haben. Warten Sie, bis die Dinge sich ein wenig beruhigt haben, ehe Sie Ihre Sucht bekämpfen.
7. Widerstehen Sie der Versuchung, die Tabletten in kleine Stücke zu zerschneiden. Teilen Sie die Tabletten höchstens in zwei Hälften. Das Zerkleinern der Tabletten in viele kleine Stücke macht die ganze Prozedur nur noch schwieriger und dramatischer. Bitten Sie Ihren Arzt, Ihnen die kleinstmögliche Dosis zu verschreiben, so daß Sie ein Maximum an Flexibilität erhalten.
8. Verzweifeln Sie keinesfalls, wenn Sie schon ein bestimmtes Niveau erreicht haben, es Ihnen aber nicht gelingt, die Dosis noch weiter zu reduzieren. Verzweifeln Sie auch dann nicht, wenn Sie Ihre Dosis sogar zeitweise wieder erhöhen müssen. Die Medikamente sollten in einem Maße reduziert werden, das Ihnen angenehm ist.
9. Nehmen Sie ein Medikament wie Lorazepam (von dem Experten meinen, daß es besonders schwer abzusetzen ist), so kann Ihr Arzt einen Teil der Lorazepam-Dosis durch Diazepam ersetzen und danach die Dosis beider Medikamente langsam senken. Das *muß* jedoch unter ärztlicher Kontrolle geschehen. Einige haben die Erfahrung gemacht, daß in dieser Weise auch die Entzugserscheinungen gemildert wurden.
10. Von Beruhigungsmitteln Abhängige stellen oft die Frage: »Wie lange wird der Entzug dauern?« Sie hat schon zu heftigen Kontroversen geführt. Einige Patienten haben Glück und können manche Medikamente bei relativ geringen – oder gar keinen – Nebenwirkungen absetzen. Andere sind weniger gut dran. Einige Experten behaupten, der Entzug sollte nicht länger als ein paar Wochen in Anspruch nehmen. Ein mir bekannter Experte sagte, der Entzug könne zehn Prozent der Zeit, in der das Medikament genommen wurde, dauern. Einige ehemalige Abhängige erklärten, es habe Jahre gebraucht, um davon loszukommen. Die Wahrheit ist, daß es keine festgesetzten Zeiten für einen Entzug gibt. Einige schaffen es innerhalb von Tagen, andere brauchen Monate.

»Aber«, so sagen Fachleute, »es ist wichtig, daß die Entzugsphase nicht zu lange dauert.« Werden die Medikamente allzu langsam abgesetzt, nimmt sie der Patient länger als nötig. »Je schneller die Medikamente abgesetzt werden«, so lautet das Argument, »desto rascher erholen Sie sich. Dehnen Sie den Entzug über einen zu langen Zeitraum aus, dann dauert es umso länger, bis Sie es geschafft haben.«

Gelegentlich erwidern Patienten darauf, daß sie zwar ihre Medikamente innerhalb weniger Wochen abgesetzt hätten, aber noch Monate später Nebenwirkungen spürten.

Dabei muß es sich jedoch nicht notwendigerweise um Entzugserscheinungen handeln. Man sollte sich stets daran erinnern, daß Benzodiazepine überhaupt nichts heilen. Wurden Ihnen vor zehn Jahren Beruhigungsmittel gegen Ihre Angstgefühle und Depressionen verschrieben, dann haben diese Medikamente lediglich zehn Jahre lang Ihren Geist betäubt – keineswegs aber Ihr ursprüngliches Problem gelöst. Setzen Sie das Medikament ab, spüren Sie Ihre Angstgefühle wieder. Während Sie diese Medikamente geschluckt haben, konnten Sie Ihre Probleme nur nicht mehr wahrnehmen. Wenn Ihnen vor 15 Jahren etwas verschrieben wurde, weil Sie etwa mit der Trauer nach einem Todesfall nicht umgehen konnten, dann müssen Sie diesen Verlust nun noch einmal durchleben. Die Benzodiazepine haben Ihre Gefühle quasi nur »pharmazeutisch tiefgefroren«.

Obwohl Benzodiazepine nichts heilen können, betäuben sie Ihren Geist. Sie schotten Sie gegen die Außenwelt ab und verhindern, daß Sie die Hochs und Tiefs des täglichen Lebens wahrnehmen. Es ist ungefähr so, als würden Sie Ihr Gehirn in eine große, dicke Wolldecke einpacken. Während sie das Medikament einnehmen, sind Sie immun gegen den Druck des Alltages; die Welt ist gleichförmig grau, und Sie sind dauerbetäubt.

Sobald Sie das Medikament absetzen, wird Ihr Geist sofort von unzähligen Reizen überflutet. Das Betäubungsmittel »läßt nach«, und Sie »wachen auf«. Das kann eine schreckliche Erfahrung sein. Die Welt wird Ihnen plötzlich viel heller erscheinen, Geräusche wirken viel lauter, Freude und Sorgen werden viel intensiver wahrgenommen. Neben alten, halb vergessenen Gefühlen müssen Sie sich nun auch noch damit auseinandersetzen, daß Ihre Nervenendungen wie roh und extrem reizbar sind.

Da all diese Symptome sofort einsetzen, nachdem Sie ein bestimmtes Medikament eingestellt oder die Dosis stark reduziert haben, werden Sie wahrscheinlich vermuten, daß Sie zu schnell vorgegangen sind. Meiner Meinung nach muß das jedoch nicht unbedingt der Fall sein. Die Symptome sind unvermeidbarer Bestandteil beim Absetzen eines Beruhigungsmittels, und sie können unabhängig davon auftreten, wie langsam man die Dosis reduziert. Die Entzugsphase auszudehnen muß nicht unbedingt Einfluß auf das Endergebnis haben – man könnte lediglich die Qualen verlängern.

Abschließend ist zu sagen: Wer keine Beruhigungsmittel mehr nehmen will, sollte eine Menge Zeit und Mühe investieren, um zu lernen, wie man sich richtig entspannt und wie man mit Streßsituationen umgeht. Und vergessen Sie nicht: Stoppen Sie die Einnahme von Beruhigungsmitteln oder Schlaftabletten nicht ohne ärztliche Unterstützung! Gleiches gilt, wenn Sie die Dosis reduzieren.

Anmerkung: 1988, nach meinem 15jährigen Kampf, die Ärzte und das Establishment von den Gefahren der Benzodiazepin-Beruhigungsmitel zu überzeugen, sagte ich voraus, daß die Pharmahersteller versuchen würden, die sinkenden Absatzzahlen bei Beruhigungsmitteln durch verstärkten Verkauf von Antidepressiva wettzumachen. Die Pharmahersteller würden, so formulierte ich weiter, einen künstlichen Bedarf an Antidepressiva kreieren und damit innerhalb weniger Jahre das Problem der Beruhigungsmittel durch das der Antidepressiva ablösen. Genau so ist es gekommen.

Kapitel 39

DEN CHOLESTERINSPIEGEL SENKEN

Es ist nicht schwierig, viele Beispiele zu finden, wie Pharmaunternehmen (und Ärzte) alles in ihrer Macht stehende tun, um jede Krankheit in ein profitables Geschäft zu verwandeln – und dabei die Gesundheit ihrer Patienten aufs Spiel setzen.

Die Behandlung von erhöhten Cholesterinwerten ist solch ein Beispiel.

Viele Jahre wurde allgemein angenommen, Patienten mit erhöhten Cholesterinwerten trügen ein höheres Risiko von Herzproblemen, Bluthochdruck und Herzinfarkten.

Riesige Geldsummen wurden ausgegeben, um Patienten auf ihre Cholesterinwerte zu untersuchen. Viele Patienten waren fast zu Tode erschrocken, als sie hörten, ihr Cholesterinspiegel sei zu hoch.

Als Ergebnis davon rieb man sich vor einigen Jahren bei der Pharmaindustrie ob der Aussicht die Hände, großangelegt cholesterinsenkende Mittel herausbringen zu können. Bereits kurz nachdem sie auf den Markt waren, wurde sie als so sicher und wirksam beschrieben, daß alle Leute über 30 diese Medikamente verschrieben bekamen – ob sie nun unter einem zu hohen Cholesterinspiegel litten oder nicht.

Seit Jahren schon gibt es Medikamente, die das Blutfett und den Cholesterinspiegel senken sollen. Bereits im Oktober 1992 sagte ich voraus, daß unter den neuesten Medikamenten, die der Pharmaindustrie ein Vermögen einbringen werden, Mittel zur Senkung der Cholesterinwerte sein würden. Gleichzeitig äußerte ich meine Zweifel am Nutzen dieser Medikamente – und Befürchtungen hinsichtlich möglicher Gefahren, die mit ihnen verbunden sein könnten.

Als diese Medikamente zuerst auf den Markt kamen, waren sie jedermanns Traum. Die Pharmaunternehmen auf der einen Seite liebten sie, weil sie wußten, daß es dafür weltweit einen riesigen, langfristigen Markt geben würde. Auf der anderen Seite behagte den Patienten die Vorstellung, hohe Cholesterinwerte einfach mit einer Pille in den Griff bekommen zu können ... sie wußten zwar, daß hohe Cholesterinwerte ein hohes Herzinfarktrisiko bedeuten, aber viele wollten dennoch nicht auf fettes Essen verzichten, das hohe Cholesterinwerte mit sich bringt.

(Unsere nach dem Motto »Für-jede-Beschwerde-eine-Pille« lebende Gesellschaft überrascht mich immer wieder. Ich bin entsetzt über die Anzahl der Leute, die sich bewußt sind, daß ihre Lebensweise wahrscheinlich zu einem langsamen und frühen Tod führen wird, und die dennoch ihr ganzes Vertrauen in die Hände der gierigen Pharmaindustrie legen, statt ein paar einfache und risikolose Schritte zu unternehmen, sich selbst zu helfen.)

Es gibt jedoch einige wichtige Fragen, die hier beantwortet werden sollten.

Erstens: Ist ein hoher Cholesterinspiegel tatsächlich so gefährlich?

Die Diskussionen darüber, ob er unstreitig zu Herzerkrankungen führen kann, wollen einfach nicht enden. Die meisten Patienten mit Herzproblemen haben normale Cholesterinwerte, und die angebliche Verbindung zwischen hohen Cholesterinwerten und Herz-Kreislauf-Erkrankungen könnten ein Ergebnis von Vorurteilen und Vermutungen sein, die als Fakten akzeptiert wurden.

In einer kalifornischen Studie wurde kein Zusammenhang zwischen hohen Cholesterinwerten und Herz-Kreislauf-Erkrankungen nachgewiesen – man kam statt dessen zu dem Schluß, vorzeitige Todesfälle als Ergebnis von Herz-Kreislauf-Erkrankungen seien von anderen Risikofaktoren verursacht worden. Eine Studie von Patienten über 70 zeigte ebenfalls keinen Zusammenhang zwischen hohen Cholesterinwerten und Herz-Kreislauf-Erkrankungen.

Zweitens: Ist es ratsam zu versuchen, hohe Cholesterinwerte zu senken?

Einige Tests haben den Eindruck erweckt, daß manche Patienten, die cholesterinsenkende Mittel nehmen, ein eher höheres Risiko haben zu sterben, als diejenigen, die keine solchen Mittel nehmen.

Vor Jahren kam ein Artikel im *British Medical Journal* zu dem Schluß, verschiedene Studien hätten gezeigt, »daß bei Menschen, die an Versuchsreihen teilgenommen hatten, bei denen der Cholesteringehalt entweder durch eine Diät oder Medikamente abgesenkt wurde, eine erhöhte Sterblichkeit infolge von Verletzungen oder ›Ursachen, die nicht mit einer Krankheit in Verbindung stehen‹, festgestellt wurde«.

Eine schwedische Studie untersuchte den möglichen Zusammenhang zwischen niedrigen Cholesterinwerten und Tod durch Unfall oder Selbstmord. Es wurde herausgefunden, daß Todesfälle infolge von Verletzungen, besonders aber Selbstmorde, häufiger bei Männern mit niedrigem Cholesterinspiegel auftraten.

Ein Experte des *Cedars-Sinai Medical Center* in Los Angeles schrieb einen Beitrag für das Magazin *The Lancet*, der so begann: »Versuche haben gezeigt, daß die Senkung des Cholesterinspiegels bei Erwachsenen mittleren Alters durch Diät, Medikamente oder beidem zu einer Abnahme koronarer Herz-Kreislauf-Krankheiten führen, gleichzeitig aber zu einer Erhöhung gewaltsamer Todesfälle oder Selbstmord. Bisher gibt es keine ausreichende Erklärung für diesen Zusammenhang.«

Der Autor vermutete, ein reduzierter Cholesterinspiegel könnte zu einer »verminderten Unterdrückung aggressiver Impulse beitragen«.

Kalifornische Wissenschaftler entdeckten weiterhin, daß Personen mit niedrigem Cholesterinspiegel viel häufiger unter Depressionen litten als andere. Konkret stellten sie fest: Je niedriger der Cholesterinspiegel eines Patienten war, desto größer war die Wahrscheinlichkeit für ihn, Depressionen zu entwickeln.

Eine von der Weltgesundheitsorganisation initiierte Untersuchung eines cholesterinsenkenden Präparates enttäuschte die Erwartung, daß diese Mittel zu einer niedrigeren Sterblichkeit durch Herzerkrankungen führen könnten, warf aber neue Fragen zur Bedeutung dieser Medikamente auf.

Ist jemand wirklich sicher, ob es ratsam ist, den Cholesterinspiegel zu senken, oder ob solche Methoden eventuell neue und bislang unzulänglich erforschte Nebenwirkungen verursacht?

Bei Frauen scheint die Beantwortung dieser Frage sogar noch schwieriger zu sein als bei Männern. Eine Untersuchung, bei der die Daten von 15 000 Frauen in Schottland ausgewertet wurden, zeigte, daß Frauen mit hohem Cholesterinspiegel ein geringeres Risiko haben, an einer Herzkrankheit zu sterben, als Männer mit hohen Cholesterinwerten. (Dies traf selbst dann noch zu, wenn die Frauen noch höhere Cholesterinwerte hatten als Männer.)

Die große (bislang ungestellte) Frage lautet natürlich: Kann der Mensch sein Herzinfarktrisiko verringern, indem er sich vernünftiger ernährt?

Sie ist von vitaler Bedeutung, denn würde die Antwort »ja« lauten, hätten Cholesterinwerte (und die entsprechenden Medikamente zu ihrer Senkung) nur noch eine theoretische und keine praktische Bedeutung mehr.

Das Eigenartige und Traurige an der Angelegenheit ist, daß Ärzte, die ungeachtet ihrer Philosophie, »niemals zu schaden« (die ich immer als unverrückbaren Grundsatz der Medizin betrachtet habe), unverdrossen Rezeptblock und Stift zücken und großzügig diese Mittel verschreiben, statt sich darüber Gedanken zu machen, was (und was nicht) geeignet ist, um Herz-Kreislauf-Erkrankungen vorzubeugen.

Denn tatsächlich *ist* es möglich, Herz-Kreislauf-Krankheiten auch ohne Tabletten zu heilen.

Einer der Ecksteine dieser Behandlung ist es, den Fettanteil in der Nahrung auf etwa zehn bis 20 Prozent zu reduzieren, also deutlich weniger als der Fettgehalt, der gewöhnlich bei cholesterinsenkenden Diäten empfohlen wird, wo normalerweise ein Wert von 30 Prozent genannt wird.

Leider ziehen es viele Ärzte vor, sich nach den Ratschlägen der geschniegelten Vertreter der Pharmahersteller zu richten – und verschreiben lieber Medikamente als Diäten.

Das ist bedauerlich, denn Tod und Depressionen sind nicht die einzigen Unannehmlichkeiten, die mit dem Konsum cholesterinsenkender Mittel verbunden sein können.

Weitere mögliche Nebenwirkungen, die mit nur drei der am häufigsten verschriebenen Medikamente zur Senkung des Cholesterinspiegels verbunden sein können: Übelkeit, Darmträgheit, Impotenz, Kopfschmerz, Erschöpfungszustände, Schläfrigkeit, Ausschlag, Juckreiz, Haarausfall, Gewichtszunahme, Schwindelgefühl, Herzrhythmusstörungen, Beschwerden ähnlich einer Muskelentzündung (bestehend aus Muskelschmerz und Muskelkrämpfen), Schmerzen in der Brust, Übergeben, Durchfall, Unterleibsschmerzen, Verstopfung, Blähungen, Schwächegefühl, Verdauungsstörungen, Hautreizungen, Bauchspeicheldrüsenentzündung, periphere Nervenstörungen, Überempfindlichkeit.

Erinnern wir uns: Diese Medikamente werden an scheinbar Gesunde verschrieben, damit diese gesund bleiben, ohne auf Fastfood und Süßigkeiten verzichten zu müssen.

Sind cholesterinsenkende Mittel wirksam? Leben Sie damit länger, gesünder und glücklicher?

Das tun Sie nicht.

Leben Sie länger, gesünder und glücklicher, wenn sie weniger essen, und vor allem, weniger fett essen?

Davon bin ich fest überzeugt.

Doch was läßt sich damit verdienen, den Patienten zu empfehlen, weniger *Fastfood* zu essen?

Kapitel 40

ZEHN GUTE GRÜNDE, WESHALB SIE IHREM ARZT NICHT VERTRAUEN SOLLTEN

Hier einige sehr gute Gründe, warum Sie Ihrem Arzt gegenüber sehr wachsam sein sollten. Denken Sie daran, daß seine Motive (finanzieller Gewinn und berufliches Ansehen) andere Motive sein könnten als Ihre (etwa ein schmerzfreies Dasein).

1. Er/sie wurde mit größter Wahrscheinlichkeit von den Pharmaherstellern geschult, die darauf aus sind, ihre Produkte an den Mann zu bringen – ungeachtet der Nebenwirkungen.
2. Er/sie weiß möglicherweise gar nicht, wer Sie sind ... und könnte Sie mit jemand anderem verwechseln.
3. Er/sie könnte Sie als Versuchskaninchen für einen klinischen Arzneimitteltest benutzen. Drückt Ihnen Ihr Arzt (statt eines Rezeptes) eine Schachtel Tabletten in die Hand, besteht eine gewisse Wahrscheinlichkeit, daß er dafür bezahlt wird, ein neues Medikament zu testen.
4. Sein/ihr Wissen kann hoffnungslos veraltet sein. Der Wissensstand der meisten Ärzte ist bereits fünf Jahre nach Verlassen der Universität überholt.
5. Er/sie könnte alkohol- oder drogenabhängig sein. Nur wenige Berufsgruppen greifen häufiger zu Alkohol oder Drogen als Mediziner.
6. Er/sie hat möglicherweise keine Kenntnis von den Nebenwirkungen des Medikamentes, das er/sie verschreiben möchte.
7. Fast immer wird er/sie Ihnen etwas gegen Ihre Beschwerden verschreiben wollen – und zwar ungeachtet der Tatsache, daß es möglicherweise wirksamere und sicherere Behandlungsmethoden gibt. Obwohl der Verkauf von Medikamenten an

Patienten mit Langzeitbeschwerden (wie zum Beispiel Asthma, Depressionen, Bluthochdruck oder Arthritis) sehr gewinnträchtig für die pharmazeutische Industrie ist, so ist es ein noch profitableres Geschäft, Medikamente an vollkommen Gesunde zu verkaufen – mit der Begründung, man könne damit künftigen schweren Erkrankungen vorbeugen. Ich glaube, auf diesem Gebiet erwarten die Pharmakonzerne in der Zukunft ein riesiges Wachstumspotential.

Ich sage Ihnen voraus: Selbst wenn sie absolut gesund sind, sich vernünftig ernähren, regelmäßig Sport treiben und Ihren Streß unter Kontrolle halten, ist dennoch die Wahrscheinlichkeit hoch, daß Ihr Arzt versuchen wird, Sie innerhalb der nächsten zehn Jahre zu überzeugen, ein verschreibungspflichtiges Medikament einzunehmen – und zwar für den Rest Ihres Lebens.

8. Er/sie könnte sich auf Untersuchungsergebnisse verlassen, die falsch sind – oder die er/sie einfach nicht versteht. Irrtümer bei Untersuchungen und Tests kommen sehr viel häufiger vor, als viele Patienten (und Ärzte) sich vorstellen können. Die meisten Testergebnisse sind weit weniger zuverlässig, nützlich und notwendig, als die meisten Menschen glauben.

9. Er/sie könnte an Depressionen leiden und nicht in der Lage sein, eine Diagnose zu stellen oder eine Behandlung anzuordnen. Geistige Störungen kommen unter Ärzten häufiger vor als in fast jeder anderen Gruppe unserer Gesellschaft.

10. Er/sie könnte eine Entscheidung bezüglich Ihrer Behandlung auf seinen/ihren religiösen Überzeugungen basierend treffen – selbst wenn das bedeutet, daß Sie nicht die geeigneteste Behandlung genießen. Der Arzt wird Sie nämlich kaum darüber informieren, daß seine Entscheidungen anderweitig beeinflußt werden.

Kapitel 41

DIE BRUSTKREBS-SKANDALE

Wie tief der Ärztestand gesunken ist, zeigt sich am besten am Beispiel der »Behandlung« von Brustkrebs.

Ich war erstaunt und entsetzt darüber, wie Pharmaunternehmen und Ärzte kollaborierten, um vollkommen gesunde Frauen zur Einnahme eines Medikamentes (Tamoxifen) zu veranlassen, das die Entstehung von Brustkrebs verhindern sollte, obwohl bekannt war, daß dieses Medikament zu Gebärmutterkrebs führen kann. Dazu paßt die Geschichte einer Brustkrebspatientin, der die Ärzte Tamoxifen als Teil ihrer Behandlung verschrieben hatten. Sie lehnte das freundliche Angebot dankend ab und heilte sich sehr erfolgreich selbst, indem sie eine strenge Diät einhielt. Als sie wieder zum Arzt kam, nachdem sie das Tamoxifen verweigert hatte, bekam sie nur zu hören: »Und was wollen Sie tun, wenn Sie erneut Krebs bekommen?« Ich fürchte, die Ignoranz mancher Ärzte wird einzig von ihrer Gefühllosigkeit und ihrer mangelnden Eignung übertroffen, in einem Beruf zu wirken, der eigentlich Mitgefühl voraussetzt.

Jedoch ist Tamoxifen nicht die einzige »Vorsorge«, die ich kaum nachvollziehen kann.

In den letzten Jahren hat das Versagen der Krebsindustrie im Kampf gegen Brustkrebs zu einem der, wie ich finde, ekelerregendsten Aspekte der modernen Medizin geführt: Chirurgen nahmen Frauen vollkommen gesunde Brüste ab, um das Entstehen von Brustkrebs zu verhindern. Die Theorie ist simpel: Entfernt man einer Frau die Brust, kann sie keinen Brustkrebs bekommen.

Diese Einstellung zu Brustkrebs ist nicht neu. Seit über 20 Jahren entfernen Chirurgen gesunde Brüste, um Krebs vorzubeugen. Dieser Ansatz scheint nun aber immer mehr Anhänger zu finden. Einige Chirurgen entfernen allen Frauen die Brust, andere nur denen, wo Brustkrebs häufig in der Familie aufgetreten ist und/oder eine genetische Veranlagung hierzu vorliegt.

Ich habe einige ernsthafte Einwände gegen das Entfernen vollständig gesunder Brüste als Maßnahme zur Krebsprävention. Erstens: Jeder chirurgische Eingriff stellt ein gewisses Risiko dar. Zweitens: Erhält die Frau danach durch plastische Chirurgie Silikonbrüste, die das entfernte Gewebe ersetzen, so wird das alte Risiko möglicherweise durch ein neues abgelöst. Drittens: Ohne Brüste kann eine Frau ihre Neugeborenen nicht mehr stillen, wodurch diesen geschadet wird. Viertens: Wo soll das enden? Wird als nächstes der Darm entfernt, um Darmkrebs vorzubeugen? Oder das Herz rausgenommen, damit es keine Herzinfarkte mehr gibt? Fünftens: All diese Operationen kosten Geld, und diese Inanspruchnahme medizinischer Ressourcen, Chirurgen und Krankenhäuser führt zwangsläufig dazu, daß Menschen, die dringend lebensrettende Maßnahmen brauchen, diese nicht bekommen. Schließlich, und das ist der wichtigste Punkt: Die Hälfte aller Brustkrebserkrankungen könnte vermieden werden, wenn Frauen weniger Fett zu sich nähmen und auf Fleisch verzichteten.

Ich glaube nicht, daß sich die Brustkrebsepidemie, die sich derzeit in der westlichen Welt ausbreitet, durch das Entfernen gesunder Brüste oder das Verschreiben von Tamoxifen stoppen läßt.

Die traurige Wahrheit ist: Die Schlacht gegen den Brustkrebs wurde bis jetzt von einer »Industrie« geführt (und das weltweite Krebs-Establishment ist nun so riesig und wohlhabend, daß es die Bezeichnung »Industrie« wahrlich verdient), die meiner Meinung nach ebenso korrupt und inkompetent ist wie nur irgendein Industriezweig auf der Welt, der einem in den Sinn kommt.

Seit Jahrzehnten hat die Anti-Krebs-Industrie den Frauen ein schlecht durchdachtes Angebot nach dem anderen gemacht. Chirurgen in aller Welt waren nur allzu gern bereit, barbarische Totaloperationen durchzuführen (bei denen die gesamte Brust und ein großer Teil des angrenzenden Gewebes entfernt werden), obwohl genügend Beweise vorliegen, daß ein einfaches Entfernen der Knoten bei den meisten Frauen die gleichen Erfolgsaussichten hätte. Das medizinische Establishment hat seine Bemühungen auf Operationen, Bestrahlungen und Anti-Krebs-Medikamente konzentriert, und zwar nicht, weil die Chancen für die Patienten dabei am größten sind, sondern weil die ersten beiden Behandlungsvarianten den Ärzten und Kliniken Arbeit und Wohlstand bescheren und die dritte Behandlungsvariante sowohl den Ärzten und Kliniken als auch der pharmazeutischen Industrie große Gewinne und Wohlstand sichert (der moderne Arztberuf ist genau genommen nur wenig mehr als der Vermarktungszweig der pharmazeutischen Industrie).

Frauen wurde ausgeredet, ihre Brüste selbst abzutasten (obwohl erfahrungsgemäß diese Selbstuntersuchungen zu guten Ergebnissen führen). Vielmehr wurden sie ermutigt, zur Mammographie in die Klinik zu gehen (und das, obwohl der Wert dieser Untersuchung fragwürdig ist und viele Ärzte meiner seit langem geäußerten Befürchtung zustimmen, daß regelmäßige Röntgenuntersuchungen zu Krebs führen könnten). Warum? Könnte der Grund darin liegen, daß niemand etwas verdient, wenn eine Frau ihre Brüste selbst untersucht? Läßt sie jedoch eine Mammographie machen, dann gibt es Arbeit und Geld für das medizinische Establishment. Wie kann eine Mammographie, die einmal pro Jahr (oder auch nur einmal in ein paar Jahren) durchgeführt wird, die gleiche Sicherheit bieten wie eine Überprüfung, die man einmal im Monat selbst zu Hause machen kann?

Kapitel 42

FRAGEN, DIE SIE IHREM CHIRURGEN STELLEN SOLLTEN

Dies sind die Fragen, die Sie Ihrem Chirurgen stellen sollten, wenn Sie wegen einer Operation ins Krankenhaus müssen:
1. Wie oft führen Sie solche Operationen durch? (Und wie lange tun Sie das schon?)
2. Wie lange wird die Operation Ihrer Meinung nach dauern?
3. Welche Komplikationen können auftreten?
4. An welcher Stelle müssen Sie schneiden? Wie lang wird der Schnitt sein?
5. Glauben Sie, daß ich nach der Operation am Tropf hängen muß, eine Kanüle oder einen Katheter brauchen werde?
6. Wie lange darf ich nach der Operation weder essen noch trinken?
7. Welche Schmerzmittel werde ich brauchen? Werden mir diese automatisch gegeben oder muß ich darum bitten?
8. Wie lange werde ich im Bett bleiben müssen?
9. Wann kann ich wieder ein Bad nehmen (oder mich duschen)?
10. Ab wann darf ich wieder normalen Aktivitäten nachgehen wie Autofahren oder Sex?
11. Wann darf ich wieder Sport treiben?
12. Wann muß ich nach dem Krankenhausaufenthalt zur Nachkontrolle kommen?
13. Wie lange werde ich voraussichtlich im Krankenhaus bleiben müssen?

Denken Sie daran, ein Notizbuch und Schreibzeug mitzunehmen, wenn Sie ins Krankenhaus gehen (um sich Fragen aufzuschreiben, die Sie den Ärzten oder Schwestern stellen wollen, und sich die Antworten zu notieren).

1. Anmerkung

Werden Sie von Ärzten, Krankenschwestern und Verwaltungsangestellten mit Ihrem Vornamen angeredet, dann antworten Sie in der gleichen Weise. Vom Krankenhauspersonal mit dem Vornamen angesprochen zu werden ist anmaßend und respektlos, sofern diese Personen nicht erwarten, ebenso behandelt zu werden.

2. Anmerkung

Man sollte jeden ignorieren, der einen Patienten als »Klienten« oder »Kunden« bezeichnet. Klienten sind Menschen, die einen Anwalt oder Sozialarbeiter konsultieren, Kunden kaufen Autos und Kühlschränke. Kranke Menschen sind Patienten.

3. Anmerkung

Patienten, denen eine Operation bevorsteht, wollen zweifellos wissen (und das ist nachvollziehbar), wann sie in der Lage sein werden, ihre Arbeit wieder aufzunehmen, ihren häuslichen Pflichten nachzugehen oder Sex haben zu können. Diese (oft nicht gestellten) Fragen sind völlig verständlich. Ich bin jedoch immer aufs Neue überrascht, daß Ärzte auf die Frage von Patienten, wann diese wieder fit sein werden für ihre Arbeit, stets den gleichen stereotypen Zeitrahmen nennen. Logischerweise ist es absurd, einem professionellen Ringkämpfer zu sagen, er werde zur gleichen Zeit wieder fit sein wie ein Bibliothekar oder Telefonist. Selbstverständlich haben auch der generelle Gesundheitszustand und die persönliche Fitneß eines jeden Patienten einen enormen Einfluß auf die Zeit, die er zur Genesung benötigt. Das einzige, was ein Arzt prognostizieren kann, ist die körperliche Funktionalität. Aber selbst diese Vorhersage ist ziemlich vage. Wenn Sie also fragen, wie lange es dauern kann, bis Sie wieder arbeiten können, dann erklären Sie präzise, worin diese Arbeit besteht – oder stellen Sie eine allgemeine Frage (zum Beispiel, wie lange es dauern wird, bis Sie wieder im Garten spazieren gehen oder Golf und Tennis spielen können), um Ihnen eine Einschätzung der Antwort zu ermöglichen.

Bekommen Sie keine ausreichende Antwort, dann versuchen Sie es bei einem anderen Arzt ... erklären Sie genau, was Sie tagtäglich tun, und stellen Sie sicher, daß er oder sie genau weiß, was eine Operation für Sie bedeutet.

Kapitel 43

SO LESEN SIE IHR REZEPT

Viele Ärzte benutzen beim Ausstellen von Rezepten noch immer Abkürzungen, die von einem grobschlächtigen Latein abgeleitet oder schwer verständlich sind. Diese Abkürzungen sind als Hinweis für den Apotheker gedacht, der das Rezept dann in eine Schachtel Tabletten verwandelt. Gelegentlich vergessen Apotheker die Abkürzungen auf das Etikett zu schreiben; deshalb ist es hilfreich, wenn Patienten ihr Rezept selbst deuten können. Hier sind einige der gebräuchlichsten Abkürzungen und ihre Bedeutung:

vor dem Essen – v. d. M. (oder ½ Std. v. d. M. beispielsweise bei Antibiotika)
jeden zweiten Tag – 1. Tag, 3. Tag; alle 2 Tage
zweimal täglich – 2 x tägl., oder 1-0-1, oder 1-1-0, oder 0-1-1
dreimal täglich – 3 x 1
viermal täglich – 4 x 1
mit – cum
bei starken Schmerzen – dolor, oder b. st. Sch.
Tropfen – guttae
vor dem Einschlafen – noctu
gemischt – mixtum, m, oder misce = mische
morgens – 1-0-0
abends – 0-0-1
wenn notwendig – bei Bedarf, b. B.
nehme – recipe, Rp.
Etikett – nomen, Deklaration
sofort – cito (schnell)
Salbe – unguentum, oder Ungt.

Kapitel 44

SO HOLEN SIE DAS BESTE AUS IHREM ARZT HERAUS

Hier sind fünf Tips, die Ihnen helfen sollen, das beste aus Ihrem Arzt (und jedem anderen Arzt, der Sie behandelt) herauszuholen, und die Gefahr zu minimieren, daß Sie durch Ihren Arzt krank werden.

1. Zeigen Sie ein positives Interesse an Ihrer eigenen Gesundheit

Gewöhnlich händigen Patienten ihre Gesundheit (und ihr Leben) ihren Ärzten aus – ohne jemals nachzufragen, was mit ihnen eigentlich geschieht. Das ist heutzutage eine gefährliche Einstellung. In der Vergangenheit waren Patienten daran gewöhnt, fast ihr ganzes Leben lang zum gleichen Arzt zu gehen. Sie lernten seine Stärken und Schwächen kennen. Und was noch wichtiger war: Arzt und Patient lernten sich immer besser kennen und einander zu vertrauen. Heute kann sich ein Patient, der dreimal hintereinander zum gleichen Arzt kommt, bereits glücklich schätzen. Wenn Sie außerhalb der Sprechzeiten einen Arzt brauchen, ist die Chance, ein bekanntes Gesicht zu sehen, äußerst gering.

Patienten, die ein lebhaftes Interesse an ihrer Gesundheit zeigen, könnten bisweilen das Gefühl bekommen, von Ärzten und Krankenschwestern als Belästigung empfunden zu werden. Es ist aber klar erwiesen, daß solche Patienten schneller gesund werden, unter weniger unangenehmen Nebenwirkungen leiden und länger leben als Patienten, die sich einfach passiv zurücklehnen und den Ärzten allein die Initiative überlassen. Seien Sie ein schwieriger Patient – und Sie werden länger leben. Wenn Ihr Arzt will, daß Sie ein bestimmtes Medikament nehmen (alle Tabletten, Kapseln, Säfte und Salben sind Drogen!), informieren Sie sich, was Sie erwartet. Wem nützt es am meisten? Ihnen? Ihrem Arzt? Oder dem Pharmaunternehmen? Wenn Ihr Arzt will, daß Sie sich operieren lassen, dann informieren Sie sich, was dabei konkret gemacht werden soll, welche Konsequenzen dies mit sich bringen könnte und ob es Alternativen gibt. Einige gute Fragen, die Sie Ihrem Arzt stellen sollten, lauten: »Würden Sie an meiner Stelle diese Operation durchführen lassen?« Oder: »Würden Sie diese Operation jemandem aus ihrem engsten Familienkreis empfehlen?«

Denken Sie stets daran, daß Ärzte einige verrückte Sachen machen – hauptsächlich, weil sie eigentlich nie richtig darüber nachdenken, was sie da eigentlich tun (oder ihre eigenen Gewohnheiten in Frage stellen). Zum Beispiel werden depressive Patienten von Psychiatern unweigerlich alle in einem Raum untergebracht. Das Ergebnis ist, daß die Depressiven hinterher noch depressiver sind. Des weiteren verwechseln Psychiater (und Psychologen) immer wieder Platzangst (Agoraphobie) mit der Angst vor großen Menschenansammlungen (Soziophobie). Hat ein Patient also Probleme damit, das Haus zu verlassen, auszugehen und Freunde zu treffen, so wird er oft als agoraphobisch bezeichnet, als würde er sich vor großen, freien Flächen fürchten. (Das blinde und dumme Festhalten an lange überholten Bräuchen ist jedoch kein Wesenszug, der ausschließlich auf Psychologen zutrifft.)

2. Scheuen Sie sich nicht, eine zweite Meinung einzuholen

Wahrscheinlich erfordert es eine große Portion Courage, Ihrem Arzt mitzuteilen, daß Sie eine zweite Meinung einholen möchten. Viele Ärzte sind sensible Geschöpfe und reagieren verletzt, wenn man ihre Allwissenheit in Frage stellt. Bedenken Sie aber: Es geht um viel, es geht um Ihr Leben! (Wenn Sie genügend Zeit haben, zögern Sie auch nicht, die Leistungen Ihres Arztes in der Vergangenheit zu überprüfen. Die Überlebensrate der Patienten des einen Chirurgen ist vielleicht doppelt so hoch wie die Überlebensrate der Patienten eines anderen, der im gleichen Krankenhaus tätig ist. Lassen Sie sich von dem weniger kompetenten Chirurgen operieren, sind Ihre Chancen, das Krankenhaus lebend zu verlassen, möglicherweise nur noch halb so groß. Diese Unterschiede können und dürfen Sie keinesfalls ignorieren.)

3. Befolgen Sie Colemans Regel Nummer eins

Tauchen bei Ihnen während der Behandlung neue Symptome auf, so werden diese höchstwahrscheinlich durch die Behandlung hervorgerufen, der Sie sich unterziehen. Ärzte gestehen ungern, daß die Behandlung, die sie empfehlen, auch schaden kann. Es erinnert sie daran, daß sie selbst sterblich und fehlbar sind. Treten Beschwerden auf wie Ausschlag, Verdauungsstörungen, Ohrgeräusche, Kopfschmerz oder andere Nebenwirkungen, dann ignorieren Sie das nicht einfach, sondern informieren Sie sofort Ihren Arzt. Setzen Sie aber keinesfalls das Medikament ab, ohne ihn vorher um Rat gefragt zu haben. Einige Nebenwirkungen sind harmlos, und wenn das Medikament Ihnen hilft, eine ernste oder sogar lebensbedrohende Krankheit zu überwinden, dann haben diese Nebenwirkungen vergleichsweise geringe oder gar keine Folgen. Andere Nebenwirkungen wiederum können tödlich sein. Viele Tausende, die jedes Jahr sterben, könnten noch am Leben sein, wenn sie rechtzeitig etwas unternommen hätten, als die Nebenwirkungen zum ersten Mal auftraten.

Halten Sie sich immer vor Augen, daß Ärzte nur äußerst widerwillig zuzugeben bereit sind, ihre Therapien könnten auch krank machen. Das mag zum Teil ihrer Ignoranz geschuldet sein (manche Ärzte machen sich nicht einmal die Mühe, den Beipackzettel des Arzneimittelherstellers zu lesen), teils der Angst vor rechtlichen Konsequenzen (Ihr Arzt könnte befürchten, einen Brief von Ihrem Anwalt zu bekommen, wenn er zugibt, seine Behandlung hätte bei Ihnen zu einer Krankheit geführt), zum Teil aber auch der natürlichen menschlichen Eigenschaft, nicht gern die Verantwortung übernehmen zu wollen, wenn etwas schiefgegangen ist (diese Einstellung ist besonders stark unter Ärzten verbreitet, die von ihren eher passiven Patienten darin bestärkt werden, sich als »Götter in Weiß« zu sehen).

4. Prüfen Sie immer alle Optionen

Es gibt nur sehr wenige wirklich ganzheitliche Mediziner. Das hindert Sie aber nicht daran, ein ganzheitlicher Patient zu sein. Teilt Ihnen Ihr Arzt zum Beispiel mit, daß er eine Operation für unumgänglich hält, so fragen Sie, wieviel Zeit Ihnen für diese Entscheidung bleibt – nutzen Sie dann diese Zeit, um alle Optionen zu prüfen, die Ihnen zur Verfügung stehen. Müssen Sie sich zwischen Schulmedizin, Akupunktur, Homöopathie oder was auch immer entscheiden, so machen Sie sich eine Liste aller möglichen Vor- und Nachteile der jeweiligen Therapie und jedes in Frage kommenden Arztes. Schauen Sie sich an, welche Vorteile sowie möglichen Nebenwirkungen mit jeder einzelnen Behandlungsmethode verbunden sind, und fragen Sie jeden Arzt, mit dem Sie zu tun haben, wo Sie noch mehr erfahren können. Vergessen Sie niemals, daß Sie einzigartig sind – und Ihre Beschwerden eine einzigartige Lösung erfordern.

5. Sammeln Sie ständig Informationen

Informationen sind auf jedem Gebiet der Schlüssel zum Erfolg. Wollen Sie erfolgreich investieren, benötigen Sie umfassende Informationen. Sie müssen wissen, woher Sie Informationen beziehen können und wie Sie diese dann zu deuten haben. Genau das gleiche trifft auf die Gesundheit zu. Um gesund zu bleiben – oder wieder gesund zu werden, falls Sie krank sind –, brauchen Sie Zugang zu guten Informationen. Nur wenn Sie bestens informiert sind, wissen Sie, welche Fragen Sie zu stellen haben, und können die Antworten verstehen. Ärzte (und viele andere im Gesundheitswesen) sind notorisch schlecht in puncto Kommunikation – und das, obwohl eine gute Verständigung zwischen Arzt und Patient von größter Bedeutung ist. Da Mediziner keinen großen Wert darauf zu legen scheinen, die Kluft zu überbrücken, liegt es an Ihnen, aktiv zu werden. Leiden Sie an einer langwierigen Erkrankung, sollten Sie so viel wie möglich über dieses gesundheitliche Problem in Erfahrung bringen – sowie über alle üblichen Behandlungsmethoden.

Ich habe Patienten mit chronischen Krankheiten (wie Diabetes, Arthritis, Bluthochdruck und so weiter) kennengelernt, die mehr über ihre Krankheit wissen als die sie behandelnden Ärzte. Welche Patienten haben es Ihrer Meinung nach besser: Diejenigen, die eine Menge über ihre Krankheit wissen, oder diejenigen, die fast gar nichts davon verstehen? Wenn man behauptet, Länder würden nicht mehr von Regierungen beherrscht, sondern von der Arzneimittel-, Rüstungs- und Chemieindustrie sowie von Ölgesellschaften, so mag das zynisch klingen, aber es ist die reine Wahrheit, die man sich vor Augen halten sollte. Eigentlich müßten die Ärzte mehr tun, um ihre Patienten zu schützen und zu verteidigen, aber leider sind die meisten nun nichts anderes mehr als »abbezahlte« Mitglieder eines medizinischen Establishments, das sich ganz und gar der Pharmaindustrie verkauft hat. In meinem ersten Buch (*The Medicine Men*), erschienen im Jahre 1975, sagte ich, daß Ärzte kaum mehr als die Vermarktungsabteilung der Pharmaunternehmen sind. Seinerzeit wurde ich dafür ausgelacht; ich frage mich jedoch, wie viele heute wohl noch über die Aussage lachen mögen.

Ärzte und Krankenschwestern klagen oft, Patienten würden sich zu häufig beschweren und zu viele Fragen stellen. Stimmt nicht. Die überwiegende Mehrheit der Patienten beschwert sich viel zu selten und stellt viel zu wenige Fragen. Fragen zu äußern (und dafür zu sorgen, daß Ihre Bedürfnisse verstanden und respektiert werden) hilft Ihnen und allen anderen Patienten, länger und gesünder zu leben. Informationen sind die größten Schätze, die es auf Erden zu finden gibt – wenn Sie damit etwas anzufangen wissen, sind sie ungleich wertvoller als Gold und Platin. Genaue Informationen verleihen denen Macht, die über sie verfügen. Informationen geben Ihnen Macht über viele Dinge, aber am wichtigsten ist, daß sie Ihnen Macht über Ihre eigene Gesundheit verleihen – und damit die Chance, in einer immer unehrlicher und gefährlicher werdenden Welt zu überleben.

Selbstverständlich gibt es jede Menge Informationen, die Welt wird geradezu überschwemmt damit. Haben Sie sich jemals gefragt, wie Sie da den Durchblick behalten sollen? Oder was Sie lesen sollten und, noch wichtiger, wem Sie vertrauen dürfen? Können Sie mit dem Informationsfluß Schritt halten – besonders jetzt, wo es entscheidend darauf ankommt und es buchstäblich eine Frage auf Leben und Tod ist, die richtigen Informationen zu haben?

Die Situation verschlechtert sich noch durch die Tatsache, daß es viele Lobbyisten und PR-Unternehmen gibt, die ständig Fallen aufstellen und Fehlinformationen verbreiten, um bestimmte Produkte oder ihre Sicht der Dinge zu verkaufen. Diese Leute versuchen aus finanziellen Gründen, die Wahrheit vor Ihnen zu verbergen. Vieles von dem, was Sie in Zeitungen und Zeitschriften lesen, wurde von Experten für Öffentlichkeitsarbeit lanciert, denen es darum geht, ein bestimmtes Produkt »an den Mann« zu bringen. Das gleiche trifft auf Radio- und Fernsehsendungen zu. In der Welt der Medizin gibt es genauso viele »Strippenzieher« wie in der Politik.

Wie erkennen Sie aber den Unterschied zwischen einer kommerziell inspirierten »Massenbewegung« und der Wahrheit? In unserer Gesellschaft erfahren unweigerlich diejenigen die größte Aufmerksamkeit, die am lautesten schreien (und die dicksten Bankkonten haben) – ungeachtet ihrer wirklichen Bedeutung. Da müssen Sie lernen, zwischen dem Guten und dem Schlechten zu unterscheiden.

Mißtrauen Sie zunächst allem, was Sie in Zeitungen, Magazinen und selbst Büchern lesen. Der heutige Standard von Beiträgen über Gesundheitsfragen ist erbärmlich. Eine erschreckend hohe Anzahl dieser Publikationen veröffentlicht lediglich Pressemitteilungen und offizielle Stellungnahmen statt kritischer Einschätzungen. Viele »Gesundheitsautoren« haben nur wenig oder überhaupt keine Ausbildung oder besitzen keine Fähigkeit, eine wissenschaftliche Arbeit zu deuten. Deshalb lassen sich so viele so leicht reinlegen.

Als ich einmal eine Sendung über Tierversuche machte, wollte ich aufdecken, daß eine große Wohlfahrtseinrichtung trotz gegenteiliger Behauptungen Tierversuche mit Hunden durchgeführt hatte. Daraufhin rief mich die Produzentin der BBC an und teilte mir mit, sie könnten diesen Beitrag nicht senden. Als Begründung gab sie an, der Pressesprecher der Wohlfahrtseinrichtung habe ihr versichert, man habe keine Hunde für Forschungszwecke benutzt, sondern nur Gewebe von Hunden. (Als ich sie fragte, woher ihrer Meinung nach das »Gewebe« denn gekommen sein könnte, schien sie aufrichtig überrascht zu sein über die These, daß es notwendig gewesen sein könnte, die Hunde zunächst zu töten, um an »ihr Gewebe« zu kommen.)

Die meisten Journalisten, die sich zu Gesundheitsfragen äußern, wissen gar nicht, welche Fragen sie stellen sollen, aber selbst wenn sie es wüßten, hätten sie nicht den Mut dazu. Viele der Ärzte, die für die Presse schreiben, sind nicht bereit, das medizinische Establishment oder die Pharmaindustrie zu kritisieren. Am Ende heißt es nur: Wem kann man vertrauen? Und diese Wahl müssen Sie treffen!

Colemans Regeln

Zehn Regeln von Coleman, wie Sie das beste aus Ihrem Arzt herausholen:
1. Treten während einer Behandlung bei Ihnen neue Beschwerden auf, dann ist es sehr wahrscheinlich, daß diese Beschwerden eine Folge der Behandlung sind.
2. Trauen Sie niemals einem Arzt, der behauptet, das Medikament, das er Ihnen verschreibt, habe überhaupt keine Nebenwirkungen.
3. So etwas wie einen »kleinen operativen Eingriff« gibt es nicht.
4. Gehen Sie davon aus, das Ihr Arzt Sie umbringen will. Dann leben Sie länger.
5. Drückt Ihnen Ihr Arzt eine Schachtel Tabletten in die Hand, um »Ihnen den Weg in die Apotheke zu ersparen«, so mißbraucht er Sie wahrscheinlich als Versuchskaninchen für ein neues Medikament.
6. Lassen Sie sich vor einer Impfung von Ihrem Arzt bestätigen, daß die Impfung absolut harmlos ist. Es hat keinen Sinn, sich etwas verabreichen zu lassen, das Sie umbringen könnte, obwohl sie eigentlich gesund sind.
7. Wenn Ihr Arzt Untersuchungen an Ihnen durchführen will, so fragen Sie, welchen Einfluß das Ergebnis auf die Behandlung haben kann. Hat es keinen, lohnt sich auch die Untersuchung nicht.

8. Fragen Sie Ihren Arzt, ob ein Medikament tatsächlich nötig ist, obwohl die Symptome lediglich lästig sind. Medikamente können tödlich sein.
9. Suchen Sie einen Chirurgen auf, so seien Sie gefaßt darauf, daß er Sie operieren will. Suchen Sie wegen der gleichen Symptome einen Allgemeinmediziner auf, wird er Ihnen etwas verschreiben. Denken Sie daran: Chirurgen operieren und Allgemeinärzte verschreiben Tabletten. Das ist beider Beruf.
10. Nebeneffekte treten erst nach einer gewissen Zeit auf. Der große Vorteil eines Medikamentes, das schon viele Jahre auf dem Markt ist: Es wird kaum das gefährlichste der Welt sein. Je länger es ein Medikament gibt, desto mehr wissen wir darüber.

Nachwort

Als mein Buch How To Stop Your Doctor Killing You *(Wie Sie Ihren Arzt davon abhalten, Sie umzubringen) zum ersten Mal in China erschien, bat man mich, ein spezielles Vorwort zu schreiben. In dem Glauben, daß es auch für meine westlichen Leser von Interesse sein könnte, habe ich es hier eingefügt.*

Vorwort zur chinesischen Ausgabe von *How To Stop Your Doctor Killing You (*Wie Sie Ihren Arzt davon abhalten, Sie umzubringen*).*

Da sich die moderne, auf Medikamente vertrauende, sogenannte westliche Schulmedizin nun nach China ausbreitet, werden die Werbe- und Vertriebsabteilungen der großen Pharmaunternehmen auf Hochtouren arbeiten, um Ärzte und Patienten in China davon zu überzeugen, daß die modernen westlichen Medikamente (hergestellt in Ländern wie den USA, Großbritannien, der Schweiz, Deutschland und Frankreich) die einzig wirksamen seien, um Krankheiten vorzubeugen und diese zu heilen.

Der Ärztestand wird im großen und ganzen mit den Pharmaherstellern zusammenarbeiten, um den Glauben zu fördern, ein Arzneimittel einzunehmen sei die beste Möglichkeit, das Entstehen einer Krankheit zu verhindern und Krankheiten zu heilen.

In Europa und Amerika werden die Ärzte heute von den Pharmaunternehmen beherrscht. Die Ärzteschaft hat sich größtenteils zum Vermarktungszweig der pharmazeutischen Industrie entwickelt.

Westliche Ärzte mögen zwar einem Berufszweig angehören, der auf eine lange und stolze Vergangenheit zurückblickt. In den vergangenen 100 Jahren haben jedoch viele amerikanische und europäische Ärzte ihre Ehre und Seele an die Pharmaindustrie verkauft.

Selbstverständlich können Medikamente nützlich sein. Mit Verstand und Vorsicht eingesetzt, können sie Leben retten – und das tun sie auch. Ein gut ausgebildeter Arzt der westlichen Welt des 21. Jahrhunderts kann sehr viel Gutes bewirken.

Was das medizinische Establishment und die Pharmaindustrie Ihnen jedoch nicht mitteilen werden, ist die Tatsache, daß Medikamente zur Heilung auch tödlich sein können. Arzneimittel können großen Schaden anrichten – was leider auch geschieht.

Eine erstaunlich hohe Zahl an Patienten, einer von sechs, die derzeit stationär in amerikanischen und europäischen Krankenhäusern behandelt werden, befindet sich nur deshalb dort, weil sie von einem Arzt krank gemacht wurden. Die meisten davon erkrankten an den verschriebenen Medikamente.

Iatrogenesis – das ist der Name aller durch ärztliche Tätigkeit verursachten oder durch die Person oder das Verhalten des Arztes bedingten Krankheiten – zählt heute zu den drei größten Krankheits- und Todesursachen in Europa und den USA. Durch Ärzte verursachte oder bedingte Krankheiten stehen nun auf einer Stufe mit Krebs und Herz-Kreislauf-Erkrankungen. Jahr für Jahr werden hunderttausende Patienten durch Ärzte, denen sie ihre Gesundheit anvertrauten, krank oder sterben sogar. Medikamente spielen bei diesen von Ärzten verursachten Todesfällen und Krankheiten in epidemischem Ausmaße die größte Rolle.

Ärzte und Medikamente können sowohl nützen als auch schaden.

Die Zauberformel des Überlebens besteht darin, aus Ihrem Arzt und Ihren Medikamenten das beste herauszuholen – zu wissen, wie Sie beides zu Ihrem Vorteil nutzen können und sowohl Ihren Arzt als auch Ihre Medikamente sicher in einen effektiven, langfristigen Plan der Selbsterhaltung einbauen.

Genau darum geht es in dem Buch *How To Stop Your Doctor Killing You (Wie Sie Ihren Arzt davon abhalten, Sie umzubringen)*.

Professor Vernon Coleman, MB ChB Dsc, England, September 2002

Bücher, die Ihnen die Augen öffnen

In unserem kostenlosen Gesamtverzeichnis finden Sie Klassiker, Standardwerke, preisgünstige Taschenbücher, Sonderausgaben und aktuelle Neuerscheinungen rund um die Themengebiete, auf die sich der KOPP VERLAG spezialisiert hat:

- Verbotene Archäologie
- Fernwahrnehmung
- Kirche auf dem Prüfstand
- Verschwörungstheorien
- Geheimbünde
- Neue Wissenschaften
- Medizin und Selbsthilfe
- Persönliches Wachstum
- Phänomene
- Remote Viewing
- Prophezeiungen
- Zeitgeschichte
- Finanzwelt
- Freie Energie
- Geomantie
- Esoterik
- Ausgewählte Videofilme und anderes mehr

Ihr kostenloses Gesamtverzeichnis aller lieferbaren Titel liegt schon für Sie bereit. Einfach anfordern bei:

KOPP VERLAG
Graf-Wolfegg-Straße 71
D-72108 Rottenburg
Tel. (0 74 72) 98 06-0
Fax (0 74 72) 98 06-11
info@kopp-verlag.de
www.kopp-verlag.de

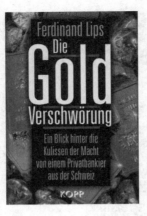

Das wichtigste Buch, das seit Jahren zum Thema Gold vorgelegt wurde

Der Privatbankier Ferdinand Lips enthüllt in diesem Buch, warum der Goldmarkt seit über 40 Jahren von einer internationalen Macht- und Finanzelite manipuliert wird und warum ein freier Goldmarkt nicht existiert.

Gold ist nicht irgendeine Ware. Gold ist das Barometer, das man beseitigen will. Gold ist Geld! Gold ist sogar mehr als Geld. Zusammen mit seinen ihm zugeschriebenen mystischen Eigenschaften hat es für die Menschheit eine entscheidende Bedeutung. Was Eingeweihte schon lange wissen, enthüllt der Privatbankier hier schonungslos:

- Warum der globale Zusammenbruch der Weltwirtschaft unmittelbar bevorsteht.
- Warum Gold nicht »pleite gehen« kann, im Gegensatz zu Papiergeld, und somit in Krisenzeiten die beste Währung ist.
- Was Lenin, Hitler, Mussolini, Mao Tse Tung und Franklin Delano Roosevelt gemeinsam haben. Sie verboten den Privatbesitz von Gold! Warum wohl?
- Wer die Schweiz erpreßte, ihren Goldschatz zu verkaufen, und wer den Goldmarkt manipuliert.
- Warum Sie heute zu Ihrem eigenen Schutz Gold kaufen sollten.

»Gold repräsentiert immer noch die höchste Zahlungsform der Welt ... Papiergeld wird, im Extremfall, von niemandem entgegengenommen, Gold dagegen wird immer angenommen!«

Alan Greenspan
Präsident der US-Notenbank Federal Reserve

gebunden
382 Seiten
ISBN 3-930219-54-9
19,90 EUR

KOPP VERLAG
Graf-Wolfegg-Straße 71
D - 72108 Rottenburg
Telefon (0 74 72) 9806-0
Telefax (0 74 72) 9806-11
Info@kopp-verlag.de
http://www.kopp-verlag.de